Optimal trainieren

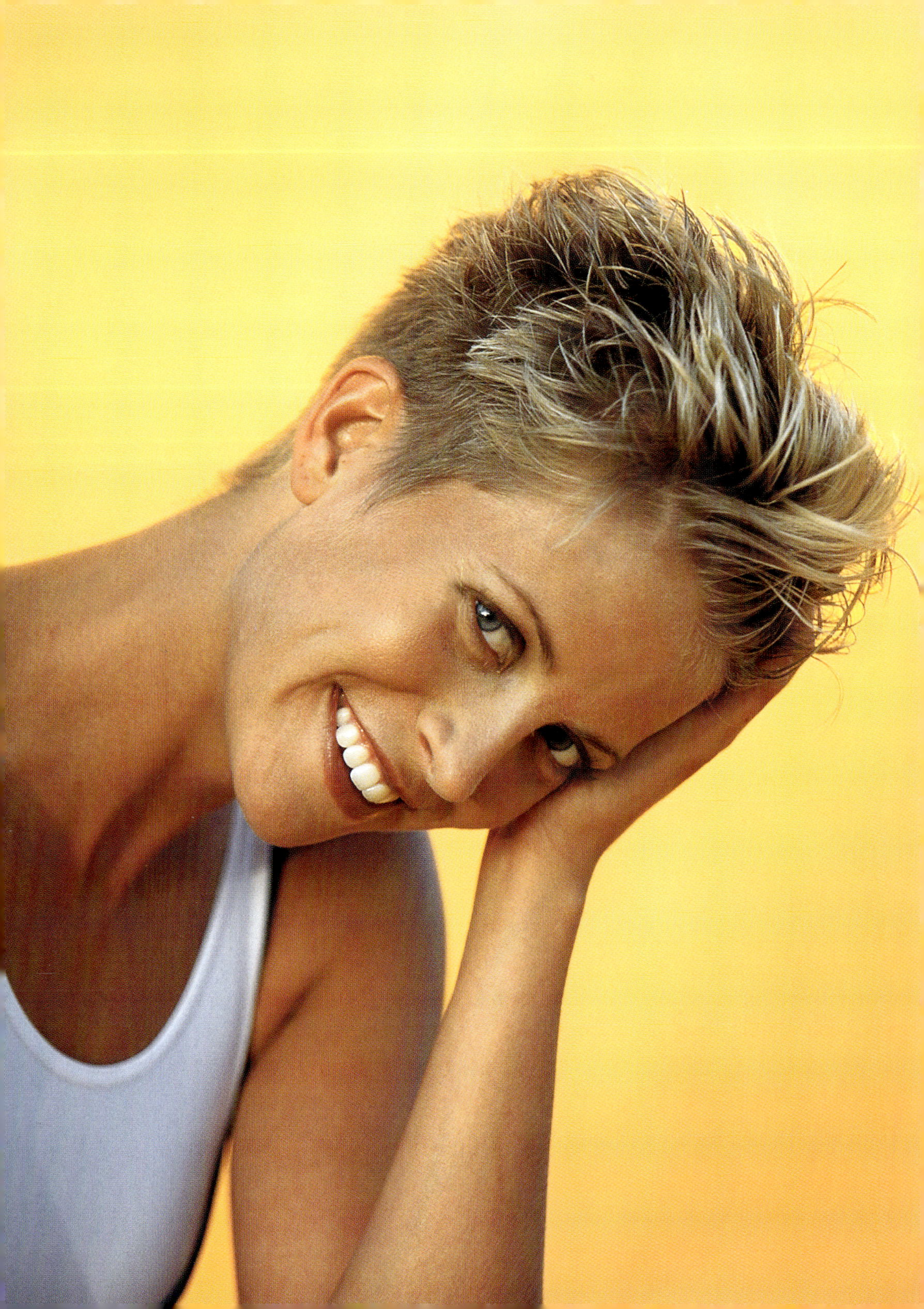

Dr. med. Tanja Engels / Bernd Neumann

Optimal trainieren

Für mehr Fitness
und sportlichen Erfolg

südwest

INHALT

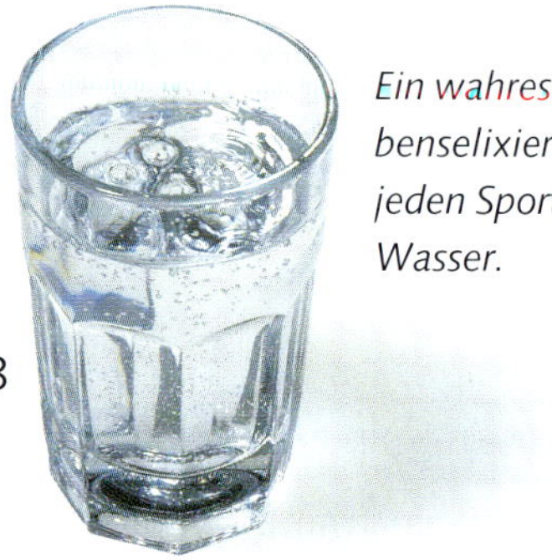

Ein wahres Lebenselixier für jeden Sportler: Wasser.

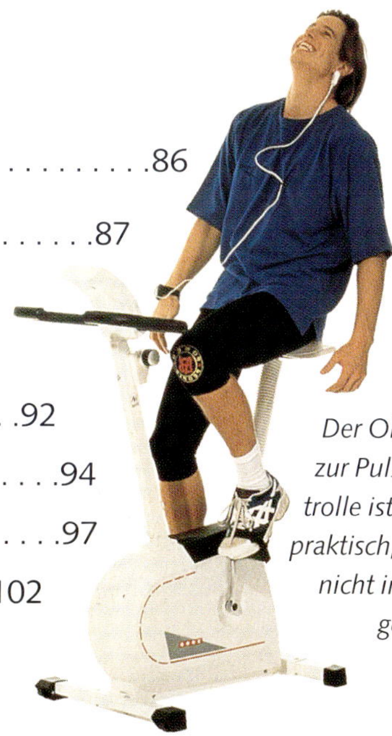

Der Ohrclip zur Pulskontrolle ist zwar praktisch, aber nicht immer genau.

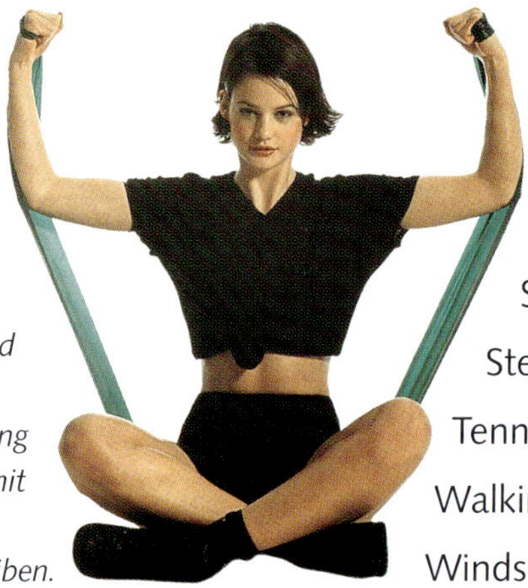

Effektives und schonendes Muskeltraining können Sie mit dem Thera-Band® betreiben.

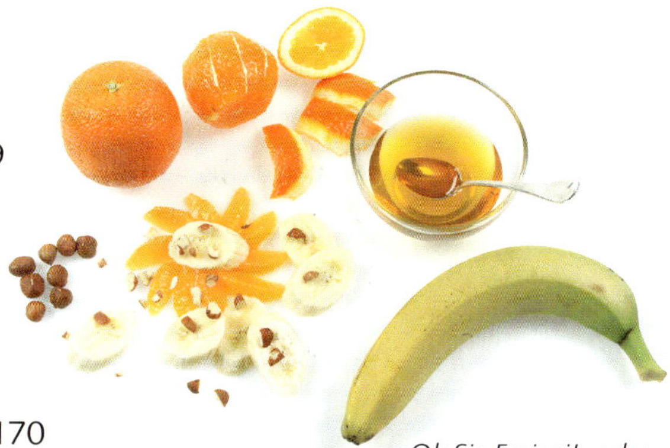

Ob Sie Freizeit- oder Leistungssportler sind: Achten Sie auf eine gesunde und ausgewogene Ernährung.

Fitness nach Maß

Dass körperliche Aktivität gesund ist, hat sich allgemein herumgesprochen. Sportmediziner Wildor Hollmann meint sogar, Sport wirke auf das Herz wie eine »präventive Wunderpille«. Wie wichtig Bewegung besonders für uns moderne Menschen mit oft sitzender Tätigkeit ist, beweist auch die Statistik: Herz-Kreislauf-Erkrankungen stehen in Deutschland mit 48,2 Prozent an der Spitze aller Todesursachen.

Es ist nie zu spät, mit dem Sporttreiben zu beginnen. Entscheidend ist es, die geeignete Sportart und die richtige Dosierung herauszufinden. Für den Erfolg ist dann nur noch die Regelmäßigkeit des Trainings entscheidend.

Egal, wie alt Sie sind, egal, ob Sie sich bereits in der Jugend sportlich betätigt haben oder erst später gemerkt haben, dass Sie etwas für sich tun sollten – der Trainingseinstieg ist jederzeit möglich. Aber welche Art von sportlichem Training passt zu Ihnen, ist Ihrem Gesundheitszustand und Ihrem Alter angemessen und macht außerdem noch Spaß?

Am wirkungsvollsten – Ausdauersport

»Mens sana in corpore sano« – Ausdauertraining wirkt sich äußerst positiv auf die allgemeine Fitness aus. Daneben nimmt Ausdauersport eine bedeutende Rolle im Rahmen der Prävention von Herz-Kreislauf-Erkrankungen und Stoffwechselstörungen ein.

Tatsächlich konnte durch epidemiologische Untersuchungen gezeigt werden, dass sich durch Ausdauertraining die Inanspruchnahme ärztlicher Leistungen und die Zahl der durchschnittlichen Krankenhausaufenthalte, die Zahl der krankheitsbedingten Fehltage am Arbeitsplatz sowie der Verbrauch von Medikamenten signifikant reduzieren lassen. Ausdauertraining wirkt sich auch positiv auf den Lebensstil aus. Hierzu gehören die Einschränkung von Genussgiften wie Rauchen, Alkohol und andere Drogen, eine bewusste Ernährung und ausreichend Schlaf.

Wählen Sie die richtige Sportart!

In den nachfolgenden Trainingsempfehlungen wird überwiegend auf gesundheitsorientiertes Ausdauertraining eingegangen. Ein Schwerpunkt liegt dabei auf Schwimmen, Radfahren und Laufen. Fast jeder von uns übt mehr oder minder regelmäßig mindestens eine dieser beliebten Sportarten aus oder hat sie in der Jugend gelernt. Daneben finden Sie aber auch Trainingsempfehlungen für zahlreiche andere Freizeitsportarten, von denen viele erst in den letzten Jahren neu entwickelt oder bei einem breiteren Publikum populär wurden, wie z. B. Golf. Viele dieser Sportarten werden begeistert aufgegriffen und ebenso schnell wieder fallen gelassen. Woran liegt's? Häufige Gründe sind die mangelhaft erlernte Technik und die falsche Dosierung des Trainings. Dann macht sich bald Unlust breit, oder es treten sogar Überlastungserscheinungen auf.

Am Anfang sollten Sie entweder zunächst allein trainieren oder sich der schwächsten Leistungsgruppe anschließen. Nur wer nicht überfordert ist, kann sich auf Bewegungsablauf und Technik konzentrieren.

Gewusst wie – dann macht Sport mehr Spaß

Wenn Sie gar keine Ahnung von der Technik haben, ist es sinnvoll, sich von einem Trainer oder erfahrenen Sportlern vorab einige Tipps geben zu lassen, ohne dabei an Leistung zu denken. Diese kleine Verzögerung lohnt sich, denn wenn Sie sich erst einmal eine falsche Technik angewöhnt haben, ist es umso schwieriger, sich wieder umzustellen.

Je besser Sie die Technik am Anfang erlernen, desto ökonomischer bewegen Sie sich. Das bedeutet Energieeinsparung und – noch wichtiger – Vorbeugung vor Überlastungsschäden aufgrund von Technikfehlern. Auf keinen Fall aber besteht eine Dosis-Wirkung-Abhängigkeit zwischen Ausdauersport und Gesundheitszustand, nach dem Motto: »Je mehr, desto besser.« Sie müssen sich also nicht völlig verausgaben, um vom Ausdauersport zu profitieren!

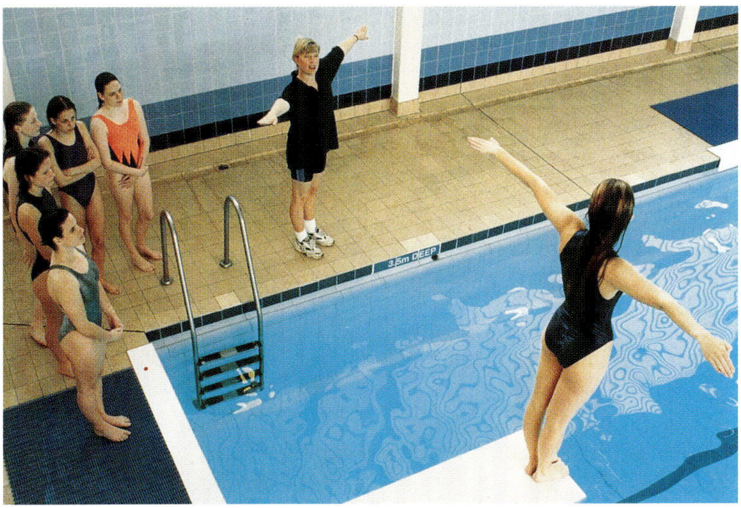

Suchen Sie sich eine Trainingsgruppe, in der Sie mit Spaß die unterschiedlichen Schwimmstile erlernen können.

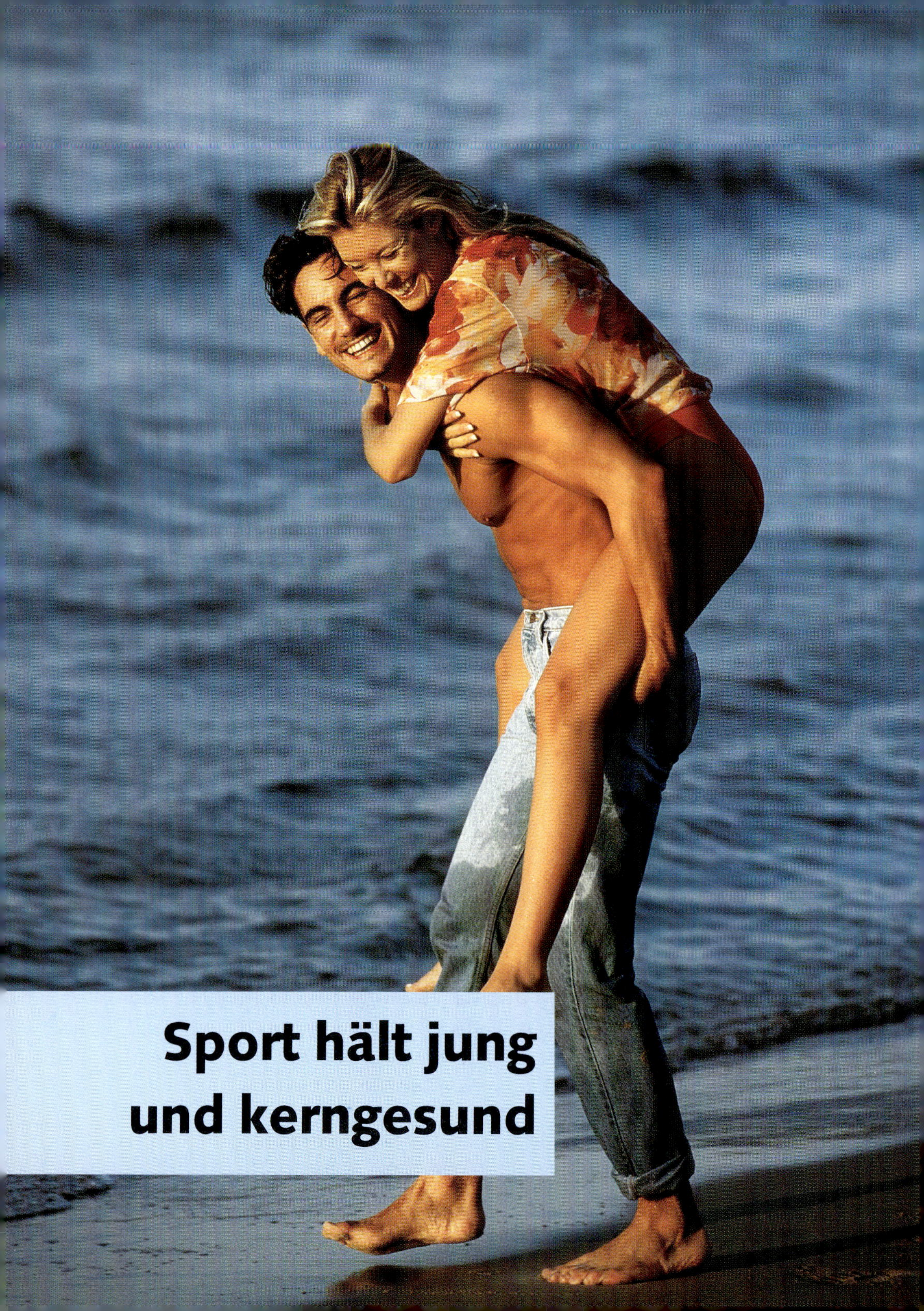

Sport hält jung und kerngesund

So wirkt regelmäßiges Training auf den Körper

Bewegung hält die Adern fit

Was passiert eigentlich mit unserem Herz, wenn wir Sport treiben? Von den vielen Billionen Körperzellen des menschlichen Organismus sind je nach Trainingszustand 25 bis 50 Prozent Muskelzellen. Auch in Ruhe benötigen sie – wie natürlich auch alle anderen Zellen – die Zufuhr von Nährstoffen bei gleichzeitigem Abtransport der Abfallprodukte des Stoffwechsels.

Diese Arbeit bewältigt das Herz-Kreislauf-System. Und je höher die Belastung, also auch der Stoffwechselumsatz des Körpers, desto mehr wird dieses System natürlich auch beansprucht. Dieser Mehrbedarf an Sauerstoff und Energielieferanten bewirkt eine Änderung der Blutverteilung, wobei die Durchblutung von Skelettmuskulatur und Lunge sprunghaft in die Höhe schnellt.

Zudem kommt es durch regelmäßiges Training zu biochemischen und biophysikalischen Anpassungen, vergleichbar etwa denen in einer Zimmerpflanze, die in eine dunklere Ecke gestellt mehr grünes Chlorophyll bildet, um das Licht besser ausnutzen zu können. Wenn Sie also regelmäßig körperlich trainieren, passt sich Ihr Herz dieser Belastung funktionell an – es arbeitet ökonomischer.

Nur scheinbar ein Paradox: Die Beanspruchung durch regelmäßiges Sporttraining nimmt Herz und Kreislauf auf die Dauer viel Arbeit ab. Der Ruhepuls verlangsamt sich, und das Herz muss im Schnitt täglich rund 30 000-mal weniger schlagen.

Ein natürliches Beruhigungsmittel

Speziell Ausdauertraining hat auch eine enorme Wirkung auf das so genannte vegetative Nervensystem, jenen Teil unserer Nerven also, die einer bewussten Steuerung weitgehend entzogen sind. Schwimmen, Laufen, Biken und andere Ausdauersportarten wirken dabei ähnlich wie ein Beta-Blocker, ein Medikament, das Bluthochdruckkranken vom Arzt verschrieben wird: Blutdruck und Herzfrequenz werden gesenkt. Im Fall von Sport natürlich ganz ohne negative Nebenwirkungen. In Zahlen: Das normale Herzvolumen – also die Größe des Herzes, berechnet in Milliliter – eines untrainierten Mannes beträgt etwa 700 bis

800 Milliliter, das Herzvolumen eines Leistungssportlers hingegen bis zu 1200 Milliliter. Solche vergrößerten Herzen (auch Sportlerherzen genannt) schlagen in Ruhe sehr langsam. Ein Ruhepuls von unter 35 Schlägen pro Minute ist dabei keine Seltenheit.

- Das Schlagvolumen – nicht zu verwechseln mit dem Herzvolumen – liegt beim Untrainierten bei etwa 120 Milliliter. Gerechnet auf eine maximale Herzfrequenz von 200 Schlägen pro Minute ergibt sich daraus ein Minutenvolumen von etwa 24 Liter.

Die Herzfrequenz im Ruhezustand bei einem Untrainierten:
60 – 80/Minute = 100 800/Tag = 36 691 200/Jahr

- Der Leistungssportler hingegen bringt es auf etwa das doppelte Schlagvolumen.

Die Herzfrequenz im Ruhezustand bei einem Trainierten:
40 – 60/Minute = 72 000/Tag = 26 208 000/Jahr

Ein trainiertes Herz muss weniger arbeiten

Sport hält länger jung – auf sicht- und messbare Weise. Die erhöhte Sauerstoffzufuhr und Durchblutung bewirken eine bessere Versorgung aller Gewebe und verzögern altersbedingte Abbauprozesse.

Dass die Versorgung des Körpers mit Sauerstoff und Nährstoffen trotz gesenkter Schlagfrequenz nicht nur nicht ab-, sondern sogar zunimmt, liegt daran, dass das Herz nun besser gefüllt und gleichzeitig die Rückführung des Blutes verbessert wird.

Mit anderen Worten: Das Schlagvolumen – also die Blutmenge, die das Herz bei jedem Schlag auswirft – nimmt bei gleicher Herzfrequenz zu bzw. das trainierte Herz muss bei erhöhtem Sauerstoffbedarf weniger oft schlagen als das untrainierte Herz.

Training schont das Herz im Alter

Ein junger, nicht trainierter Organismus hat noch Reserven. Bei ihm schlägt das Herz einfach schneller, um den durch Belastung erhöhten Sauerstoffbedarf auszugleichen. Beim älteren Untrainierten ist dies nicht ganz so einfach. Denn zur Deckung des erhöhten Energiebedarfs müsste das Herz nämlich ständig auf Hochtouren arbeiten – wie ein PKW-Motor, der in einem zu niedrigen Gang fährt. Die maximale Herzfrequenz – bildlich: die maximale Drehzahl des Motors – nimmt jedoch mit zunehmendem Alter stetig ab. Zudem sind das Schlagvolumen und damit das Minutenvolumen erniedrigt. Gerade aus diesem Grund ist die Ökonomisierung der Herzarbeit so wichtig. Sie kann auch noch im fortgeschrittenen Alter verbessert werden.

Jungbrunnen Ausdauertraining

- Die durch Ausdauertraining verursachten Auswirkungen auf das Herz-Kreislauf-System können den altersbedingten Leistungsverlusten entgegenwirken. Das haben zahlreiche wissenschaftliche Untersuchungen bestätigt.
- So konnten auch noch Untrainierte zwischen 55 und 70 Jahren Trainingsanpassungen wie bei jungen Menschen erreichen. Ein gesunder 60-Jähriger kann so beispielsweise eine Herz-Lungen-Kapazität erreichen wie ein untrainierter 30-Jähriger.
- Mit zunehmendem Alter nimmt die Leistungsfähigkeit ohne regelmäßiges körperliches Training vor allem in höheren Intensitätsbereichen deutlich ab. Das Sauerstoffangebot wird zu knapp. Zwar kann die maximale Herzfrequenz der Jugend auch durch Training nicht aufrechterhalten werden, wohl aber das Sauerstoffangebot durch die Zunahme des Schlagvolumens und durch weitere Trainingseffekte auf das Stoffwechselverhalten.
- Ein gesundes Herz weist auch in extrem hohem Alter normale Funktionen auf. Dies ergab eine Untersuchung an 100-Jährigen, deren Muskelzellen im Vergleich zu jungen Menschen unverändert waren. Auffallend niedrig waren bei ihnen auch Blutdruck und Blutfettwerte. Gerade diese Faktoren lassen sich durch Ausdauersport positiv beeinflussen.
- Eine Studie mit mehr als 32 000 Teilnehmern ergab, dass die Sterblichkeit trainierter Männer selbst bei Bluthochdruck, Nikotinmissbrauch und erhöhtem Cholesterin immer noch um 15 Prozent niedriger lag als bei untrainierten Männern ohne Risikofaktoren.

Überzeugte »Couch potatoes« brauchen oft erst den Schock einer bedrohlichen Erkrankung, um sportlich aktiv zu werden. Sport ist häufig eine der wichtigsten Rehabilitationsmaßnahmen – gerade bei Herz-Kreislauf-Erkrankungen.

Sport beugt dem Herzinfarkt vor

Ob in der Jugend, im Alter oder bei Sportlern, die bereits an einer Erkrankung der Herzkranzgefäße leiden: Ein regelmäßiges Training ist von großem Nutzen im Rahmen der Vorbeugung von Herzinfarkten sowie der Verhütung eines Folgeinfarkts (Sekundärprävention). Ein wichtiger Grund hierfür ist, dass der Herzmuskel nur in der Füllungsphase durchblutet wird. Die Füllungsphase aber verkürzt sich mit der Zunahme der Herzfrequenz (siehe Seite 170ff. im Kapitel »Herzbeschwerden«). Diese so wichtige Phase nun lässt sich durch Training verlängern, die Pulsfrequenz bei gleicher Belastung verringern. Außerdem erholt sich das trainierte Herz schneller und besser. Im Endeffekt bedeutet dies: eine effektivere Durchblutung des Herzmuskels.

Dass ebenso wie das Herz auch die Peripherie – vor allem natürlich die Muskeln – besser durchblutet wird, liegt auf der Hand. Selbst die kleinsten Blutgefäße (Kapillaren), z. B. der Haut, werden voll von Blut durchströmt, wie man an der Rötung unschwer erkennen kann. Das hält auch die Haut länger jung.

Nicht umsonst wird bei fast allen Entspannungstechniken großer Wert auf die richtige Atemtechnik gelegt. Ruhig und tief zu atmen hat großen Einfluss auf alle Körperfunktionen.

Bitte tief ein- und auch tief ausatmen

Je intensiver wir uns belasten, desto höher steigt nicht nur der Pulsschlag, sondern desto höher ist auch die Atemfrequenz. Die Hauptaufgabe der Lungenatmung besteht darin, das Blut, das zur Lunge fließt, mit Sauerstoff anzureichern. Gleichzeitig wird Kohlendioxid, ein Abfallprodukt des Energiestoffwechsels, abgeatmet. Außerdem spielt die Atmung eine wichtige Rolle bei der Konstanthaltung des Säure-Basen-Haushalts im Blut.

Bei Belastung wird die Puste knapp

Bei einer Belastungsintensität unterhalb von 50 Prozent der maximalen Sauerstoffaufnahme herrscht bei jedem Menschen – also auch beim Untrainierten – ein so genannter Steady State, ein Gleichgewicht zwischen Sauerstoffaufnahme und Sauerstoffverbrauch. Diese Belastungsform findet sich außer bei Ausdauerbelastungen niedriger Intensität auch bei alltäglichen Belastungen. Sie lässt sich den ganzen Tag über aufrechterhalten. Bei normaler, ruhiger Atmung wird mit jedem Atemzug nur etwa ein Zehntel der in der Lunge vorhandenen Luft ausgetauscht. Die Lunge füllt sich beim Einatmen nicht vollständig, und auch beim Ausatmen wird nicht alle Luft ausgepresst.

Mit Zunahme der Belastungsintensität aber kommt es zu einem kontinuierlichen Anstieg von Atemfrequenz und Atemminutenvolumen, das unter Ruhebedingungen acht Liter beträgt und bei maximaler Belastung Werte von über 100 Liter erreichen kann. Reicht die gesteigerte Atmung nicht mehr zur Deckung des Sauerstoffbedarfs, entwickelt sich die so genannte Sauerstoffschuld. Je besser aber das Ausdauervermögen ist, desto länger lässt sich das Eintreten der Sauerstoffschuld hinauszögern.

Schneller atmen bringt nicht viel

Leider ist es nicht so, dass mit zunehmender Anstrengung neben der erhöhten Atemfrequenz automatisch auch das Atemzugvolumen – also die Menge an Luft, die wir einatmen – ansteigt.

Im Gegenteil, je schneller wir atmen, desto flacher wird unsere Atmung. Zudem wird sowohl die Einatmungsphase als auch die Ausatmungsphase bei einer Zunahme der Atemfrequenz immer kürzer. Dies bedeutet weniger Zeit für die Belüftung aller Alveolen (Lungenbläschen), des Ortes, an dem der Gasaustausch stattfindet. Die Atmung wird uneffektiv.

Zudem ermüdet die Atemmuskulatur zunehmend, da sie in der nun verkürzten Entspannungsphase nur ungenügend durchblutet wird. Dadurch kann Seitenstechen entstehen. Eine ökonomische Atmung erfolgt bei etwa 30 bis 40 Atemzügen pro Minute. Mit etwa 50 Atemzügen pro Minute ist die Atmung noch effektiv, höhere Atemfrequenzen führen dagegen zu einer uneffektiven Atmung.

Wer beim Laufen zu Seitenstechen neigt, sollte sich möglichst wenig mit dem Laufpartner unterhalten. Achten Sie auf einen regelmäßigen Atemrhythmus, und verlängern Sie die Ausatmungsphase. Atmen Sie nur über zwei Schritte ein und dafür über vier Schritte aus.

Wer schon beim Treppensteigen oder nach einem Sprint zum Bus japst und keucht, erhält damit ein deutliches Signal, dass der- oder diejenige mehr Bewegung braucht. Nach einem ärztlichen Check-up sollte man wohldosiert »in die Gänge kommen«.

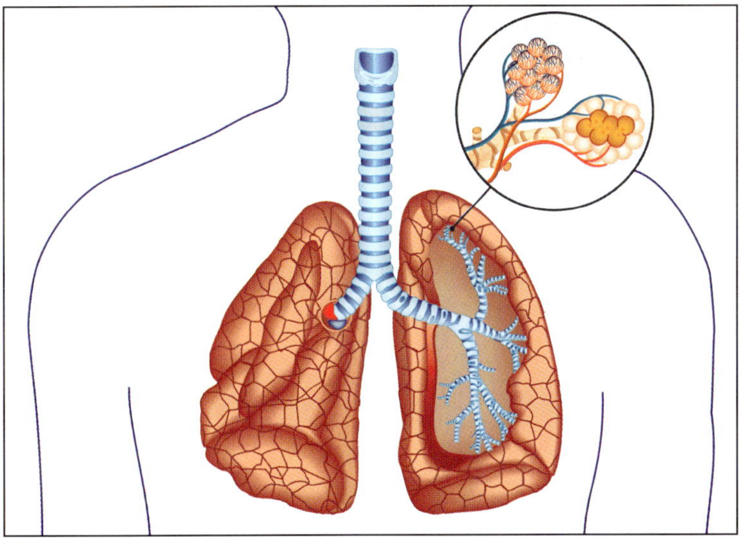

In den rund 400 Millionen Lungenbläschen, die von feinsten Blutäderchen umgeben sind, findet der Austausch von Sauerstoff und Kohlendioxid statt.

Vielerlei Anpassungen vollziehen sich im ganzen Körper, wenn kontinuierlich Ausdauersport betrieben wird. Dazu gehören auch die Erhöhung des schützenden HDL-Cholesterinanteils im Blut, die Regulierung des Blutzuckerspiegels, die Elastizität der Gefäße, die Beweglichkeit der Gelenke, kräftigere Knochen sowie die Stärkung des Immunsystems.

Anpassung des Körpers bei Ausdauersport

	Normalperson, untrainiert	Ausdauersportler bis Eliteläufer
Herzvolumen (ml)	750–850	950–1200
Herzvolumen (ml/kg)	9–12	15–20
Herzschlagvolumen (ml)	55–110	100–220
Ruhepuls (Schläge/min)	60–70	30–50
Maximale Sauerstoffaufnahme (ml/kg x min)	35–50	55–80
Blutvolumen Mann (l)	4,7–5,6	6,0–7,4
Gesamthämoglobin	20 %	Höher
Blutdruck in Ruhe (mmHg)	135/78	120/65
Lungenvitalkapazität (l)	5,8	6,2
Atemminutenvolumen (l/min)	120	240
Muskelmyoglobingehalt	75–80 %	Erhöht
Glykogendepot (g)	350	600
Anteil ST-Muskelfasern	50 %	60–85 %
Muskelkapillaren/mm^2	200–300	300–500
Muskellipidvorrat		Verdoppelt
Aerobe Enzymkapazität		2- bis 3fach erhöht
Körperfettanteil Männer	15–25 %	6–13 %
Körperfettanteil Frauen	23–30 %	12–20 %
Körperkaliumgehalt (g/kg)	2,4	1,9

Der Säure-Basen-Haushalt

Mit zunehmender Belastungsintensität erhöht sich die Laktatkonzentration im Blut. Gleichzeitig kommt es zu einem Anstieg der Konzentration der Wasserstoffionen, der den pH-Wert des Blutes in den sauren Bereich verschieben würde. Diese Übersäuerung des Blutes wird jedoch durch eine Pufferreaktion verhindert. Dabei entsteht Kohlendioxid. Das Kohlendioxid wiederum wird durch die beschleunigte Atmung eliminiert. Funktioniert dieser Säureausgleich jedoch nicht lückenlos, und das Blut kann nicht mit genügend Sauerstoff angereichert werden, entsteht zu viel Milchsäure bzw. Laktat.

Bei einigen Erkrankungen der Atemwege ist der Gasaustausch, der in den Lungenbläschen stattfindet, nur unzureichend möglich. Dadurch kommt es im Vergleich zur Atmung eines gesunden Menschen zu einer vorzeitigen Ermüdung. Zu diesen Erkrankungen zählen z. B. Asthma bronchiale oder die chronische Bronchitis.

Trainierte atmen tiefer

Wo liegen nun die Unterschiede zwischen »Couch potatoes« und sportlich Aktiven? Während Untrainierte den vermehrten Sauerstoffbedarf bei Belastung durch eine Erhöhung der Atemfrequenz zu decken versuchen, erreichen Sportler denselben Effekt vor allem durch eine Erhöhung des Atemzugvolumens. Diese langsamere, dafür aber tiefere Atmung sorgt für eine wesentlich bessere Belüftung der Lungenbläschen (Alveolen), macht die Atmung also ökonomischer.

Achtung – es geht um Ihre Muskeln

Zum besseren Verständnis der Auswirkung von sportlichem Training auf die Muskulatur ist es hilfreich, wenn wir uns zunächst Aufbau und Funktion der verschiedenen Muskeln klarmachen.
Es gibt in unserem Körper drei verschiedene Muskelarten: die glatte, die Herz- und die Skelettmuskulatur. Sie unterscheiden sich sowohl hinsichtlich ihrer Form als auch ihrer Funktion.

Muskelkontraktionen werden durch ein komplexes Zusammenspiel von Nerv und Muskel ausgelöst. Die Ausläufer der Nervenzellen schütten an ihren Enden den Botenstoff Azetylcholin aus, der die Erregung an die Muskelfasern weiterleitet.

Die drei Muskelarten

- Die glatte Muskulatur – sie wird vom vegetativen Nervensystem gesteuert – kontrahiert unwillkürlich, d. h., sie zieht sich ohne Beeinflussung durch unseren Willen zusammen. Bei der glatten Muskulatur haben wir also keinen direkten Einfluss auf die Muskelarbeit. Diese Muskulatur kommt in den Wänden unserer inneren Organe – z. B. an den Wänden des Darms – sowie der Blutgefäße vor.
- Die Herzmuskulatur ist quergestreift und mit besonders vielen Mitochondrien – den so genannten Kraftwerken der Zelle – durchsetzt. Auch der Herzmuskel zieht sich wie die glatte Muskulatur unwillkürlich und langsamer als die Skelettmuskulatur zusammen. Die dazu nötigen

Nervenimpulse liefert ein vom übrigen Nervensystem unabhängig – autonom – arbeitendes Erregungsbildungs- und Erregungsleitungssystem, das direkt am Herz liegt.

- Die Skelettmuskulatur dagegen besteht aus jenen Muskeln, die wir durch Sport hinsichtlich Umfang, Funktion, Faserzusammensetzung und Stoffwechselverhalten beeinflussen können. Sie können wir bewusst vom Gehirn aus steuern. Die Skelettmuskulatur ist sehr stark durchblutet und deshalb auch gut trainierbar. So genannte Ribosomen innerhalb der Muskelzellen sind der Ort der Eiweißsynthese, deren Tätigkeit den Muskel »wachsen« lässt.

Das Verhältnis der Faseranteile ist im Prinzip angeboren. Bei erwachsenen Durchschnittspersonen werden meist gleiche Anteile an schnell und langsam reagierenden Muskelfasern gemessen.

Rote und weiße Fasern

Die Skelettmuskulatur setzt sich aus Fasern mit ganz verschiedenem Stoffwechselverhalten zusammen. Man unterscheidet schnell kontrahierende FT-Fasern (fast twitch fibres) von langsam kontrahierenden ST-Fasern (slow twitch fibres). Die FT-Fasern werden auch als weiße Fasern, die ST-Fasern dagegen als rote Fasern bezeichnet.

Aufgrund der besseren Sauerstoffversorgung arbeiten die roten Muskelfasern – sie enthalten mehr rotes Myoglobin für den Sauerstofftransport, daher auch die Bezeichnung »rote Fasern« – vermehrt unter aerober Energiegewinnung, also durch Verbrennung unter der Beteiligung von Sauerstoff. Die weißen, schnellen Muskelfasern erbringen ihre Leistung dagegen vorwiegend ohne Sauerstoff, im anaeroben Bereich, weshalb sie auch zu schneller Übersäuerung neigen.

Muskelfasertypen und ihre Eigenschaften

Eigenschaft	ST-Faser	FT-Faser
Kontraktion	Langsam (110 msec)	Schnell (50 msec)
Ermüdung	Spät	Früh
Kapillarisierung	4,8 Kapillaren/Faser	2,9 Kapillaren/Faser
Mitochondrien	Sehr viele	Mittel
Myoglobin	Sehr viel	Mittel
Durchmesser	Dünner	Dicker
Stoffwechsel	Vor allem aerob	Vor allem anaerob
Energiespeicher	Fett, Glykogen	Glykogen, Phosphagene

Ausdauernd oder schnell – die Gene bestimmen

Das Verhältnis von schnellen zu langsamen Faseranteilen ist jedem von uns in die Wiege gelegt worden. So eignet sich die eine Person mit mehr weißen Fasern besser zum Kurzstreckler, die andere mit einem Plus an roten Fasern eher zum Langstreckler.

Bereits auf den ersten Blick können auch Sie bei Leistungssportlern einen Marathonläufer von einem Sprinter unterscheiden. Der Ausdauerathlet ist eher schlaksig und verfügt über eine »schlanke« Muskulatur. Der Sprinter hingegen ist meist athletisch gebaut und hat manchmal sogar Ähnlichkeit mit einem Bodybuilder. Das geschulte Auge eines Trainers und Sportmediziners kann deshalb sehr hilfreich für die Talentförderung sein. Denn aus einem typischen Ausdauerathleten können Sie niemals einen erfolgreichen Schnellkraftsportler machen, da sich die Menge an schnellen Fasern nicht vermehren lässt.

Andersherum jedoch lassen sich die Enzymaktivitäten und damit das Stoffwechselverhalten in der Muskulatur durch entsprechendes Training so verändern, dass z. B. die aerobe Leistungsfähigkeit enorm verbessert wird.

Auch die Leistungsdiagnostik mittels Laktatstufentest (siehe Seite 43) liefert hierzu wichtige Hinweise, auch hinsichtlich der Trainingseffekte auf das Stoffwechselverhalten der Muskulatur.

Beim Laktatstufentest wird der Sportler stufenweise an seine Leistungsgrenze herangeführt. Gleichzeitig wird die Herzfrequenz gemessen und der Laktatspiegel im Blut bestimmt. Auf diese Weise können Aussagen über das Leistungsvermögen des Sportlers getroffen werden.

Die Sehnen als Kraftüberträger

Zu den Hilfseinrichtungen der Muskulatur gehören Sehnen, Muskelhaut und Schleimbeutel. Die Sehnen stellen die Verbindung zwischen Muskel und Knochen dar und übertragen die Kraft des Muskels auf den Knochen. Sie bestehen aus Bindegewebe, das im Gegensatz zu den Muskeln außerordentlich schlecht durchblutet ist. Die Erholungsphase der Sehnen ist deshalb länger als die der Muskeln, und Heilungsprozesse dauern extrem lange. Die in Ruhe entspannte Sehne wird bei Muskelanspannung erst gestrafft, was eine zu abrupte Kraftübertragung auf den Knochen verhindert. Man unterscheidet flächenhafte Sehnen (z. B. Bauchmuskulatur) von strangförmig ausgebildeten Sehnen (z. B. Achillessehne).

Der Muskel wird von einer schützenden und stabilisierenden Muskelhaut umhüllt. Zwischen Muskel und Knochen befinden sich Schleimbeutel – sozusagen als Gleitlager.

Futter für die Zellen

Speziell Ausdauertraining beeinflusst das Stoffwechselverhalten und die Strukturen der Muskulatur. Da Ausdauertraining den bedeutendsten Einfluss auf Prävention und Gesundheit hat, wollen wir im Folgenden etwas näher darauf eingehen, wie sich Ausdauersportarten auf unseren Körper auswirken, wie das Zusammenspiel biochemischer Stoffe funktioniert und wie unser Körper die nötige Energie gewinnt, die er für seine Leistung braucht. Denn alle Trainingsanpassungen geschehen auf zellulärer Ebene, und diese komplexen biochemischen Prozesse und neuromuskulären Verschaltungen laufen besser ab, wenn man darum weiß und sie entsprechend einbindet.

Die Energie im niedrigen Intensitätsbereich gewinnt der Körper hauptsächlich aus Fettsäuren unter Verwendung von Sauerstoff. Mit ansteigender Herzfrequenz werden zunehmend Kohlenhydrate zur Energiegewinnung herangezogen, bis schließlich nach Überschreiten der individuellen anaeroben Schwelle nur noch Kohlenhydrate zu Milchsäure umgebaut werden.

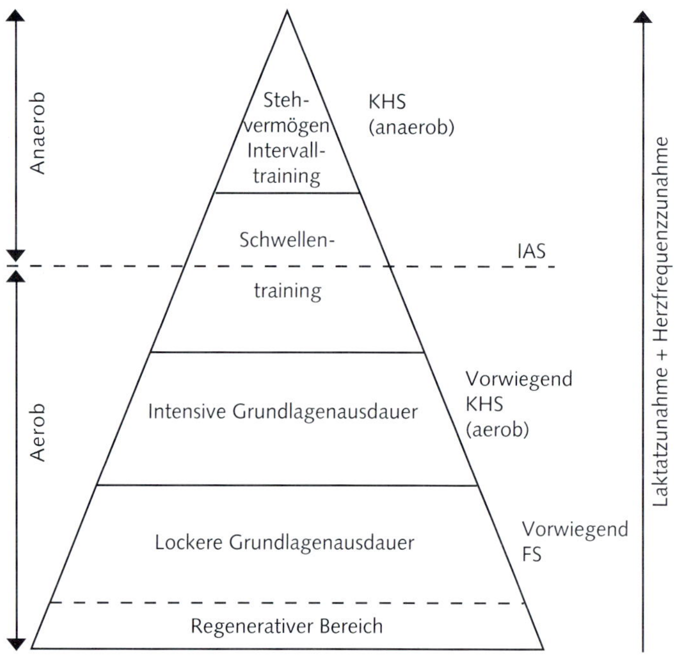

FS = Fettstoffwechsel
IAS = Individuell anaerobe Schwelle
KHS = Kohlenhydratstoffwechsel

Die Muskulatur benötigt zur Kontraktion natürlich Energie. Die Energiegewinnung zur Muskelkontraktion ist generell über verschiedene Stoffwechselwege möglich. Man unterscheidet dabei die aerobe von der anaeroben Energiegewinnungsform. Der aerobe Stoffwechsel benötigt zur Energiegewinnung Sauerstoff. Die Energielieferanten sind Fett und Kohlenhydrate.

Der anaerobe Stoffwechsel dagegen benötigt keinen Sauerstoff. Hier werden nur Kohlenhydrate bis zur Milchsäure (Laktat) abgebaut. Welche Energiegewinnungsform genutzt wird, hängt von der Belastungsintensität, dem Sauerstoffangebot und den bereitgestellten Energiestoffen ab.

Enzyme sind in der lebenden Zelle gebildete organische Verbindungen, die den Stoffwechsel des Organismus steuern und innerhalb unseres Körpers chemische Reaktionen in Gang setzen oder beschleunigen. Sie bestehen immer aus Proteinen (Eiweißen).

Enzyme bilden Schlüsselfaktoren

Für die aerobe Energiefreisetzung benötigen wir eine Reihe bestimmter verfügbarer Enzyme. Solche so genannten Schlüsselenzyme stellen einen limitierenden Faktor bzw. Engpass dar. Steht ein Schlüsselenzym nämlich nicht weiter zur Verfügung, weil es verbraucht ist, können die weiteren Stoffwechselschritte nicht mehr durchgeführt werden. Die Kapazität ist also beschränkt.

Für die Trainingsgestaltung ist diese Erkenntnis von größter Wichtigkeit. Viele wissenschaftliche Untersuchungen haben gezeigt, dass es möglich ist, durch spezifisches Training eine Steigerung der Aktivität dieser Schlüsselenzyme zu erreichen. Auch die Konzentration der anderen beteiligten Enzyme wird gesteigert.

Schlapper Körper – schlapper Fettstoffwechsel

Körperliche Inaktivität bewirkt das genaue Gegenteil: Die Enzymaktivität nimmt ab. Arbeiten Sie meist mit dem Kopf, so gebrauchen Sie überwiegend den Kohlenhydratstoffwechsel. Der Fettstoffwechsel wird deshalb vernachlässigt, und die dafür notwendigen Enzyme werden in geringerem Maß produziert, weil sie nicht gebraucht werden. Folglich ist der Fettstoffwechsel auch im Alltag reduziert, so dass überschüssiges Fett nicht abgebaut wird. Das führt nicht nur zu Übergewicht – gleichzeitig lagern sich Fettstoffe auch als Cholesterin in den Gefäßen ab. Diesem gefährlichen, da gesundheitsschädlichen Prozess können Sie jederzeit durch Ihr eigenes Zutun entgegenwirken – und zwar ganz ohne Medikamente!

Wie das Kaninchen Ausdauer gewann

Im Tierversuch konnte man an der Beinmuskulatur eines Kaninchens Folgendes feststellen: Die Hinterpfote eines Kaninchens ist überwiegend mit schnellen Muskelfasern ausgestattet. Dementsprechend schlecht ist das Ausdauervermögen.

Nun wurde diese Muskulatur mit sehr niedrigen Reizen über fünf Wochen stimuliert. Innerhalb dieser kurzen Zeit fand eine »Umwandlung« der Muskelfasern statt, indem sie sich der neuen Belastungsform anpassten. Das bedeutet, dass sich damit auch die Ausdauerleistung des Kaninchens verbessert hatte. Sowohl die Enzymaktivität als auch die Durchblutung konnten durch die niederschwellige Stimulation in den langsamen Muskelfasern erhöht werden.

Gesunde Menschen haben einen höheren Anteil an »gutem« HDL-Cholesterin. HDL entfernt schädliche Blutfette aus der Blutbahn und transportiert sie zur Leber, wo sie abgebaut und als Gallensäure ausgeschieden werden. Damit senkt sich der Cholesterinspiegel insgesamt.

Der Cholesterinspiegel sinkt

Ebenso wie das Kaninchen können auch Sie Ihre Muskelfasern durch lockeres Ausdauertraining so verändern, dass Ihre Muskulatur vorwiegend im Fettstoffwechsel arbeitet. Die Folge ist eine Erniedrigung des so genannten LDL-Cholesterinspiegels (LDL = low density lipoprotein) bei gleichzeitiger Erhöhung des HDL-Cholesterins (HDL = high density lipoprotein). HDL schützt im Gegensatz zum LDL vor Arteriosklerose. Und nicht nur Ihr Cholesterinspiegel profitiert: Durch Fettabbau bei gleichzeitiger Erhöhung des Muskelfaseranteils verbessert sich auch Ihre Figur.

Durch Ausdauertraining lässt sich zudem die Anzahl der Atmungsorgane (Mitochondrien) in den Muskelzellen erhöhen – in den Mitochondrien erfolgt auch die aerobe Spaltung von Kohlenhydraten sowie die Spaltung von Fettsäuren (Fettsäureoxidation).

Ohne Sauerstoff verpufft die Energie

Die aerobe Energiegewinnung wird somit sowohl durch eine vermehrte Bereitstellung der entsprechenden Einrichtungen – der Mitochondrien – als auch durch die erhöhten Enzymkonzentrationen für die Spaltung der Energieträger mittels Ausdauertraining wesentlich verbessert. Folge ist eine effektivere Energieausnutzung des Glukosemoleküls im Vergleich zur anaeroben Spaltung, bei der nur fünf Prozent der Bindungsenergie eines Glukosemoleküls genutzt werden. Ohne ausreichendes Sauerstoffangebot gehen 95 Prozent der Energie verloren.

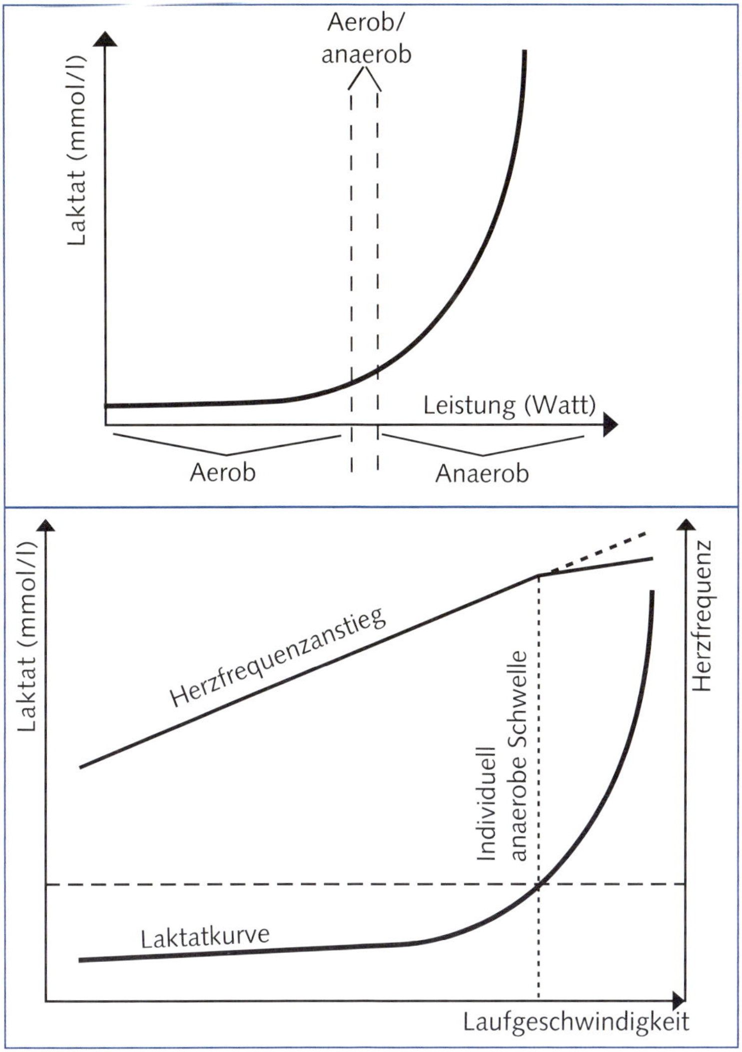

Die beiden Laktatkurven machen deutlich, wie sich die Laktatproduktion im Blut (gemessen in Millimol pro Liter) fast explosionsartig erhöht, sobald eine bestimmte Leistung bzw. der Übergangsbereich von aerober zu anaerober Belastung erreicht ist. Das Stehvermögen eines Sportlers liegt im oberen Bereich der Kurve.

Wenn der Muskel »versauert«

Bei extrem harter Muskelarbeit oder auch einer Erhöhung des Tempos reicht die bereitgestellte Energie über den aeroben Weg nicht mehr aus. Die anaerobe Schwelle wird überschritten, um auch ohne ausreichende Sauerstoffversorgung zusätzliche Energie zu erzeugen.

Denn pro Zeiteinheit kann über den anaeroben Weg wesentlich mehr Energie freigesetzt werden, weshalb sich logischerweise die Anzahl der Muskelkontraktionen pro Zeiteinheit erhöhen lässt. Deshalb ist es nur mit Hilfe der anaeroben Energiegewinnung möglich, z. B. einen 200-Meter-Lauf in einer guten Zeit zurückzulegen.

Nachteil der anaeroben Energiegewinnung: Es bildet sich Laktat (Milchsäure). Das Abfallprodukt Laktat verschiebt den pH-Wert der Muskulatur in den sauren Bereich. Je höher die anaerobe Leistung, desto höher auch der Laktatwert.

Milchsäure (Laktat) entsteht in größeren Mengen bei erhöhter Belastung, wenn die Muskulatur nicht mehr genügend Sauerstoff zur Deckung des Energiebedarfs erhält.

Die Folge: Die Muskulatur ermüdet rasch. Zudem ist eine saure Muskulatur aufgrund der schlechten Sauerstoffversorgung verletzungsanfälliger und regeneriert nur langsam.

Schlacken schnell los werden

Zur Förderung der Durchblutung und somit des Abtransports der Abfallprodukte sollte die übersäuerte Muskulatur im Anschluss an die intensive Belastung über eine gleichförmige zehnminütige regenerative Belastung gelockert werden.

Ein Beispiel dazu: Nach einem 200-Meter-Lauf läuft der Sportler noch einige Runden locker aus. Die entstandene Milchsäure gelangt nun von der Muskulatur in den Blutkreislauf, wird dann zur Leber transportiert und dort innerhalb der nächsten 24 Stunden wieder in Kohlenhydrate verwandelt.

Auch Sie sollten sich nach jeder intensiven Belastung unbedingt mindestens zehn Minuten lang aktiv erholen. Vor allem Tennisspieler, aber auch Sportler anderer Ballsportarten vernachlässigen die Erholungsphase meist sträflich. Und gerade bei diesen Sportarten sind Überlastungsschäden in Form von Muskelfaserverletzungen und Sehnenansatzreizungen keine Seltenheit. Eine beschleunigte Regeneration kann solche Beschwerden teilweise verhindern.

Immer gut drauf

Sollten Sie zu jenen Lesern gehören, die bereits regelmäßig Sport treiben oder mit jemandem zusammenleben, der oder die bewegungshungrig ist, dann sind Ihnen die Auswirkungen auf die Psyche wahrscheinlich bekannt. Sie werden ziemlich unausstehlich, wenn Sie einmal keine Zeit für den gewohnten Waldlauf haben. Den Fehler, Ihren sportlichen Partner dazu zu überreden, lieber im Haushalt zu helfen anstatt zu radeln, macht jeder nur einmal.

Denn wer sich beim Sporttreiben nicht überlastet, fühlt sich während und nach der Belastung meist rundum wohl. Regelmäßiges Ausdauertraining kann die Stimmungslage nicht nur stabil halten, sondern sogar erheblich verbessern.

Seelisches Gleichgewicht, Vitalisierung, mehr Lebensfreude und ein besseres Selbstwertgefühl wurden bei einer Fragebogenaktion unter Läufern von den meisten als Hauptmotivation für ihren Ausdauersport angegeben.

Sportler bleiben einfach cool

Das Stimmungshoch des Langläufers, das Runner´s High, soll durch eine verstärkte Ausschüttung von Beta-Endorphinen – körpereigenen morphinähnlichen und schmerzstillenden Substanzen – bewirkt werden. Doch das ist nur eine Erklärung für das Wohlgefühl.

Eine weitere ist, dass sich das Stresshormon Adrenalin durch lockeres Ausdauertraining deutlich reduzieren lässt. So können Sie als Sportler auf Stress einfach cooler reagieren als Ihr untrainierter Kollege. Zudem bewirkt Sport eine Erhöhung des positiven Stresshormons Noradrenalin, das wiederum das Glückshormon ACTH freisetzt. Die Kombination aus Noradrenalin, ACTH und Endorphinen bewirkt obendrein einen Kreativitätsschub. Eigene Erfahrungen bestätigen dies immer wieder aufs Neue, und ich bin überzeugt, auch Sie haben ähnliche Erfahrungen gemacht, falls Sie zu den Ausdauersportlern gehören.

Nieder mit Viren & Co.

Ausdauersport stärkt das Immunsystem. Bereits nach 30 Minuten befinden sich im Blut 30 Prozent mehr Killerzellen. Dies kann bei bestimmten Krankheiten mit einer Schwächung des Immunsystems sogar von therapeutischer Bedeutung sein.

Andererseits aber bewirkt eine zu hohe Belastungsintensität stets das Gegenteil. So ist das Immunsystem z. B. unmittelbar nach einem Marathonlauf extrem geschwächt. Infekte der oberen Luftwege haben innerhalb der ersten zwölf Stunden nach starker Anstrengung gute Chancen, aktiv zu werden. Auch bei Leistungssportlern in Trainingslagern beobachtet man während intensiveren Trainingswochen oder beim Training vermehrt im anaeroben Bereich eine erhöhte Infektanfälligkeit. Die Gabe von Immunstimulanzien und eine erhöhte Zufuhr von Vitaminen und Zink können hier etwas vorbeugen.

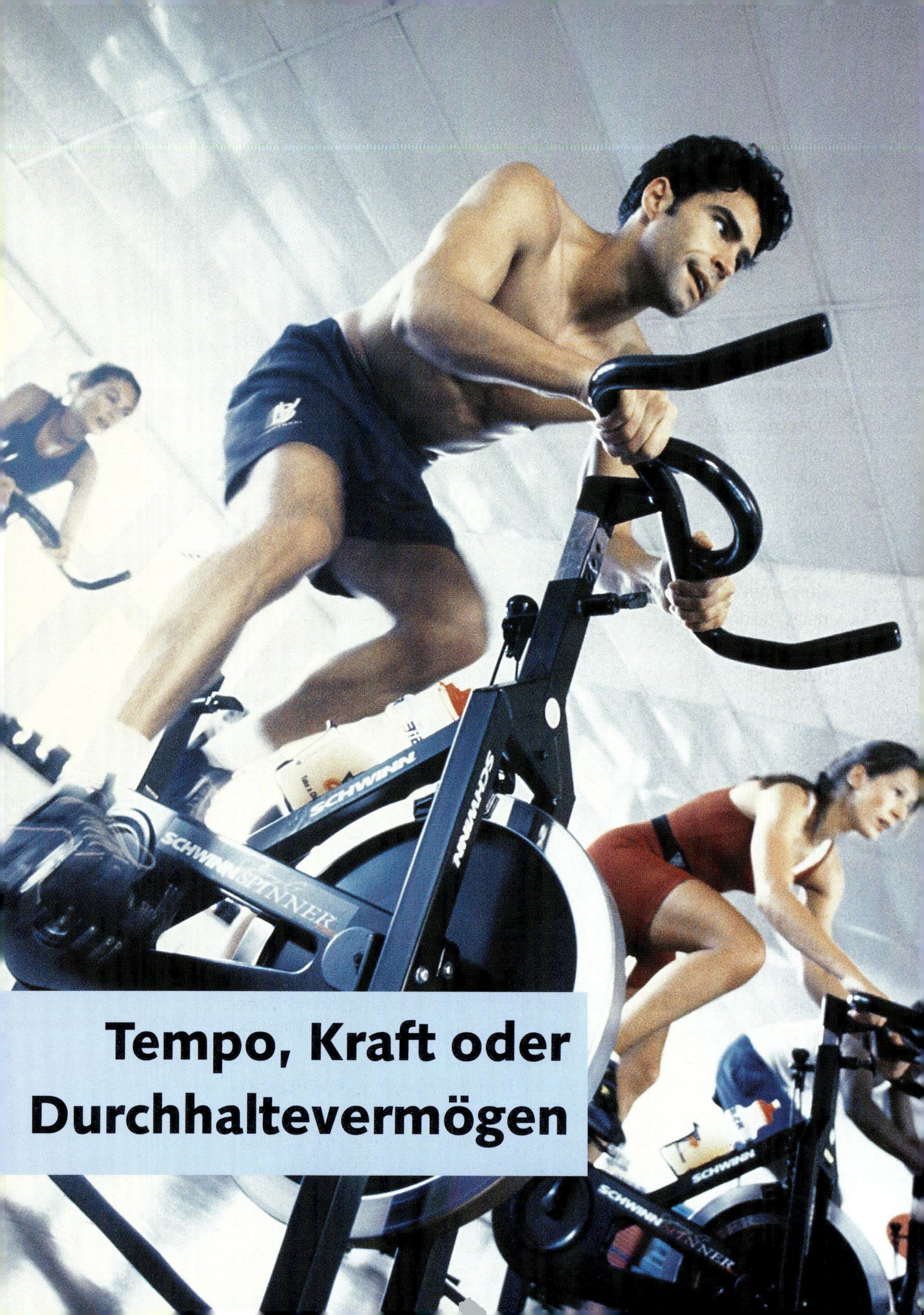

Tempo, Kraft oder Durchhaltevermögen

Wie verschiedene Trainingsformen wirken

Zum Ziel der Leistungsverbesserung sind regelmäßige Bewegungsreize notwendig. Sie können morphologische – also unsere äußere Gestalt betreffende – sowie funktionelle Anpassungsvorgänge, z. B. die Optimierung der Herzleistung, bewirken. Je nach der Art der Bewegungsreize lassen sich Ausdauer, Kraft, Schnelligkeit, Koordinationsvermögen und Beweglichkeit verbessern.

Ungeeignete Trainingsformen können sich allerdings auch nachteilig auswirken. Hierzu zwei Beispiele: Ein Langstreckler würde durch zu viel Krafttraining einen Zuwachs an Muskulatur erreichen, die erstens das Körpergewicht erhöht und zweitens zu vorzeitiger Übersäuerung neigt. Beides würde sich nachteilig auf seine Disziplin auswirken.

Beispiel Nummer zwei: Aerobes Training hat im Gegensatz zu anaerobem Training einen positiven Einfluss auf den Blutdruck. Zu intensives Krafttraining erfolgt hingegen überwiegend im anaeroben Bereich und eignet sich daher nicht zur positiven Beeinflussung des erhöhten Blutdrucks. Ganz im Gegenteil: Vor allem bei der Pressatmung während des Stemmens hoher Gewichte steigt der Blutdruck stark an.

Verschaffen Sie sich beim Einstieg in eine Sportart erst einmal einen Überblick, was wie wirkt, was Sie selbst letztlich erreichen möchten und wie Sie Ihre Trainingsmöglichkeiten einschätzen. Denn »Ihr« Sport sollte Spaß machen und möglichst ohne größere Hindernisse in Ihren Alltag integrierbar sein.

Wenn Ausdauer gefragt ist

Um das allgemeine Ausdauervermögen einer Sportlerin oder eines Sportlers verbessern zu können, muss das Training vorwiegend im aeroben Bereich stattfinden. Der aerobe Bereich wird im Wesentlichen davon bestimmt, ob langsame rote Muskelfasern vorhanden sind. Diese Muskelfasern müssen sowohl mit Sauerstoff als auch mit Energiestoffen versorgt werden, und gleichzeitig müssen Abfallprodukte wie Kohlendioxid eliminiert werden.

Je nach Art und Länge der Ausdauerbelastung begrenzen Herz-Kreislauf-Faktoren, wie z. B. die Pumpleistung des Herzes, die zirkulierende Blutmenge oder Stoffwechselfaktoren – etwa die Energievorräte oder die Verschiebung des Elektrolythaushalts –, die Leistungsfähigkeit.

Doch auch lokale muskuläre Faktoren wie die wiederholten dynamischen Muskelkontraktionen der Armbewegung beim Tennis sind limitierende Faktoren für das Ausdauervermögen.

Spaß hält bei der Stange

Abgesehen von all den körperlichen Voraussetzungen entscheidet aber vor allem bei längeren Belastungen der Kopf über Erfolg oder Misserfolg – und das nicht nur am Wettkampftag.

Ausdauertraining ist in jedem Fall von entscheidender Bedeutung – sowohl für Ihre Gesundheit als auch für die angestrebten Spitzenleistungen. Wenn Sie Ihre Grundlagen sorgfältig genug aufbauen, kann Ihnen so schnell nichts und niemand den Spaß daran nehmen.

Wer motiviert zum Training geht, ist leistungsfähiger und bringt es auf eine höhere Trainingseffektivität. Wer sich auf den Wettkampf freut und überzeugt davon ist, dass er sich richtig darauf vorbereitet hat, wird auch erfolgreich sein. Gleiches gilt für den Gesundheitssport oder den Sport zu Therapiezwecken. Freude und Motivation sind einfach wichtige Faktoren, um langfristig dabeizubleiben. Und nur langfristiges Training bringt den Erfolg.

Nicht blind losstürmen

Entscheidend für die Motivation ist aber ebenso die Überzeugung, dass unser Training optimal ist. Würden Sie an den Erfolg eines Medikaments glauben, wenn Ihnen die Dosierung nicht bekannt wäre? Wahrscheinlich würden Sie das Medikament gar nicht erst nehmen oder bald wieder absetzen. Was nützt es also, wenn Sie den Rat bekommen, Ausdauersport zu treiben, der »Beipackzettel« – sprich: die richtige Anleitung – aber fehlt? Spätestens, wenn es Ihnen keinen richtigen Spaß mehr macht, werden Sie sich fragen, ob das bisherige Training überhaupt etwas gebracht hat. Überlassen Sie deshalb nichts dem Zufall! Dazu ist Ihre Zeit zu kostbar. Und gerade Zeit benötigen Sie für den Trainingserfolg.

Grundregeln für den Einstieg

Folgendes ist beim Ausdauertraining zu berücksichtigen:

- Die Belastungsintensität darf zunächst 70 Prozent der maximalen Leistungsfähigkeit nicht überschreiten. Bei einer Belastung von weniger als 65 Prozent wird die Energie überwiegend über die Fettverbrennung gewonnen. Je höher die Belastungsintensität ist, desto mehr verschiebt sich der Anteil der Energiebereitstellung vom Fettstoffwechsel in Richtung des aeroben Kohlenhydratstoffwechsels. Steigt die Belastung auf über 85 Prozent der maximalen Leistungsfähigkeit, dann ist das zuvor beschriebene Gleichgewicht (Steady State) gestört. Sie verlassen den Ausdauerbereich und trainieren zunehmend anaerob. Diese Belastungsintensität ist für Ihr Trainingsziel ungeeignet.

- Die Belastung erfolgt unter dynamischer Muskelarbeit. Dies ist wichtig, denn der Muskel wird nur bei seiner Erschlaffung durchblutet und mit Sauerstoff versorgt. Bei Anspannung dagegen wird die Blutzufuhr über die Kapillaren durch den Außendruck verschlechtert.
- Mindestens ein Sechstel der Körpermuskelmasse muss belastet werden. Je mehr Muskulatur auf einmal beansprucht wird, desto größer ist der Trainingseffekt auf die allgemeine Ausdauer. Sportarten wie Schwimmen, Joggen und Skilanglauf sind daher sehr zu empfehlen, für Trainingseinsteiger vor allem Walken und Radfahren.
- Die Trainingsdauer einer Ausdauerbelastung sollte mindestens 45 Minuten betragen.

Bleiben Sie mit Ihrem Training ruhig im aeroben Bereich – Muskeln, Sehnen, Knochen und Gelenke werden es Ihnen danken. Auch Fettstoffwechsel, Blutgefäße, Energiespeicher, Sauerstoffaufnahme, Ruhepuls und Herzschlagvolumen profitieren von einer kontinuierlichen Dauerbelastung unter 70 Prozent der maximalen Leistungsfähigkeit.

Auf Dauer mehr Power – das bewirkt Ausdauertraining

- Erhöhung der Zahl und Größe der Mitochondrien in den ST-Fasern der Skelettmuskulatur
- Erhöhte Konzentration aerob wirksamer Enzyme
- Bessere Nutzung des Fettstoffwechsels, dadurch glykogensparender Effekt
- Zunahme der Dichte feinster Blutgefäße (Kapillaren) im arbeitenden Muskel
- Vergrößerung der Energiespeicher (mehr Muskel- und Leberglykogen)
- Verbesserung der maximalen Sauerstoffaufnahme
- Erhöhung des Herzschlagvolumens
- Senkung des Ruhepulses
- Ökonomisierung der Herzarbeit
- Abbau des Körperdepotfetts

All diese Effekte können nicht isoliert betrachtet werden. Sozusagen bringt ein Effekt den anderen mit sich oder setzt ihn voraus.

Ein sportmedizinischer Check-up hilft, das körperliche Leistungsvermögen einzuschätzen und eventuelle Schwachstellen zu erkennen.

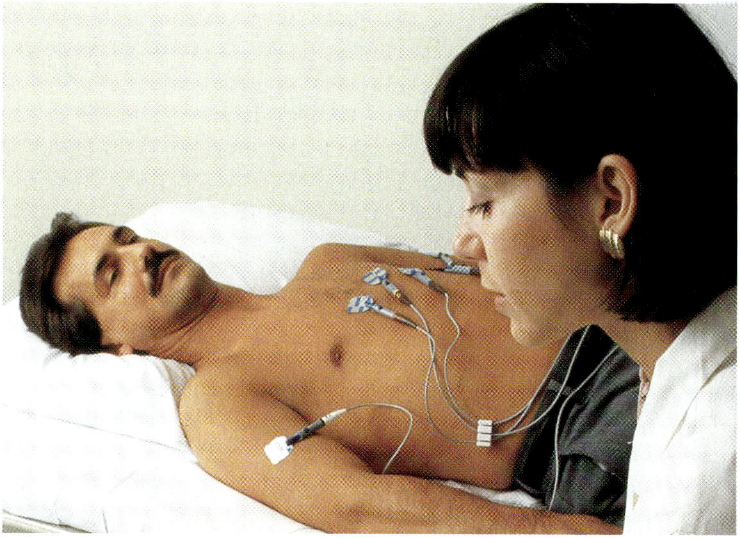

Ausdauerbelastungen sind meist gleichförmige Bewegungsabläufe über mindestens 45 Minuten. Aber auch bei guter technischer Ausführung können teilweise Überbeanspruchungen auftreten.

Ganz wichtig – ein Ziel definieren

Bevor ein Trainingsprogramm erstellt werden kann, müssen Sie das Trainingsziel definieren. Gerade dem Einsteiger sei hier der eingehende sportmedizinische Check-up dringend zu empfehlen. Der Inhalt solch einer Untersuchung ist ab Seite 41 beschrieben. Es ist durchaus möglich, dass anhand der Ergebnisse gesundheitsfördernde oder therapeutische Trainingsziele von vornherein in das Bewegungsprogramm mit aufgenommen werden. Ebenso ist vielleicht aufgrund von Schwachstellen am Bewegungsapparat zunächst eine andere Sportart empfehlenswerter als die gewünschte. Das heißt aber noch lange nicht, dass Sie auf Ihre Wunschsportart ganz verzichten müssen. Durch ein bestimmtes Vortraining kann z. B. das instabile Kniegelenk muskulär aufgebaut werden, um so die nötige Voraussetzung für die andere Sportart zu schaffen (siehe auch Seite 32). Überlastungsschäden und Trainingsfrust können auf diese Weise oft vermieden werden.

Das Trainingsprogramm maßschneidern

Kennen Sie das Trainingsziel, und sind Sie über Ihren aktuellen Gesundheitszustand aufgeklärt, steht dem Training nichts mehr im Weg. Zur Erstellung eines Trainingsprogramms benötigen Sie nun nur noch die

Informationen über Intensität, Häufigkeit und die Dauer der jeweiligen Trainingseinheiten. Gerade dies aber bereitet vor allem dem Einsteiger die größten Schwierigkeiten.
Wie findet man seine momentane Leistungsfähigkeit denn überhaupt heraus? Die Gefahr der Selbstüberschätzung gerade im Breitensport ist sehr groß, wie Laktatuntersuchungen im Anschluss an den gewohnten Trainingslauf gezeigt haben. Nur 40 Prozent bereits erfahrener Lauftreffteilnehmer belasteten sich im vorgegebenen Grundlagenausdauerbereich, die restlichen Läufer hatten sich zu hoch belastet. Weitere Informationen hierzu finden Sie ab Seite 41.

Ein Trainingsplan ist nur dann hilfreich, wenn er an Ihr individuelles Leistungsvermögen angepasst ist. Um eine gar nicht so seltene Selbstüberschätzung und die daraus schnell resultierende Überforderung zu vermeiden, ist eine sportmedizinische Untersuchung als Grundlage für Ihr Trainingsprogramm unbedingt zu empfehlen.

Power in allen Lebenslagen

Per Definition ist Muskelkraft erforderlich, um Bewegungen gegen äußere Widerstände oder äußere Kräfte ausführen zu können. Krafttraining steigert die Muskelkraft bei einer gleichzeitig erhöhten Verkürzungsgeschwindigkeit. Man unterscheidet dabei zwischen Schnellkraft, Kraftausdauer und Maximalkraft.

- Schnellkraft benötigen wir zur größtmöglichen Beschleunigung des Körpers oder eines Wettkampfgeräts. Wollen wir einen Gegenstand abbremsen, der uns mit hoher Geschwindigkeit entgegenkommt, ist ebenfalls Schnellkraft aufzubringen. Beispiele: Sprint, Sprungdisziplinen, Skispringen, Kurzstreckenschwimmen.
- Kraftausdauer ist nötig für Ausdauerleistungen gegen erhöhte Widerstände. Beispiele für solche Sportarten: Boxen, Ringen, Judo, Kanurennsport, Skisport alpin.
- Maximalkraft brauchen wir zur Überwindung großer äußerer Kräfte. Beispiele: Gewichtheben, Stoß- und Wurfdisziplinen.

Unsere Muskelleistung wird durch mehrere Faktoren bestimmt, u.a. vom Muskelfasertyp, der uns im Prinzip bereits in die Wiege gelegt wurde. Wie schon angesprochen, werden hierbei schnell kontrahierende Fasern (FT-Fasern = fast twitch fibres) und langsam kontrahierende Fasern (ST-Fasern = slow twitch fibres) voneinander unterschieden. Je mehr von den schnell reagierenden FT-Fasern zur Verfügung stehen, desto höher ist die anaerobe Energiebereitstellung. Hierbei wird die größte Energiemenge pro Zeiteinheit freigesetzt, die Muskelkontraktionen erfolgen explosionsartig.

Die schnellen Fasern aktivieren

Wie bereits erwähnt, verfügen wir schon bei unserer Geburt über ein bestimmtes Verhältnis von schnellen zu langsamen Muskelfasern. So eignet sich z. B. ein Jugendlicher aufgrund der Verteilung eher zum Sprinter als zum Langstreckler, bei einem anderen ist es umgekehrt. Durch spezifisches Training kann diese angeborene Fähigkeit noch weiter verbessert werden. Man spricht von einer Rekrutierung der schnellen Fasern. Erfolgreiche Sprinter verfügen über mehr als 60 Prozent FT-Fasern. Diese Fasern neigen allerdings zu schneller Ermüdung bei Übersäuerung der Muskulatur, weshalb die Leistung nur kurzfristig aufrechterhalten werden kann.

Bei Beschwerden im Bereich der Sehnenansätze sollten Sie die Intensität des Trainings sofort reduzieren! Ignorieren Sie die Signale Ihres Körpers, kann dies ernste Folgen haben.

Knochen und Bänder – rasch überlastet

Durch Krafttraining wachsen die Muskeln – Mediziner sagen, sie hypertrophieren. Die Energiegewinnung für die Muskelarbeit erfolgt überwiegend durch energiereiche Phosphate und den anaeroben Abbau von Glykogen, wobei Veränderungen im Kalziumtransportsystem die Geschwindigkeit der anaeroben Energiemobilisierung erhöhen. Deshalb kann beispielsweise ein Sprinter im Vergleich zum Ausdauersportler die anaerobe Energiegewinnungsform schneller und intensiver nutzen. Die anaerobe Leistungsfähigkeit wird durch den Laktatanstieg bei hoher Belastung gemessen. Der Kraftsportler setzt seine anaerobe Energiegewinnung sogar bereits bei niedrigerer Belastungsintensität als der Ausdauersportler ein, dementsprechend steiler verläuft die Laktatleistungskurve.

Der Stütz- und Bewegungsapparat – also Knochen, Gelenke, Knorpel, Sehnen und Bänder – passt sich dem Training aber langsamer an als die Muskulatur. Gerade deshalb besteht bei Krafttraining eine erhöhte Überlastungsgefahr dieser Strukturen.

Muskelzuwachs nach sechs Wochen

Zur Verbesserung einer bestimmten Disziplin ist ein sportartspezifisches Training erforderlich. Hierbei werden die jeweils für den Bewegungsablauf notwendigen Muskelgruppen hinsichtlich Kraft und Schnelligkeit trainiert. Um eine echte Effizienzsteigerung des muskulären Systems zu erzielen, benötigt der Körper etwa vier bis sechs Wochen Trainingszeit.

Der Gesamtorganismus passt sich in dieser Zeit der neuen Belastungsform und -intensität an. Dazu gehören auch Veränderungen von nervlichen, hormonellen und immunologischen Prozessen. Nach etwa sechs Wochen ist der Muskelzuwachs durch eine Verdickung der Muskelfasern und damit eine Zunahme des Muskelquerschnitts bei entsprechend kraftorientiertem Training stabil. Dabei kommt es zu einer Zunahme der so genannten kontraktilen Eiweiße Aktin und Myosin, die als kleinste Elemente des Muskels die Arbeit verrichten. Die Anzahl der Muskelfasern verändert sich dabei nicht. Die Muskelkraft selbst lässt sich jedoch auf verschiedene Weisen trainieren.

Isometrische Muskelarbeit führt zu schneller Übersäuerung. Probieren Sie's doch mal aus: Halten Sie einen Stuhl mit parallel zum Boden gestreckten Armen vor Ihrem Körper. Selbst wenn Sie bereits über viel Kraft verfügen, werden Sie das nicht lange durchhalten.

Isometrisches (statisches) Training

Hierbei wird nur die Spannung des Muskels erhöht, wohingegen die Länge konstant bleibt. Praktisch läuft das so, dass man die Muskulatur gegen ein unüberwindliches Hindernis anspannt, z. B. indem man die Handflächen auf den Tisch presst.

Drücken wir mit weniger als 15 Prozent der Maximalkraft dagegen, so können wir die Anspannung sehr lange aufrechterhalten. In diesem Fall erfolgt nämlich die Energiebereitstellung über den aeroben Weg. Die Muskulatur übersäuert nicht. Wird der Krafteinsatz auf mehr als 15 Prozent der Maximalkraft erhöht, nimmt die Haltezeit immer mehr und immer rascher ab.

Denn trotz größeren Krafteinsatzes wird die Muskulatur immer weniger durchblutet. Dies resultiert aus einer Drosselung der Blutzufuhr in die kleinsten Blutgefäße, die Kapillaren: Der Muskelinnendruck steigt mit zunehmender Anspannung, die Blutgefäße werden sozusagen zusammengedrückt. Dadurch nimmt die Sauerstoffzufuhr ab, und die Energiegewinnung muss über den anaeroben Stoffwechsel bereitgestellt werden. Je höher der Krafteinsatz ist, desto mehr bildet sich Laktat, und die damit verbundene Übersäuerung führt zur raschen Ermüdung der beanspruchten Muskelgruppen.

Als Ergänzung geeignet

Rein isometrisches Training erhöht zwar den Muskelumfang und die Muskelkraft. Gleichzeitig sinkt aber die Haltezeit immer mehr ab. Das Ausdauervermögen verschlechtert sich also mit zunehmender Verbesserung des anaeroben Bereichs.

Isometrisches Training wird häufig im Rahmen der Rehabilitation eingesetzt, da es gezielt bestimmte Muskelgruppen anspricht und Defizite deshalb in relativ kurzer Zeit ausgleichen kann.

Somit ist rein isometrisches Training zur Verbesserung der Leistungsfähigkeit nur bedingt zu empfehlen. Es ist für manche Sportarten lediglich Bestandteil des Gesamttrainingskonzepts, wobei kein sportartbezogener Bewegungsablauf stattfinden kann.

Tipps für das Training

- Bei einem Training von mehr als 30 Prozent Krafteinsatz wird die Kraft verbessert.
- Das Optimum an maximalem Kraftzuwachs erreicht man durch Übungen mit 40 bis 70 Prozent der vorhandenen Maximalkraft. Höhere Intensitäten bewirken hingegen keine weitere Verbesserung.
- Mit einem Krafteinsatz von 20 bis 30 Prozent kommt es weder zu einer Kraftzunahme noch zu einem Kraftverlust.
- Für eine optimale Kraftentwicklung im Breitensport haben sich etwa 30 Trainingsreize pro Woche erwiesen, das entspricht demnach etwa vier bis fünf Trainingsreizen pro Tag. Die Anspannungsdauer sollte bei sechs bis zehn Sekunden liegen, der Krafteinsatz bei 60 bis 70 Prozent der Maximalkraft.
- Zur Aufrechterhaltung des Kraftzuwachses sollte der Trainingsreiz zwei- bis dreimal pro Woche fortgeführt werden. Interessant ist, dass ein Kraftzuwachs, der durch sehr häufige Trainingsreize erfolgt, rascher abnimmt als ein Kraftzuwachs, der langsamer antrainiert wurde.

Die besten Übungen für Zwischendurch

Einiges können Sie sehr gut z. B. im Büro trainieren:

- Bizeps – Setzen Sie sich aufrecht vor Ihren Schreibtisch, legen Sie die Hände bei angewinkelten Armen (ca. 90 Grad) flach unter die Tischkante, und tun Sie, als wollten Sie den Schreibtisch hochheben.
- Brustmuskulatur – Wenn Sie einen Schreibtischstuhl mit Armlehnen haben: Aufrecht setzen, Hände außen an die Armlehnen legen und zusammendrücken.
- Nacken- und Rücken – Hände hinter dem Kopf verschränken und den Kopf gegen den Widerstand der Hände nach hinten pressen.
- Beinmuskulatur – Setzen Sie sich mit dem Stuhl ein wenig zurück, so dass Sie einen Fuß bequem auf den Schreibtisch legen können, den anderen unter die Tischplatte. Nun den unteren nach oben drücken, den oberen nach unten. Anschließend die Füße wechseln.

Dynamisches (isotonisches) Krafttraining

Das Ziel des isotonischen Krafttrainings ist die Verbesserung der Kraft, die der Fortbewegung des Körpers oder eines Gegenstands dient. Für Wurfsportarten und Sprungdisziplinen ist die Schnellkraft eine entscheidende Größe. Im Gegensatz zum isometrischen Training müssen beim dynamischen Krafttraining Gewichte bewegt werden. Bei dieser Art von Krafttraining bleibt die Belastung bei ungesteuerter Geschwindigkeit konstant – der Widerstand wechselt nur in Abhängigkeit vom Gelenkwinkel.

Muskelausdauer verbessert sich

Zur Verbesserung der maximalen Schnellkraftentwicklung pro Zeiteinheit hat sich dynamisches Training mit 30 Prozent Krafteinsatz bewährt. Hierbei werden die jeweiligen sportartspezifischen Bewegungsabläufe trainiert.

Im Vergleich zu isometrischem Training verbessert sich dadurch die dynamische Muskelausdauer. Der Vorteil sportartspezifischer Übungen liegt u. a. darin, dass gleichzeitig sowohl an der Technik gearbeitet werden kann und sich das Koordinationsvermögen des oder der Trainierenden verbessert.

Sinkt die tägliche muskuläre Beanspruchung unter 20 Prozent ab – wie z. B. bei therapeutisch notwendiger Ruhigstellung –, nimmt die Muskelkraft rasch ab. Bereits nach zwei Wochen Gipsverband verlieren Sie etwa 25 Prozent der Maximalkraft, ältere Personen noch mehr.

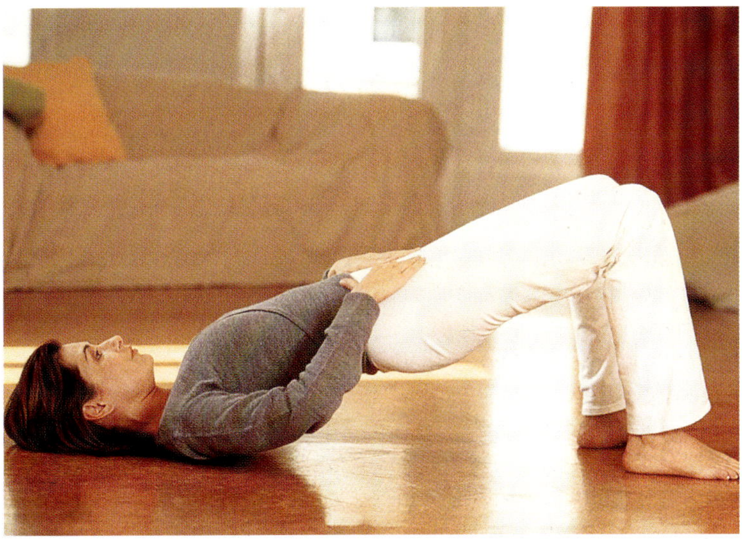

Diese isometrische Übung (schiefe Ebene) stärkt die Rücken-, Bauch-, Po- und Oberschenkelmuskeln und trainiert den Gleichgewichtssinn.

Weitere Trainingsformen

Man unterscheidet submaximales Training von Maximalkrafttraining, wobei die Unterschiede in der Lastgröße und in der Wiederholungszahl bestehen.

Je größer der Krafteinsatz, desto schlechter wird der Muskel durchblutet. Durch den Muskelinnendruck werden die Blutgefäße quasi zusammengedrückt, die Sauerstoffversorgung nimmt immer mehr ab. Die Energieversorgung wird anaerob bereitgestellt, und je länger das andauert, desto mehr Laktat bildet sich.

- Submaximales Training wird auch Wiederholungstraining genannt. Hierbei betragen die Gewichte 50 bis 80 Prozent der maximalen Muskelkraft. Die Wiederholungszahl der gleichförmig durchgeführten Bewegung richtet sich nach der Ermüdbarkeit der Muskulatur. Sobald Sie eine Ermüdung spüren, sollten Sie eine Pause einlegen. In der Regel liegt die Wiederholungszahl bei 10 bis 20 bzw. bei einer durchschnittlichen Belastungsdauer von 30 bis 60 Sekunden.
- Maximalkrafttraining erfolgt bei einem Krafteinsatz von mehr als 85 Prozent. Dementsprechend niedrig ist die mögliche Wiederholungszahl (ein- bis dreimal). Auf jeden Trainingstag sollte ein trainingsfreier Tag erfolgen.

Immer wichtig – die Aufwärmphase

Egal, was Sie trainieren wollen, stets ist es – zusätzlich zu den obligatorischen Dehnübungen – wichtig, seinen Körper zuvor auf »Betriebstemperatur« zu bringen. So geht's:

- Auf der Stelle hüpfen
- Hampelmann
- Armkreisen vor- und rückwärts
- Sehr lockeres Anfangstempo in der jeweiligen Sportart (warmlaufen, einschwimmen über mindestens 10 Minuten)
- Danach leichte Dehn- und Lockerungsübungen

Die Aufwärmphase ist natürlich umso wichtiger, je weniger Sie sich zuvor bewegt hatten. Dies gilt also besonders für »Schreibtischtäter«. Vielleicht haben Sie Folgendes bereits an sich beobachtet: Waren Sie am Trainingstag viel auf Achse, also viel in Bewegung, benötigten Sie eine kürzere Trainingsanlaufzeit, als wenn Sie zuvor einen arbeitsreichen Tag am Schreibtisch verbracht hatten.

Isokinetisches Krafttraining

Unter isokinetischem Krafttraining versteht man einen gleichförmigen Bewegungsablauf bei gleichbleibender Kontraktionsgeschwindigkeit. Dies lässt sich natürlich nur dadurch erreichen, dass der Widerstand den unterschiedlichen Hebelwirkungen angepasst wird. Dieses Training ist deshalb nur mit speziell dafür ausgerichteten Geräten möglich, wie z. B. einer Ruderbank, dem Fahrradergometer oder speziellen Zugmaschinen für Schwimmer.

Mit isokinetischen Übungen trainieren Sie an speziell entwickelten Geräten, mit denen Sie gezielt Kraft für immer gleiche Bewegungen (Radfahren, Schwimmen) aufbauen. Da das Tempo vorgegeben wird, ist eine Überlastung – die richtige Einstellung vorausgesetzt – weniger leicht möglich.

Viel mehr Kraft in kurzer Zeit

Isokinetisches Training ist sehr effektiv. Sie können damit in relativ kurzer Zeit einen hohen Kraftzuwachs erreichen. Ein weiterer großer Vorteil besteht in der geringen Verletzungsgefahr – der Bewegungsablauf wird sozusagen von der Maschine gesteuert. Derartige Trainingsgeräte werden deshalb auch bei Rehabilitationsmaßnahmen verwendet. Hierbei können sowohl die konzentrischen als auch die exzentrischen Kontraktionen kontrolliert werden.

Isokinetisches Krafttraining ist besonders für jene Sportarten geeignet, bei denen Bewegungsabläufe mit konstanter Geschwindigkeit durchgeführt werden. Schwimmen etwa gehört zu diesen Sportarten, im Gegensatz zu Wurfdisziplinen, wo die Beschleunigungskraft – also eine nicht gleichförmig schnelle Bewegung – eine wichtige Rolle spielt.

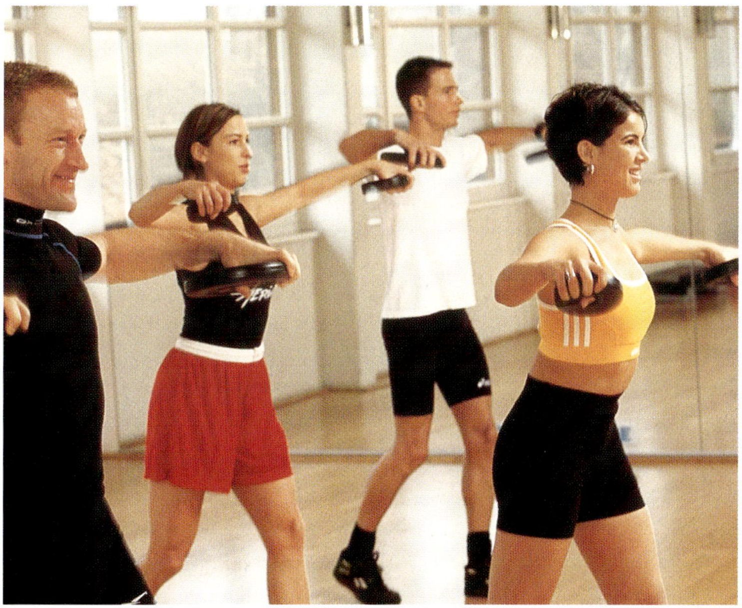

Diese Übung dient der Aufrichtung und Stabilisierung der Brustwirbelsäule sowie der Kräftigung der Schultermuskulatur.

Exzentrisches Krafttraining

Exzentrische Kontraktionen sollten bei 50 bis 85 Prozent der Maximalkraft erfolgen. Bei höheren Intensitäten werden Mikrotraumatisierungen, also winzig kleine Verletzungen, beobachtet. Exzentrische Belastungen sollten daher in ihrer Intensität langsamer gesteigert werden als konzentrische Belastungen.

Für die Gesundheit ist Ausdauertraining wesentlich förderlicher als Schnellkrafttraining, birgt außerdem weniger Überlastungsgefahren und bietet Ihnen – je nach Ausgangssituation – um mehr als 70 Prozent persönliches Steigerungspotenzial!

Ganz vorsichtig anfangen

Exzentrische Übungen im submaximalen Bereich sind an isokinetischen Trainingsgeräten zur Vorbeugung von Überlastungen des Bindegewebes (z. B. Sehnenansatzreizungen) zu empfehlen. Die Muskulatur passt sich dem Trainingsreiz bereits nach drei bis sechs Wochen an, die Anpassung des Bindegewebes benötigt wesentlich mehr Zeit. Dies wird oft nicht beachtet, weshalb Überlastungsreaktionen wie chronische Sehnenscheidenentzündungen besonders häufig bei Kraftsportlern auftreten.

Schnell wie ein Hase

Entscheidend für die Schnelligkeit sind die maximale Schnellkraft, die Koordination und die Kontraktionsgeschwindigkeit der Muskulatur. Hinzu kommen noch angeborene Eigenschaften, die günstig sind für bestimmte Sportarten. Hierzu gehören der Anteil schneller Muskelfasern sowie die Hebelverhältnisse von Armen, Beinen und Rumpf.

Kaum steigerbar

Im Prinzip kann die Schnellkraft durch entsprechendes Training nur wenig verbessert werden: Ein untrainierter Erwachsener kann seine Sprintleistung durch Training um nur 20 Prozent steigern. Die Ausdauerleistung – die, wie bereits beschrieben, von mehreren trainierbaren Faktoren abhängt – lässt sich dagegen mit konsequentem Training um mehr als 70 Prozent steigern.

Nicht nur wegen der schlechteren Trainierbarkeit, sondern auch wegen der erhöhten Überlastungsgefahr beim Schnellkrafttraining ist im Erwachsenenalter das Ausdauertraining dem Schnelligkeitstraining vorzuziehen – schon deshalb, weil es nachweislich mehr positive Effekte auf die Gesundheit hat.

Verschiedene Kontraktionsarten

Art der Kontraktion	Mechanischer Vergleich	Längen-Spannungs-Diagramm
Isometrische Kontraktion Der Muskel ist an beiden Seiten fest eingespannt; es erfolgt keine Längen-, nur eine Spannungsänderung (z. B. Kaumuskel).	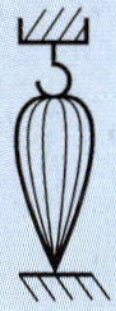	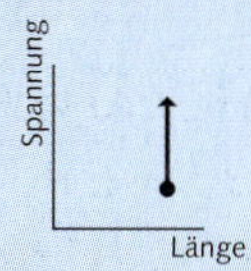
Isotonische Kontraktion Der Muskel verkürzt sich bei unveränderter Spannung (z. B. bei Belastung durch ein frei zu hebendes Gewicht); selten vorkommende Kontraktionsform.	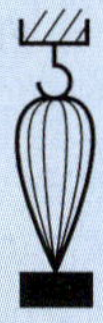	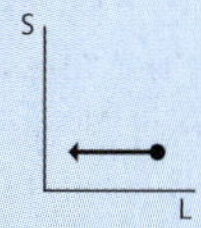
Auxotonische Kontraktion Die Zwischenstellung zwischen isometrischer und isotonischer Kontraktion; der Muskel ändert gleichzeitig Länge und Spannung (z. B. bei fast allen Körperbewegungen).	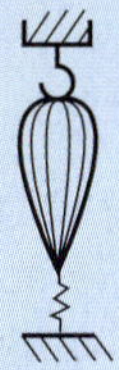	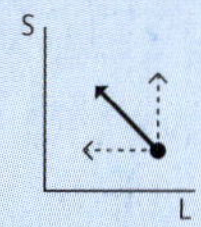
Unterstützungskontraktion Am Muskel hängt ein durch eine Unterlage unterstütztes Gewicht. Er muss zuerst durch Spannungsentwicklung das Gewicht selbst tragen (isometrische Phase), um sich dann durch Heben des Gewichts isotonisch oder meistens auxotonisch zu verkürzen.	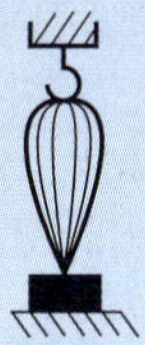	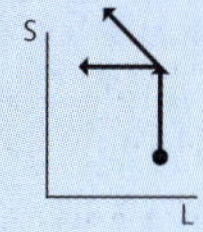
Anschlagskontraktion Ein frei am Muskel hängendes Gewicht wird durch Verkürzung zuerst gehoben (isotonisch), dann durch Anschlag (Arretierung) festgehalten. Jetzt kann nur noch die Spannung erhöht werden (isometrisch), z. B. beim Aufprall gegen eine Wand.	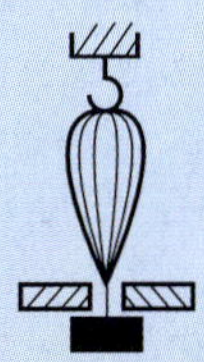	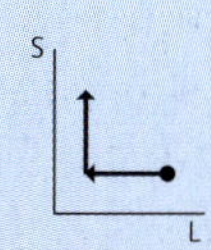

Auf welche Weise sich die Muskeln auch zusammenziehen mögen – es ist erwiesen, dass sich ein sehr schnell antrainierter Kraftzuwachs weniger lang aufrechterhält (beispielsweise durch mehr oder weniger unfreiwillige Pausen) als ein langsam gewachsener Kräfteaufbau. (Quelle: DeMarées, Sportphysiologie – Medizin von heute. 1981.)

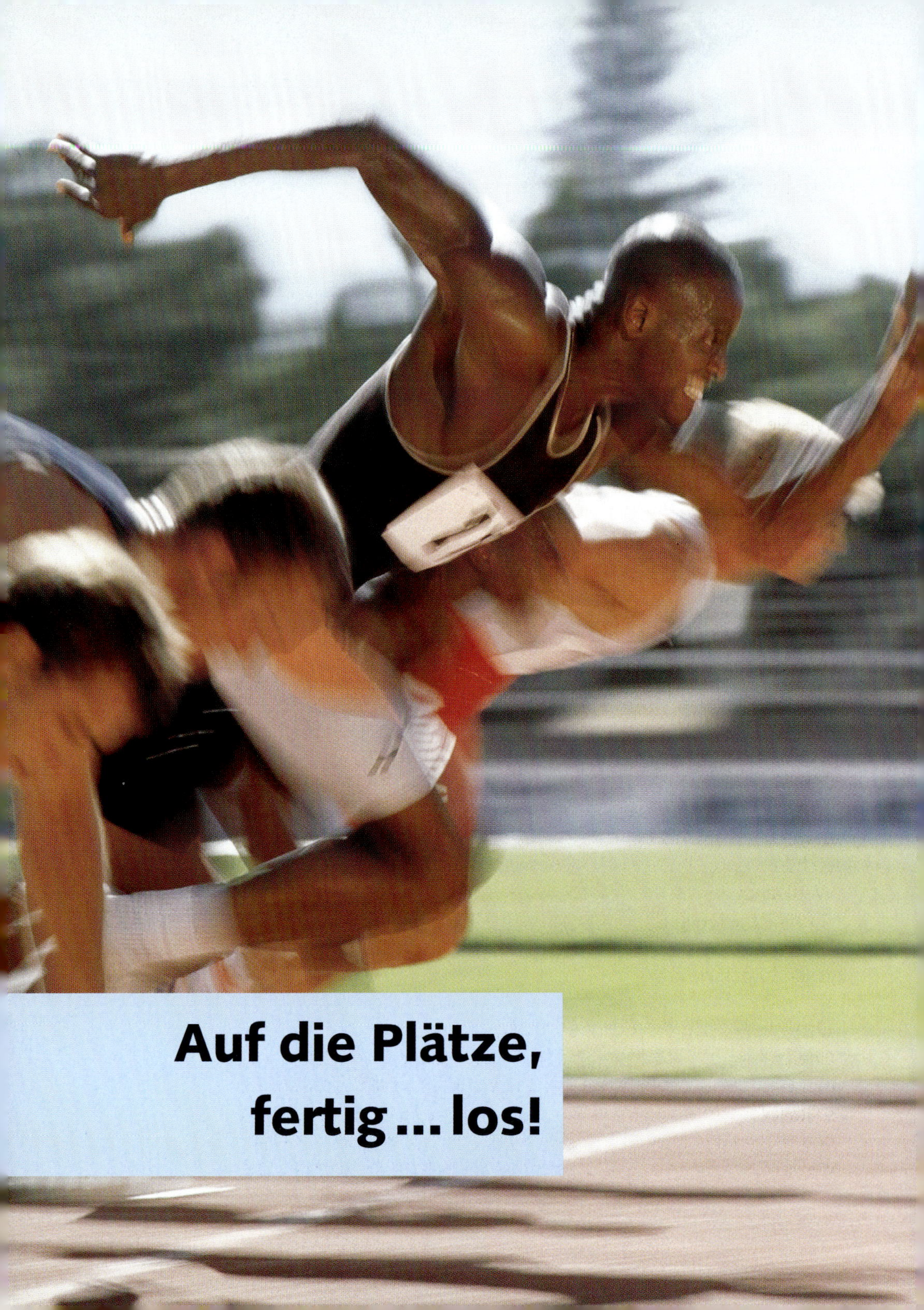

Auf die Plätze, fertig … los!

So testen Sie Ihre Belastungsfähigkeit

Bevor es an das Erstellen von Trainingsprogrammen geht, sollten Sie zunächst feststellen, mit welcher Belastungsform und mit welcher Intensität Sie mit dem Training beginnen sollten.
Wie Sie den vorausgegangenen Informationen entnommen haben, wirkt sich Ausdauertraining anders auf Fitness und Gesundheit aus als Krafttraining. Hinzu kommt: Krafttraining ist nicht gleich Krafttraining. Personen mit erhöhtem Blutdruck ist z. B. von intensivem Krafttraining eher abzuraten, Ausdauertraining jedoch gerade aus therapeutischer Sicht dringend zu empfehlen.

Bei einer sportmedizinischen Untersuchung erfahren Sie jede Menge über Ihren Körper, Ihre Schwächen und Stärken. Die persönliche Situation fließt genauso mit ein wie Beweglichkeit und Stoffwechselverhalten. Mit dem daraus ermittelten Leistungsprofil lässt sich ein individuell abgestimmtes Trainingsprogramm erstellen.

Sportmedizinische Diagnostik

Daher ist für jeden Sporttreibenden, vor allem aber für Neueinsteiger die Durchführung einer sportärztlichen Untersuchung dringend anzuraten, bei bereits bestehendem Zweifel hinsichtlich des Gesundheitszustands ist sie sogar unbedingt erforderlich.
Die Durchführung einer Leistungsdiagnostik empfiehlt sich zu Beginn der Saison bzw. des Trainings, vor Trainingslagern zur Erstellung von Bewegungsplänen oder im Anschluss zur Erfolgskontrolle, etwa vier bis sechs Wochen vor Saisonhöhepunkt zur Feinabstimmung oder für Wettkampfvorgaben.
Auch für Breitensportler empfiehlt sich wenigstens einmal pro Jahr eine Leistungsdiagnostik, für den therapeutischen Bereich jeweils nach ärztlicher Absprache.

Das persönliche Fitnessprofil

Eine umfassende sportmedizinische Untersuchung beurteilt nicht nur den Gesundheitszustand bzw. mögliche gesundheitliche Risiken. Sie sollte insbesondere auch ein Fitnessprofil hinsichtlich der körperlichen und muskulären Voraussetzungen, der Leistungsfähigkeit, Kraft, Beweglichkeit, Reaktionen bei zunehmender Belastungsintensität und des Stoffwechselverhaltens zum Ziel haben. Zudem sollte der Sportmediziner den momentanen psychosozialen Zustand – also die gesamte Lebenssituation – sowie sportliche Interessen in das Erstellen individueller Bewegungsprogramme mit einfließen lassen. Es leuchtet ein, dass das Trainingsprogramm eines Geschäftsmannes, der ständig unterwegs ist, schon aufgrund der Durchführung anders aussehen muss als das Trainingsprogramm einer Hausfrau oder eines Schichtarbeiters. Der beste Bewegungsplan kann nicht funktionieren, wenn Sie nicht genügend »Luft« haben, ihn auch einzuhalten.

Auch wenn Sie keine Pokale gewinnen oder zur Sportlerin des Jahres gekürt werden wollen, lohnt sich die sportmedizinische Diagnostik: Denn dadurch können Sie sicher sein, dass Sie für Ihre Gesundheit das Bestmögliche tun.

Mehr Sport ja – aber nicht mehr Stress

Das Training darf nicht zum zusätzlichen Stressfaktor werden. Es soll vielmehr zunächst der Entspannung und Regeneration dienen. Andernfalls laufen Sie Gefahr, Ihre Gesundheit zu gefährden und sogar ein so genanntes Übertrainingssyndrom zu entwickeln (siehe Seite 187ff.). Besonders Einsteiger neigen nämlich zur Selbstüberschätzung. Und bereits Stressgeschädigte merken viel zu spät, dass ihr Tagesplan mit den zusätzlichen Trainingseinheiten zwar zeitlich machbar ist, auf Dauer aber mehr schadet als nützt.

Erst auf der Grundlage eines detaillierten Check-ups von Gesundheits- und Fitnesszustand aus sportmedizinischer Sicht lässt sich ein wirklich individuelles Bewegungsprogramm erstellen. Und nur dann lassen sich die positiven Effekte auf die Gesundheit und das Leistungsvermögen auch garantieren – Einhaltung vorausgesetzt.

So misst man die wichtigsten Fitnessdaten

Um Ihnen auch für den Freizeitsport wirklich maßgeschneiderte Trainingsempfehlungen geben zu können, benötigt der Sportmediziner natürlich bestimmte Messgrößen, die sich im Rahmen der Trainingssteuerung im Leistungssport über viele Jahre bewährt haben.

Um die Trainingsintensität festzulegen, kommt der Pulskontrolle eine wesentliche Bedeutung zu. Mit Hilfe von Stufentests auf Rad, Laufband oder Ruderergometer bei gleichzeitiger EKG-Registrierung kann der Arzt eine Aussage über das Herz-Kreislauf-Vermögen und die Leistungsfähigkeit machen. Zur Ermittlung individueller Pulsvorgaben für bestimmte Trainingsbereiche bedient er sich der Spiroergometrie oder des Laktatstufentests.

Die Spiroergometrie

Bei der Spiroergometrie wird die maximale Menge an Sauerstoff (VO_2max) gemessen, die bei schwerer körperlicher Arbeit aufgenommen werden kann. Dies hängt nicht nur von der äußeren Atmung ab, sondern auch vom Herzzeitvolumen, dem Sauerstofftransport im Blut, der belastungsgerechten Verteilung der Blutmenge und der Sauerstoffaufnahme der Arbeitsmuskulatur.

Bei der Spiroergometrie handelt es sich um ein aufwändiges und teures Untersuchungsverfahren. Das Tragen einer eng anliegenden Atemmaske wird von vielen Sportlern als unangenehm empfunden – vor allem bei höheren Intensitätsbereichen, die zur Ermittlung von individuellen maximalen Atemfunktionswerten erreicht werden sollten.

Nur unter hoher Belastung feststellbar

Besonders das gesteigerte Herzzeitvolumen und die Stoffwechselveränderungen innerhalb der Muskulatur tragen zu einer höheren maximalen Sauerstoffaufnahme beim Ausdauertrainierten bei.

Die anaerobe Schwelle wird über das Verhältnis der Kohlendioxidabgabe zur Sauerstoffaufnahme und den im Schwellenbereich überproportionalen Anstieg des Atemminutenvolumens unter stufenweise zunehmender Belastung bestimmt. Für den Hochleistungssportler interessant ist die Ermittlung der individuellen VO_2max.

Je höher die Leistung an der Schwelle in Bezug auf die Leistung bei VO_2max ist, desto besser wird die VO_2max genutzt. Untrainierte benötigen bei Belastungen über 60 Prozent der VO_2max bereits den anaeroben Stoffwechsel, während Marathonläufer die aerobe Energiebereitstellung bis etwa 90 bis 95 Prozent ihrer ohnehin sehr hohen VO_2max ausnutzen können.

Die Spiroergometrie spielt zur Beurteilung der Ausdauerleistungsfähigkeit und des Säure-Basen-Haushalts bei einigen Erkrankungen eine wichtige Rolle. Trainingsempfehlungen lassen sich allerdings nur sehr allgemein ableiten und dienen eher therapeutischen Zwecken. Zur Ermittlung exakter Trainingsvorgaben für verschiedene Intensitätsbereiche ist dieses Untersuchungsverfahren daher weniger geeignet.

Der Laktatstufentest

Mit dem so genannten Laktatstufentest lassen sich individuelle Leistungsbereiche besonders exakt bestimmen. Während ein Sportler stufenweise bis zu seiner Leistungsgrenze auf einem Laufband läuft, auf einem Fahrradergometer in die Pedale tritt oder sein Schwimmtempo über eine vorgegebene Distanz stufenweise erhöht, wird gleichzeitig seine Herzfrequenz gemessen. Zusätzlich wird jeweils im Abstand von drei Minuten aus dem Ohrläppchen etwas Blut zur Bestimmung des Laktatspiegels abgenommen. Anhand des Anstiegs bzw. des Laktat- und Pulskurvenverlaufs kann der Sportmediziner anschließend eine Aussage über das Leistungsvermögen in den jeweiligen Stoffwechselbereichen machen.

Achtung: Anhand von Pulsformeln ermittelte Trainingsvorgaben weichen oft erheblich von den Ergebnissen des Laktatstufentests ab.

Die Schwelle von aerob zu anaerob

Im Grundlagenausdauerbereich beziehen die Muskeln ihre Energie vorwiegend über den Fettstoffwechsel, für den sehr viel Sauerstoff zur Verfügung stehen muss. Hierbei wird kein Laktat gebildet. Im intensiven Ausdauerbereich wird zur Deckung des erhöhten Energiebedarfs zusätzlich der aerobe Kohlenhydratstoffwechsel mit einbezogen. Wird die Intensität noch weiter erhöht, erfolgt die schnellste Form der Energiefreisetzung über den anaeroben Kohlenhydratstoffwechsel. Hierbei entsteht dann als Abfallprodukt Laktat (Milchsäure). Die Konzentration steigt bis zur Ausbelastung exponentiell an. Der im Laktatstufentest ermittelte Übergangsbereich von aerob zu anaerob – die individuell anaerobe Schwelle (IAS) – ist die wichtigste Messgröße hinsichtlich der Pulsvorgaben für Trainingsprogramme.

Eine Abweichung von nur fünf Pulsschlägen pro Minute kann darüber entscheiden, ob Sie Ihr Trainingsziel erreichen. Die exakte Ermittlung der IAS (Dauerleistungsgrenze) dient als Grundlage für die individuellen Pulsvorgaben im aeroben Bereich.

Nicht stur das Programm durchziehen

Man unterscheidet verschiedene Trainingsbereiche, die unterhalb, an oder oberhalb der Schwelle liegen. Auch für diese erhalten Sie vom Sportarzt Ihre individuellen Pulsvorgaben. Erst dann ist es sinnvoll, ein von Experten auf dieser Basis erarbeitetes Trainingsprogramm zu erproben. Dabei sollten Sie allerdings keinesfalls nur stur nach dem vorgegebenen Trainingsinhalt trainieren. Falls Sie sich z. B. an einem Tag nicht nach intensivem Training fühlen, schieben Sie einfach eine regenerative Belastung ein. Diese Trainingsprogramme sind zwar wohl durchdacht, Ihre persönliche Tagesform findet dabei aber natürlich keine Berücksichtigung. Eigene Erfahrungen aus der Praxis haben gezeigt, dass solche Programme für erfahrene Sportler eine zusätzliche Hilfe sein können, der unerfahrene Sportler dagegen gutgläubig und gewissenhaft vor sich hin trainiert, ohne zu merken, ob das Training für ihn nun gut oder weniger geeignet ist.

Und so werden die wichtigsten Trainingsbereiche definiert

- Regenerationstraining:
HFmax unter 65 Prozent; vorwiegend Fettstoffwechsel; bei Ausdauersportlern Laktat häufig weniger als 1,5, bei Allroundsportlern kleiner als 2,0 mmol/l
- Lockeres Grundlagenausdauertraining:
65 bis 75 Prozent der HFmax; vorwiegend Fettstoffwechsel; Laktat bei Ausdauersportlern unter 2,0 mmol/l
- Intensives Grundlagenausdauertraining:
70 bis 80 Prozent der HFmax; vorwiegend aerober Kohlenhydratstoffwechsel; Laktat differiert je nach Muskelfaserstruktur zwischen 2,0 und 3,0 mmol/l
- Schwellentraining:
etwa 85 Prozent HFmax (gut trainiert); aerob/anaerobe Energiegewinnung; Schwellenlaktat umso niedriger, je mehr ST-Fasern vorhanden (z. B. Extremmarathonläufer: 2,2 mmol/l; Kraftsportler hingegen: mehr als 4,0 mmol/l)
- Stehvermögen:
mehr als 90 Prozent der HFmax; prinzipiell oberhalb der Schwelle im anaeroben Bereich; beim Ausdauerathleten Laktat z. B. mehr als 4,5 mmol/l, beim Sprinter mehr als 6,0 mmol/l

(HFmax = maximale Herzfrequenz;
mmol/l = Millimol pro Liter Kapillarblut)

Als Einsteiger sollten Sie die Prozentangaben in Bezug auf die maximale Herzfrequenz (HFmax) eher niedriger ansetzen (fünf bis zehn Prozent), um garantiert im aeroben Bereich zu trainieren.

Viele weitere Faktoren zählen

Wie Sie aus dem Kasten oben ersehen, variieren gerade die Laktatwerte erheblich je nach Muskelfasertyp und Trainingszustand. Die Pulsfrequenzvorgaben ermittelt man aber gerade anhand des Laktatkurvenverlaufs. Die auf den Maximalpuls ermittelten Prozentangaben sind dagegen lediglich Erfahrungs- bzw. Durchschnittswerte.
Je später der Laktatanstieg einsetzt, desto besser ist die Ausdauerleistungsfähigkeit. Ein Schnellkraftsportler verlässt den aeroben Bereich bereits früher und »arbeitet« mit wesentlich höheren Laktatwerten als

ein Ausdauersportler. Fehlinterpretationen sind besonders bei Hobbysportlern leicht möglich, werden die körperlichen Voraussetzungen in die Auswertung nicht mit einbezogen. Die Bemessung von Trainingsempfehlungen an festen »Laktatschwellen« gilt heute als überholt.

Eher etwas tiefer stapeln

Falls Sie nach einem Trainingsplan mit Prozentangaben in Bezug auf die maximale Herzfrequenz (HFmax) für die einzelnen Trainingsbereiche arbeiten und Sie Ihren Schwellenwert nicht kennen, dann sollten Sie unbedingt Folgendes dabei berücksichtigen: Setzen Sie die Prozentangaben tiefer an, falls Sie noch nicht gut trainiert sind, also z. B. statt 85 nur 75 Prozent der HFmax.

Besonders bei Trainingsvorgaben für Marathonläufe wird allzu oft ein bereits gutes aerobes Leistungsvermögen vorausgesetzt bzw. die Erfahrungswerte sind nach Spitzenathleten ausgerichtet, die auch bei höheren Belastungsintensitäten aufgrund ihrer Muskelfaserstruktur und des Trainingszustands kaum zur Übersäuerung neigen. Trainieren Sie nun nach diesen Vorgaben und verfügen zudem noch nicht über die Fähigkeit, die Übersäuerung – wie der Langstreckler – frühzeitig wahrzunehmen, dann überfordern Sie Ihren Körper! Eine zu geringe Belastungsintensität schadet in keinem Fall. Ganz im Gegenteil: Sie verbessern sich besonders als Einsteiger.

Mit einer zu hohen Trainingsintensität erreichen Sie gar nichts außer einem gewaltigen Muskelkater – wenn das Fundament, sprich: die Grundlagenausdauer, fehlt. Ihrer Gesundheit tun Sie damit gewiss keinen Gefallen.

Was der Sportarzt feststellen kann

Der Sportmediziner erhält bei der Testauswertung wichtige Hinweise auf den Trainingszustand des Sportlers. Er erkennt dabei Stärken und Schwächen, so auch nach einer krankheitsbedingten Pause.

- Wie erfolgt der optimale Trainingseinstieg?
- Wie gut ist die Grundlagenausdauer entwickelt?
- Kann bereits im intensiven Ausdauerbereich trainiert werden?
- Reicht das Stehvermögen für den Endspurt oder Berganstieg aus?
- Hat das bisherige Training den Erwartungen entsprochen?
- Wie schnell ist die Regeneration?

Entsprechend den Ergebnissen sind die weiteren Trainingsempfehlungen. Die den Laktatwerten zugeordneten Pulswerte dienen somit der gezielten Steuerung des Trainings zur Einhaltung der empfohlenen Trainingsbereiche.

Laktatstufentest – wann und für wen

- Für Neueinsteiger und Wiedereinsteiger: zum optimalen Trainingsaufbau und zur Vermeidung vor Selbstüberschätzung
- Für therapeutische Zwecke: aus gesundheitlichen Gründen darf die Trainingsdosierung nicht dem Zufall überlassen bleiben
- Für gesundheitsorientierte Sportler, z. B. im Rahmen der Gewichtsreduktion oder für präventive Zwecke
- Für leistungsorientierte Freizeitsportler: zum Schutz vor Übertraining sowie zur Steigerung der Trainingseffektivität für Sportler mit wenig Freizeit
- Für jeden Leistungssportler: als Trainings- und Erfolgskontrolle, Pulsvorgabenermittlung für den Wettkampf, um sich das Rennen optimal einteilen zu können, speziell Marathon, Triathlon, Extremtouren

Pulsuhren sind ein praktisches Utensil (und willkommenes Geschenk!) für Freizeitsportler. Bei Nichteinhalten der vorgegebenen Werte ertönt ein Warnsignal.

Die Pulskontrolle

Zur Pulskontrolle haben sich Pulsmessgeräte in Form von Brustgurten, Ohrclips und Handgriffmessungen als gute Hilfsinstrumente erwiesen. Natürlich ist es auch möglich, den Puls selbst – am besten an der Halsschlagader – zu tasten und über 15 Sekunden zu zählen. Den Wert multipliziert man dann mit vier und ermittelt so die Pulsfrequenz pro Minute. Mit dieser Messmethode kann man allerdings nicht ständig den Puls ermitteln, denn zum Pulszählen muss man schon eine Belastungspause einlegen. Ein Verzählen um nur zwei Schläge bedeutet immerhin eine Abweichung von acht Schlägen pro Minute.
Deshalb sind Pulsmessgeräte zum Einhalten bestimmter Schwellenwerte sehr sinnvoll. Besonders genau sind im Gegensatz zu eingebauten Pulsmessvorrichtungen an Trainingsgeräten – deren Messgenauigkeit durch Schweiß, Bewegung oder technische Mängel eingeschränkt sein kann – so genannte Pulsuhren. Hier lassen sich ermittelte Ober- und Untergrenzen einstellen.

Diese Faktoren bestimmen die Pulsfrequenz

- Lebensalter
- Klima
- Trainingszustand
- Gesundheitszustand (z. B. Erhöhung bei Schilddrüsenüberfunktion oder Eisenmangel)
- Medikamenteneinnahme (z. B. Beta-Blocker)
- Sportart: Der beim Radfahren ermittelte Pulswert (bei z. B. 60 Prozent der maximalen Sauerstoffaufnahme) entspricht nicht dem Pulswert bei Laufbelastungen (wo er etwa 8 bis 10 Schläge/min über dem Radfahrwert liegt)

Pulsformeln – ungenau, aber besser als nichts

Auch ohne einen bestimmten Stufentest ist es möglich, unter Zugrundelegung verschiedener Werte die Belastungsintensität selbst zu ermitteln. Allerdings ist diese Ermittlung wesentlich ungenauer. Die allgemeine – und ungenaueste – Variante für die Pulsvorgabe beim gesundheitsorientierten Training ist die folgende: 180 minus Lebensalter. Danach dürfte die Herzfrequenz bei einem 40-Jährigen 140 Schläge pro Minute nicht übersteigen, bei einem 60-Jährigen 120 Schläge pro Minute usw.

Achtung: Bei der Ermittlung des Maximalpulses über eine Formel ist eine individuelle Streubreite von zehn Prozent nach oben und unten einzukalkulieren. Dies wirkt sich natürlich auf die Pulsberechnungen in Abhängigkeit vom Maximalpuls ebenfalls aus.

Eine weitere Möglichkeit ist die folgende Formel: 220 minus Lebensalter minus 30 Prozent. Bei einem 40-Jährigen ergibt sich demnach ein Wert von 126. Danach dürfte der 40-Jährige mit einer Intensität von 70 Prozent (deshalb wurden die 30 Prozent abgezogen) beim Training 126 Schläge pro Minute nicht überschreiten.

Für Variante Nummer drei benötigen Sie außerdem noch Ihren Ruhepuls (RHF). Das ist jene Pulsfrequenz, die Sie nach dem Aufwachen noch vor dem Aufstehen messen. Die maximale Herzfrequenz (HFmax), die Sie für die Rechnung ebenfalls brauchen, kennen Sie bereits: 220 minus Lebensalter. Die Formel lautet nun: Trainingsherzfrequenz = RHF + (HFmax – RHF) x 0,7.

Das sieht zunächst schwieriger aus, als es ist. Ein 40-Jähriger, dem man beispielsweise eine Ruheherzfrequenz von 60 Schlägen pro Minute unterstellen kann, kommt mit dieser Formel auf einen Wert von 144 Schlägen pro Minute.

Welche Formel eignet sich am besten?

Varianten Nummer eins und zwei beziehen als einzige Variable das Lebensalter mit ein. Sie sind somit die ungenauesten Lösungen. Bei Variante drei kommt zwar immerhin der Ruhepuls dazu, Sie erhalten aber ein Ergebnis, das 18 Schläge über Variante zwei liegt.

Da ansonsten keinerlei gesundheitliche Parameter einbezogen werden, sollten Sie einen Wert als Trainingsfrequenz wählen, der zwischen Pulsformel Nummer zwei und drei liegt – also etwa 136 Schläge pro Minute. Dies gilt natürlich nur für das beispielhaft durchgerechnete Lebensalter von 40 Jahren. Ansonsten berechnen Sie Ihren Wert nach beiden Formeln und bilden den Durchschnitt. Speziell Neueinsteiger sollten sich jedoch eher am niedrigeren Wert orientieren.

Gleichzeitig sollten Sie sich aber vor Augen halten, dass diese Rechnung wirklich nur ein Kompromiss ist. Die durch Leistungsdiagnostik ermittelten – tatsächlich optimalen – Werte können deutlich abweichen. Mit anderen Worten: Ohne Leistungsdiagnostik erzielen Sie nicht die bestmöglichen Trainingsresultate oder riskieren im schlechtesten Fall gesundheitliche Schäden.

Kontrollieren Sie Ihr Pulsverhalten bei einem gewohnten Berganstieg und unmittelbar danach: Auch hier beobachten Sie bei verbessertem aeroben Leistungsvermögen einen niedrigeren Pulsanstieg am Berg und einen schnelleren Pulsabfall in der Ebene als in der Zeit, bevor Sie sportlich aktiv wurden.

Wie sich Sport auf den Puls auswirkt

Sinkende Frequenz beweist Trainingserfolg

Wenn wir vorwiegend aerob trainieren, also unser Ausdauervermögen verbessern, dann sinkt die Herzfrequenz bei einer vorgegebenen Belastungsintensität immer weiter ab, es kommt zu einer Trainingsanpassung. Der Erfolg des Trainings ist an der Abnahme der Pulsfrequenz bei gleicher Belastungsintensität zu erkennen. Und je schneller der Puls nach der Belastung wieder abfällt, desto besser ist Ihr regeneratives Vermögen – ebenfalls ein Maß für den Trainingserfolg.

Ein niedriger Pulswert unmittelbar nach einer intensiven Belastung darf jedoch nicht mit Fettstoffwechseltraining gleichgesetzt werden, nur weil der Puls diesem Bereich entspricht. Die Laktatwerte sind nach wie vor erhöht und müssen verstoffwechselt werden. Eine aktive Regeneration im Anschluss an eine intensive Belastung beschleunigt allerdings die Regenerationsphase durch eine verbesserte Durchblutung der Muskulatur erheblich und wirkt sich damit auch beschleunigend auf die regenerativen Stoffwechselvorgänge aus.

Bei diesem Hobbysportler, der dreimal pro Woche über 60 Minuten seine Grundlagenausdauer mittels individueller Pulsvorgaben nach Laktatstufentest trainiert hat, stellte sich nach drei Monaten eine deutliche Verbesserung des Gesamtleistungsvermögens ein.

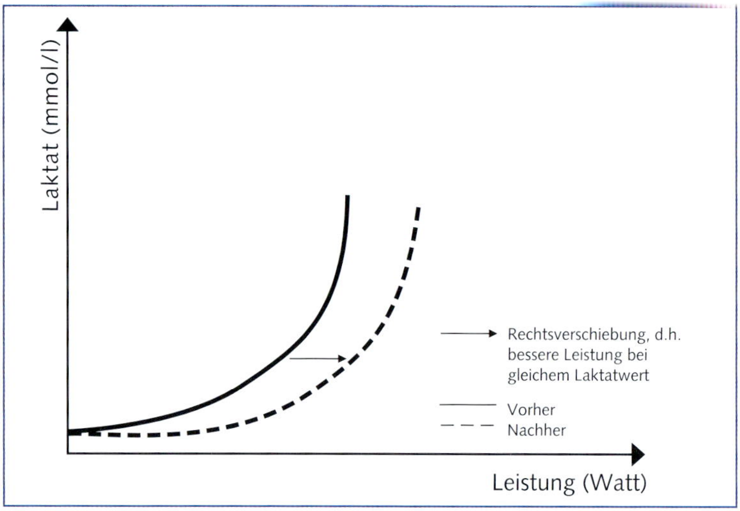

Kritisch – die Frequenz bleibt hoch

Verhält sich die Pulsfrequenz entgegengesetzt, d. h., der Puls fällt eher langsamer ab als früher, dann bahnt sich womöglich ein Übertraining an. Hier sollte unbedingt eine sportmedizinische Untersuchung erfolgen. Unerklärliche Pulsveränderungen sind auf jeden Fall ernst zu nehmen. Als Ursache kommen nämlich auch Erkrankungen oder ein Eisenmangel (vor allem bei Vegetariern) infrage. Näheres zur Ernährung siehe ab Seite 206.

Verdrängen Sie niemals Meldungen Ihres Körpers wie Schmerz, Unwohlsein, Lustlosigkeit oder Mangel an Motivation. Prinzipiell gilt: Sie sollten sich auf das Training freuen und sich nach der Belastung gut fühlen.

Den Belastungsgrad genau dosieren

Wenn wir nach etwa zehn Wochen aerobem Training die ermittelten Pulswerte erneut in die Formel eintragen, erkennen wir, dass die gleiche Leistung wie vor Aufnahme des Trainings nun mit einer geringeren Belastungsintensität erfolgt. Folglich hat sich das aerobe Leistungsvermögen verbessert. Wollen wir dieselbe Trainingsintensität wie früher erreichen, müssen wir nun die Belastungsintensität etwas erhöhen.
Umgekehrt muss man die Belastungsintensität nach Trainingspausen – bedingt durch Krankheit, Verletzungen oder andere Gründe – im Vergleich zur Intensität vor der Pause deutlich reduzieren. Denn in diesem Fall muss für die gleiche Belastung wie früher eine höhere Herzfrequenz aufgebracht werden.

Die Herzfrequenz unter Belastung ist daher eine wichtige Größe zur Steuerung der Trainingsintensität. Spätestens nach einem halben Jahr sollte zur Neueinstellung und als Erfolgskontrolle erneut eine Leistungsdiagnostik unter standardisierten Bedingungen erfolgen.

Tests während des Trainings

Möglichst wettkampfnah

Für Trainingskontrollen haben sich im Hochleistungssport so genannte Feldtests sehr bewährt. Hierbei bestimmt meist der Trainer die Vorgaben, wie z. B. Laufstrecke und Zeitlimit. Ihn interessiert dabei, wie hoch die Belastungsintensität ist. Er kann daraus Rückschlüsse ziehen, inwiefern sich die Teststrecke zur Durchführung bestimmter Trainingsinhalte eignet. Andererseits kann er das aktuelle Leistungsvermögen seines Athleten testen, z. B. das Stehvermögen bei entsprechend hohen Belastungsintensitäten im anaeroben Bereich.

Im Gegensatz zum Laktattest in der sportmedizinischen Praxis sind die äußeren Bedingungen beim Feldtest nicht standardisiert. So können Kälte, Wetter, Regen oder Gegenwind die Testergebnisse von Feldtests unter freiem Himmel beeinflussen. Von Vorteil ist beim Feldtest die sportartspezifische Belastungsform, ob im Wasser, im Freien, im Wald oder auf der Bahn, ob am Ring oder auf der Skipiste. Feldtests können beim täglichen Training genauso wie bei Wettkämpfen durchgeführt werden, z. B. eine Laktatbestimmung direkt im Anschluss an den Wettkampf. So erhält man Informationen über die tatsächliche Stoffwechselsituation selbst unter Wettkampfbedingungen.

Feldtests unterscheiden sich von Laktatstufentests dadurch, dass sie z.B. auch unter Bedingungen gemacht werden können, die denjenigen im Wettkampf sehr nahe kommen. Das absolute Stehvermögen eines Sportlers kann durch Feldtests besser beurteilt werden.

Standardisierte Methoden zusätzlich notwendig

Diese Erkenntnisse sind zur Gestaltung von wettkampfnahen Trainingsbelastungen sehr hilfreich. Zur Beurteilung von einzelnen Messergebnissen benötigt man aber zugleich die Ergebnisse der standardisierten Leistungsdiagnostik. Die Messergebnisse wie Puls und Laktat können dann in die entsprechenden Kurven eingetragen und so interpretiert werden. Je mehr Daten über einen Sportler vorhanden sind, desto exakter kann der Sportmediziner natürlich Rückschlüsse über seine Leistungsentwicklung ziehen. Dies ist auch für die saisonale Trainingsplanung sehr entscheidend.

Das subjektive Belastungsempfinden

Hierbei wird das subjektive Empfinden der Belastungsintensität ermittelt. Im Leistungssport haben sich Selbsteinschätzungsskalen bewährt. Je ausgeprägter die Körperwahrnehmung und damit die Selbsteinschätzung ist, desto verlässlicher ist logischerweise die Aussage. Nun spürt aber ein Langstreckler wesentlich früher als etwa ein Sprinter oder Fußballer bereits leichte Laktatanstiege – bedingt durch die unterschiedliche Muskelfaserstruktur. Zum anderen haben vor allem Einsteiger, die womöglich noch nie regelmäßig trainiert haben, extreme Probleme mit der Selbsteinschätzung. Nach meiner Erfahrung neigen besonders Freizeitjogger, die in der Jugend Ballsport betrieben haben oder auch im Erwachsenenalter noch betreiben, häufig zur Selbstüberschätzung. Die einsetzende Übersäuerung wird von ihnen viel zu spät bemerkt. Dies sollte beispielsweise bei der Gruppeneinteilung von Lauftreffs mehr Berücksichtigung finden.

Die Gefahr der Selbstüberschätzung ist bei Freizeitsportlern relativ groß. Prinzipiell gilt die Faustregel, dass Sie sich während Ihres Trainings noch unterhalten können sollten. Zur vagen Einschätzung der Leistungsintensität während eines Lauftrainings ist auch der Sechs-Schritte-Rhythmus gut geeignet.

Atmung als Kontrollinstanz

Wahrscheinlich kennen auch Sie die altbewährte Regel: Wer sich unter Belastung noch mit dem Trainingspartner unterhalten kann, ist nicht überlastet. Tatsächlich ist dies eine gute Empfehlung im Hinblick auf die Dosierung im Gesundheitssport. Dem Körper steht für eine Unterhaltung noch ausreichend Sauerstoff zur Verfügung, eine Sauerstoffschuld besteht also nicht. Sie trainieren mit dieser Faustformel meist, aber nicht immer im gewünschten aeroben Bereich.

Der Sechs-Schritte-Rhythmus

Neben dieser Regel gibt es aber noch weitere Möglichkeiten, die richtige Belastungsintensität für den Ausdauerbereich über die Atmung zu überprüfen. So lässt sich die Atemfrequenz bei Laufbelastungen auch anhand des Atem-Schritt-Rhythmus steuern. Unter Ausdauerbelastung sollte eine komplette Atmung beim Anfänger über sechs Schritte möglich sein: Dabei atmet man über drei Schritte ein und über drei Schritte aus. Bei Steigerung der Intensität ist dies nicht mehr möglich.

Keinesfalls sollte man sich aber ständig auf diesen Atemrhythmus konzentrieren oder gar versteifen. Es ist lediglich eine Möglichkeit, über eine kurze Zeitspanne von z. B. zwei Minuten die Trainingsintensität zwischendurch zu überprüfen.

Nur durch die Nase einatmen

Für den Gesundheitssport wird immer wieder die Nasenatmung zur Trainingssteuerung empfohlen. Bei geringer Trainingsintensität ist es möglich, nur durch die Nase einzuatmen und über den Mund auszuatmen. Falls die Nasenatmung akut oder chronisch behindert ist, kann dies natürlich nicht funktionieren.

Weitere Testverfahren

Der Cooper-Test

Der Nachteil dieses Testverfahrens liegt in der Ausführung. Sie müssen sich nämlich maximal ausbelasten. Deshalb darf der Test nur von nachgewiesenermaßen Gesunden durchgeführt werden.
Wichtig ist dabei: Er empfiehlt sich nicht für Einsteiger. Zudem ist die maximale Leistungsfähigkeit sehr tagesformabhängig, wobei nicht nur die körperliche Verfassung, sondern auch die Motivation eine große Rolle spielt. Dementsprechend unterschiedlich fallen die Messergebnisse aus. Die Verlässlichkeit und Aussagefähigkeit dieses Testverfahrens ist also nicht sehr groß.

Beim Cooper-Test versuchen Sie, in zwölf Minuten möglichst weit zu laufen. In der Tabelle finden Sie Durchschnittswerte zum Vergleich. Für 20- bis 40-jährige Männer ist in der Tabelle außerdem die ungefähre maximale Sauerstoffaufnahme (in ml O_2/kg x min) angegeben.

Auswertung Cooper-Test

20 bis 40 Jahre Männer	20 bis 40 Jahre Frauen	40 bis 50 Jahre Männer	40 bis 50 Jahre Frauen	50 bis 60 Jahre Männer	50 bis 60 Jahre Frauen	Bewertung
>3200 m *>57*	>2800 m	>3000 m	>2600 m	>2800 m	>2400 m	Ausgezeichnet
2900 – 3200 m *52–57*	2500 – 2800 m	2700 – 3000 m	2300 – 2600 m	2500 – 2800 m	2100 – 2400 m	Sehr gut
2600 – 2900 m *47–52*	2200 – 2500 m	2400 – 2700 m	2000 – 2300 m	2200 – 2500 m	1800 – 2100 m	Gut
2300 – 2600 m *42–47*	1900 – 2200 m	2100 – 2400 m	1700 – 2000 m	1900 – 2200 m	1500 – 1800 m	Mittel
<2300 m *<42*	<1900 m	<2100 m	<1700 m	<1900 m	<1500 m	Nicht so toll!

Durchführung des Tests

Sie laufen – am besten im Stadion auf einer 400-Meter-Bahn – zwölf Minuten lang so schnell Sie können. Die erreichte Strecke gibt dann Auskunft über den Stand Ihrer Leistungsfähigkeit. Die Auswertung können Sie anhand der Tabelle auf Seite 53 vornehmen.

Der Conconi-Test

Der Test beruht darauf, dass die Herzfrequenz mit zunehmender Belastung zunächst linear ansteigt, der Kurvenverlauf aber ab einem gewissen Intensitätsgrad abflacht. Dieser Punkt des abgeschwächten Pulsanstiegs wird dann mit der Laktatschwelle gleichgesetzt. Die Ergebnisse dieses Testverfahrens konnten allerdings bei Nachuntersuchungen nicht in allen Punkten bestätigt werden.

Auch der Conconi-Test erfordert es, dass der Sportler gesund ist, da er sich maximal ausbelasten muss. Mit anderen Worten: Bevor Sie den Test durchführen, müssen Sie unbedingt einen medizinischen Check-up mit Belastungs-EKG machen lassen.

Der so genannte Knick in der Kurve des Conconi-Tests, der die Grundlage für die Testauswertung darstellt, ist häufig nicht eindeutig oder gar nicht erkennbar. Eine Interpretation ist in diesen Fällen nicht möglich.

Durchführung des Tests

Sie laufen auf einer Bahn im Stadion sechs oder neun Runden. Dabei steigern Sie alle 200 Meter Ihre Geschwindigkeit und messen jeweils die Zeit für die gerade gelaufenen 200 Meter sowie die zu dem Zeitpunkt aktuelle Herzfrequenz (Pulsmessgerät). Es empfiehlt sich, den Test mit einem Helfer zu machen, dem Sie jeweils Zeit und Herzfrequenz zurufen. Anschließend werden auf Millimeterpapier Herzfrequenz (auf der waagrechten x-Achse) und Geschwindigkeit (auf der senkrechten y-Achse) eingetragen (siehe Abbildung auf Seite 55). Die Geschwindigkeit errechnen Sie nach der Formel:

Geschwindigkeit = 720 : jeweils auf 200 Meter gelaufene Zeit

Die Auswertung

Jener Punkt, an dem sich die Kurve abflacht – in diesem Beispiel bei einer Herzfrequenz von etwa 176 Schlägen pro Minute – ist nach Conconi der Schwellenpunkt, wo der anaerobe Stoffwechsel beginnt. Es empfiehlt sich, den Test nach etwa zwei Monaten zu wiederholen. Hat sich der Knick nach rechts verschoben, ist die Ausdauerleistung verbessert. Ist er nach links verschoben, so hat sie sich verschlechtert.

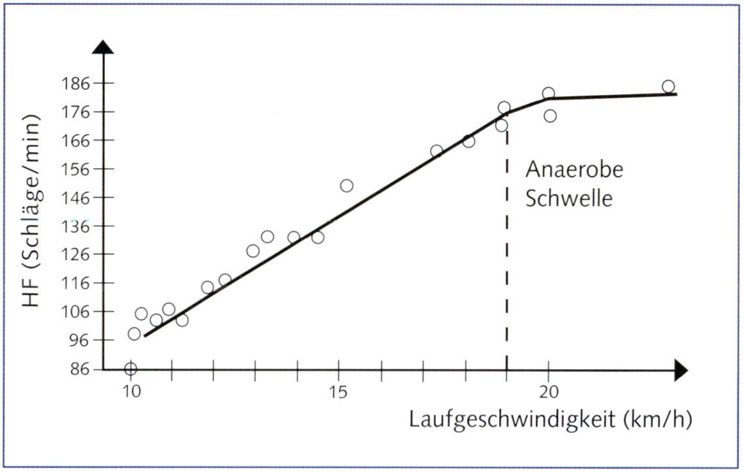

Der Kurvenverlauf eines Marathonläufers mit gutem Ausdauervermögen verdeutlicht, wie die Herzfrequenz zunächst linear mit der Belastung ansteigt, ab einer gewissen Intensität aber stagniert. Dieser Punkt wird beim Conconi-Test als Überschreiten der anaeroben Schwelle gewertet, mit dem im Körper eine erhöhte Laktatproduktion einsetzt.

Wie oft und wie viel sollte man trainieren?

Jede regelmäßige sportliche Betätigung (Trainingsreiz) führt zu einer Anpassungsreaktion des menschlichen Körpers (Adaptation). Die korrekte Stärke der Trainingsreize sowie der richtige Zeitpunkt sind dabei entscheidend für Trainingserfolg oder auch Misserfolg. Denn eine zu hohe Beanspruchung des Körpers mit ungenügenden Regenerationszeiten führt zwangsläufig zum Übertrainingssyndrom mit Überlastungsschäden am Bewegungsapparat sowie negativen Auswirkungen auf Herz, Kreislauf und Psyche. Auf der anderen Seite ist ein individuell angepasstes Trainingsprogramm neben Talent und Motivationsbereitschaft die wichtigste Voraussetzung für den Erfolg.

Erfolg beginnt im Kopf

Optimale Trainingsreize und gut getimte Regenerationszeiten allein führen aber noch nicht zum Wettkampferfolg. Es gibt unzählige Trainingsweltmeister, die im Wettkampf versagen, obwohl die objektiven Ergebnisse im Rahmen der Leistungsdiagnostik ausgesprochen gut waren. Anhand von Studien konnte festgestellt werden, dass so genannte Wettkampfversager entweder über- oder untermotiviert waren. Dies zeigte sich anhand der Konzentration der so genannten Katecholamine – Hormone wie das Noradrenalin und das Adrenalin –, die wir unmittelbar vor einem Wettkampf im Blut bestimmten. Der Erfolg, so das Fazit aller Untersuchungen, entscheidet sich letztendlich im Kopf. Angst wirkt lähmend, doch ein wenig Nervenkitzel muss schon sein, um eine gute Leistung zu erzielen.

Ein entscheidender Faktor für den Wettkampferfolg ist die Motivation. Sie sorgt für die Ausschüttung der richtigen Hormone, beispielsweise Adrenalin und Noradrenalin. Ohne positiven Stress – den so genannten Eustress – kommt erst gar keine Stimmung und damit Leistungsbereitschaft auf; haben wir jedoch zu viel davon, schlägt das Ganze in Disstress um, und wir fühlen uns wie gelähmt.

Ein kühler Kopf bewahrt vor zu schnellem Angehen bei einer längeren Distanz – hier zählt neben einer guten körperlichen Verfassung vor allem die Taktik. Doch die allerwichtigste Voraussetzung für Erfolg ist die Freude am Training! Ohne eine positive Einstellung kann sich langfristig niemand motivieren.

Wie sich der Körper anpasst

Ein Trainingsreiz führt, wie bereits erwähnt, zu einer biologischen Anpassungsreaktion. Dabei muss der Trainingsreiz eine gewisse Stärke haben. Erst ein im Vergleich zur vorherigen Beanspruchung höherer – Fachbegriff: überschwelliger – Trainingsreiz führt zur so genannten Adaptation, bewirkt also eine Veränderung.

Je nach der Art der Trainingsbelastung wirkt sich der Trainingsreiz unterschiedlich auf den Körper aus. So führen regelmäßige Ausdauerbelastungen etwa zu einer Verbesserung der aeroben Energiebereitstellung und zu einer Vergrößerung der Zuckerspeicher. Krafttraining dagegen bewirkt eine Verbesserung des anaeroben Stoffwechselbereichs sowie eine sichtbare Zunahme des Muskelumfangs.

Das Prinzip der Superkompensation

Jeder Trainingsreiz führt nach einer gewissen Zeit zur Ermüdung. Nach dem Ende der Belastung schließt sich eine Erholungsphase an. Gegen Ende der Erholungsphase kommt es dann zu einer Wiederherstellung der Leistungsbereitschaft etwas oberhalb des Ausgangsniveaus, sprich: des Trainingserfolgs. Man bezeichnet dieses Anheben über den vorherigen Level als Über- oder Superkompensation. Genau das ist jedoch die Voraussetzung für eine Steigerung der Leistungsfähigkeit. Wird nämlich die jeweils nächste Trainingseinheit in die Phase der Superkompensation gelegt, kann man damit den höchstmöglichen Trainingseffekt erzielen, da nun ja das erreichte, höhere Ausgangsniveau als Basis benutzt wird. Demgemäß lassen sich auch die Trainingsreize nach und nach steigern. So ist es möglich, dass sich bestimmte Strukturen des Körpers dem Trainingsreiz immer besser anpassen. Dies äußert sich z. B. in einer verbesserten Bereitstellung von Kohlenhydraten durch eine Vergrößerung der Glykogendepots oder durch eine Zunahme der notwendigen Enzyme für bestimmte Stoffwechselvorgänge, wodurch dem Körper mehr Energie pro Zeiteinheit zur Verfügung steht. Der Trainingserfolg ist dabei umso größer, je besser die Belastungsintensität, -dauer und -häufigkeit den jeweiligen individuellen Voraussetzungen angepasst sind.

Trainingsreize sind wichtig, damit im Körper eine Adaptation vonstatten geht. Ohne eine ausreichend lange Erholung ist ein Training jedoch unwirksam, da der Körper mit den Anpassungsprozessen nicht mehr nachkommt.

Tipps für den Trainingsaufbau

Auf eine Sportart konzentrieren

Als Anfänger sollten Sie sich zunächst nur auf eine Sportart konzentrieren, also nur Joggen oder nur Radfahren oder nur Step-Aerobic. Kombinieren Sie auf keinen Fall von vornherein Kraft- und Ausdauertraining miteinander. Der Grund: Sie erreichen nicht die notwendige Anpassung von Stoffwechsel und Muskulatur, wenn Sie einmal aerob und dann wieder anaerob trainieren. Dieses Wechseln ist für den Trainingsaufbau extrem schlecht.

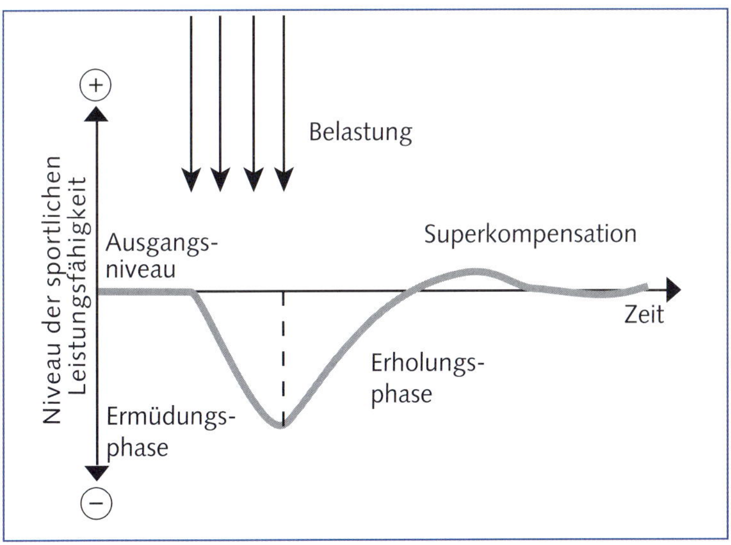

Bei der Superkompensation ermüdet der Körper nach Belastung auf dem bisherigen Trainingsniveau. Wird ihm ausreichend Zeit zur Regeneration gegeben, steigt das Leistungsvermögen über das zuvor geleistete Niveau an. (Quelle: Geiger, Überlastungsschäden.)

Langsam die Intensität steigern

Wenn Sie merken, dass sich Ihr aerobes Leistungsvermögen verbessert hat – erkennbar am niedrigeren Belastungspuls bei gleicher Intensität –, können Sie die Intensität etwas steigern.

Kontrollieren Sie aber weiterhin den Puls. Er sollte zunächst nicht über 70 Prozent des Maximalpulswertes liegen. Hat sich der Puls auch unter höherer Belastung stabilisiert, können Sie den Trainingsumfang etwas steigern – also nicht wie bisher z. B. 40 Minuten trainieren, sondern nun zehn Minuten länger.

Auch eine allmähliche Belastungssteigerung sollte planmäßig vorgenommen werden: Erst wird die Häufigkeit des Trainings erhöht, dann die Dauer der Einheiten verlängert. Erst zum Schluss kann eine Temposteigerung körperverträglich durchgeführt werden.

Mindestens 45 Minuten trainieren

Um den Fettstoffwechsel durch Ausdauertraining effektiv zu beeinflussen, sollten Sie mindestens 45 Minuten trainieren. Zwar wird der Fettstoffwechsel nicht – wie lange angenommen – erst nach 30 bis 40 Minuten angekurbelt, sondern bereits von Belastungsbeginn an. Je länger aber die Belastung bei entsprechend niedriger Pulsfrequenz durchgehalten werden kann, desto effektiver ist die Wirkung auf:

- Körpergewicht
- Cholesterinverteilung
- Steigerung des aeroben Leistungsvermögens

Und je niedriger die Belastungsintensität ist, desto mehr greifen wir auf die Energiezufuhr über den Fettstoffwechsel zurück. Jede zusätzliche Trainingsminute lohnt sich also.

Cool down statt Endspurt

Verzichten Sie auf einen Endspurt. Hierbei entsteht nur viel Laktat. Besonders hinderlich ist es, wenn Sie das Training nach einem Endspurt direkt, also ohne sich auszulaufen, abbrechen – das gilt natürlich auch für alle anderen Ausdauersportarten, nicht nur für das Laufen. Dann nämlich wird das angefallene Laktat wegen der fehlenden Cool-Down-Phase nur verzögert abgebaut und die Regenerationszeit unnötigerweise verlängert. Fahren Sie stattdessen gegen Ende des Trainingsabschnitts über zehn Minuten die Intensität in den regenerativen Bereich hinunter – also unter 60 Prozent der maximalen Leistungsfähigkeit. Dann wird die Durchblutung zusätzlich gefördert und das Abfallprodukt Laktat schneller abgebaut. Auf diese Weise lässt sich die Regenerationszeit erheblich verkürzen.

Typische Anfängerfehler

- Zu hoch gesteckte Ziele
- Falscher Trainingsaufbau
- Zu viele Sportarten auf einmal (z. B. je einmal pro Woche Aerobic, Schwimmen und Tennis); bei dieser Vielfalt ist keine Leistungsverbesserung zu erwarten, da die Trainingsreize viel zu unterschiedlich sind
- Zu hohe Anfangsintensität
- Fehlerhafte Selbsteinschätzung
- Falscher Trainingspartner
- Trainingsreize zu häufig: zu geringe Regeneration; führt zu Übertrainingssyndrom
- Trainingsreize zu selten: kein Trainingseffekt
- Powertraining zur »Scheinkompensation«: ebenfalls kein Trainingseffekt, höchstens Muskelkater
- Standardisierter Trainingsplan über Wochen

Je niedriger die Belastungsintensität ist, umso mehr greift der Körper auf den Fettstoffwechsel zur Energiegewinnung zurück. Es fallen viel kürzere Regenerationszeiten an, und Sie sind mit einer langsam antrainierten Kondition in jeder Hinsicht auf der viel gesünderen Seite!

Die Signale des Körpers beachten

Gerade der unerfahrene Anfänger verlässt sich auf Trainingspläne, ob aus Zeitschriften oder auch »individuell« computerunterstützt. Er hält den Plan stur ein, egal, wie sein Körper darauf reagiert. Leider wird der Fehler auch immer häufiger bei leistungsorientierten Freizeitsportlern gemacht. Trotz ausreichender Erfahrung wird die Körpersprache wenig beachtet, dafür aber mit aller Konsequenz der abgedruckte Trainingsplan eingehalten. Das hat nicht nur Auswirkungen auf Ihr Trainingsziel – auch für Ihre Gesundheit könnte es schädlich sein.

Der Körper ist nämlich keine Maschine. Er unterliegt Tagesformen. Ein guter Trainer erstellt zwar die saisonale Trainingsplanung über Wochen, nicht aber das tägliche Trainingsprogramm. Wird ein Sportler individuell betreut, dann stellt sich der Trainer mit Fingerspitzengefühl Tag für Tag auf die Verfassung des Sportlers ein. Er hält sich zwar an den Trainingsinhalt, ersetzt aber auch einmal eine harte Serie durch eine aerobe Belastung, wenn er merkt, dass der Sportler bereits überlastet ist.

Kein übertriebener Leistungsdruck

Wenn Sie allein trainieren, sind Sie gleichzeitig auch Ihr eigener Trainer! Lernen Sie, die Sprache Ihres Körpers zu verstehen. Zwingen Sie sich nicht zu Belastungen, die Ihnen wehtun. Natürlich gibt es Tage, an denen man keine richtige Lust zum Trainieren verspürt. Hierbei kann ein motivierender Trainingspartner hilfreich sein. Sollten Sie sich allerdings auch nach getaner Arbeit nicht gut fühlen, oder brauchen Sie immer häufiger den Kick von außen, dann lassen Sie sich lieber noch einmal von einem Experten beraten. Möglich, dass Ihr Training – ob Art, Umfang oder Intensität – im Moment nicht das richtige für Sie ist. Auch der Gesundheitszustand sollte nochmals kontrolliert werden.

> **Zur Regeneration müssen den unterschiedlichen biologischen Systemen auch unterschiedlich lange Pausen eingeräumt werden. Auch spielt es eine wichtige Rolle, ob der Körper an Belastungen gewöhnt ist: In der Tabelle finden Sie eine Aufstellung der verschiedenen Erholungszeiten von trainierten gegenüber untrainierten Muskeln – der Unterschied beträgt jeweils das Doppelte!**

Der optimale Trainingszeitpunkt

Zum Glück können wir auf große Erfahrungswerte sowie wissenschaftliche Untersuchungen hinsichtlich der Regenerationszeiten zurückgreifen. Die Regenerationszeiten beziehen sich einerseits auf verschiedene Reaktionen des Stoffwechsels und andererseits auf die einzelnen Strukturen unseres Bewegungsapparats.

Muskuläre Regenerationszeiten

Ausdauertraining	Untrainiert	Trainiert
Extensiv Pulsbereich: <70% HFmax Z. B. 1–2 Std. Lauf/Waldlauf/Jogging	24 Std.	12 Std.
Intensiv Pulsbereich: >85% HFmax Z. B. Tempodauerlauf 30 min, Berglauf 40 min	48 Std.	24 Std.
Krafttraining	Untrainiert	Trainiert
Kraftausdauertraining Z. B. Hantelübungen mit hohen Wiederholungszahlen (10–50) und geringen Widerständen	48 Std.	24 Std.
Maximalkrafttraining Z. B. niedrige Wiederholungszahlen (1–5) mit hohen Widerständen	72 Std.	36 Std.

Die Regenerationszeit der Muskeln

Laktat wird je nach der Höhe des Anstiegs innerhalb der ersten Stunden nach Belastung wieder eliminiert. Das Auffüllen der Glykogendepots benötigt dagegen mehrere Stunden bis zu drei Tagen. Je mehr ein beanspruchtes Gewebe durchblutet wird, desto schneller kann es regenerieren. So erholt sich Muskelgewebe im Vergleich zum schlecht durchbluteten Sehnengewebe oder zu Knorpeln deutlich rascher.

Die muskulären Regenerationszeiten beziehen sich auf ein Alter zwischen 18 und 35 Jahren. Sie stellen im Leistungs- und im Breitensport eine wichtige Grundlage zur Empfehlung von Trainingshäufigkeit, -intensität und -dauer dar. Je älter wir werden, desto mehr verlängert sich aber die Regenerationszeit. Dies findet im leistungsorientierten Freizeitsport leider kaum Beachtung.

Wer plötzlich seltener trainiert, wird in seiner Leistung umso mehr abfallen, je stärker er zuvor war. Ein Hochleistungssportler, der nach Monaten täglichen Trainings nur noch jeden zweiten Tag trainiert, wird das Leistungsniveau kurzfristig noch konservieren können. Dann aber nimmt es immer weiter ab. Eine solide aufgebaute Grundlagenausdauer verliert man dagegen nicht so schnell.

Anfangs nur jeden zweiten Tag

Grundsätzlich sollten Neueinsteiger nur jeden zweiten Tag trainieren. Beginnen Sie mit einer sehr niedrigen Intensität, die bei 60 Prozent der maximalen Leistungsfähigkeit liegen sollte. Erhöhen Sie nach und nach den Umfang, ohne die Intensität zu steigern.

So laufen Sie nicht Gefahr, sich zu überlasten, und gleichzeitig schaffen Sie eine gute Grundlage, um den Trainingsaufbau überhaupt zu ermöglichen. Stellen Sie sich vor, Sie bauten ein Haus: Logischerweise beginnen Sie mit dem Bau in der untersten Etage – anders geht es nun einmal nicht. Wird schlampig gearbeitet, so sind Folgeschäden zu erwarten. Dasselbe gilt für den Trainingsaufbau. Ohne solide Grundlage kein dauerhafter Erfolg.

Einmal pro Woche bringt nichts

Anhand der geschilderten Zusammenhänge sollte klar sein: Ein optimal gesetzter Trainingsreiz führt zur Leistungsverbesserung. Erfolgen die Trainingsreize mit einem zu großen zeitlichen Abstand, d. h. erst nach der Superkompensationsphase, dann bleibt der Trainingserfolg aus. Das Training ist nicht effektiv genug.

Belasten Sie sich beispielsweise nur einmal pro Woche, egal mit welcher Intensität, dann bleibt die gewünschte Leistungssteigerung aus. Je höher das Ausgangsniveau bereits war, desto stärker wird es durch zu selten gesetzte Trainingsreize abfallen.

Wie effizient sich ein Training auf den Körper auswirkt, hängt nicht nur von Intensität und Dauer eines Reizes ab, sondern auch von der Häufigkeit der Trainingseinheiten. Bei optimalen Reizen, also bei richtiger Belastungsstärke und -art nach einer genügend langen Regeneration, wird kontinuierlich eine Leistungsverbesserung erzielt. Erfolgen die Trainingsreize zu selten, stagniert die Leistungsentwicklung, während bei zu häufigem Trainingsangebot der Körper mit Leistungsverschlechterung reagiert. (Quelle: Geiger, Überlastungsschäden.)

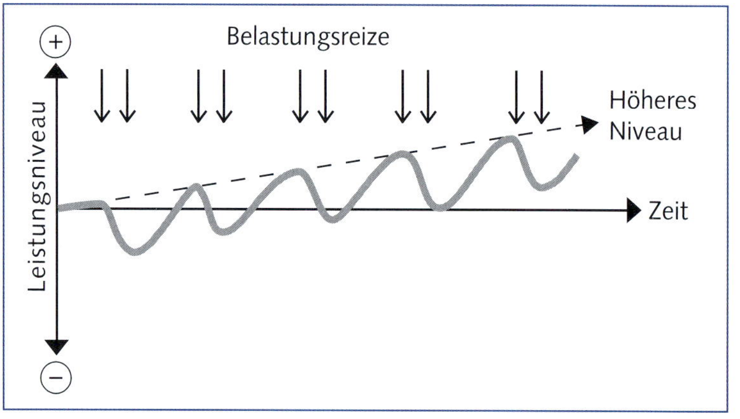

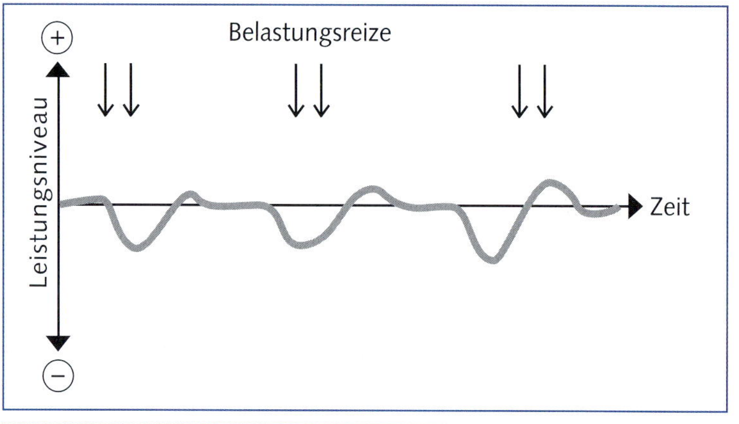

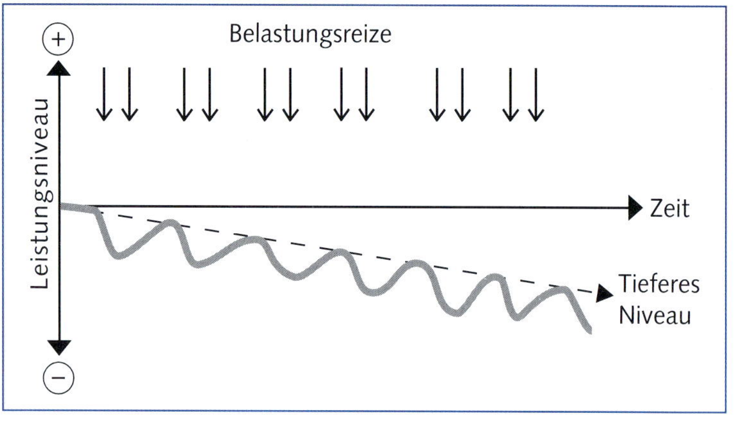

Am Anfang steigt die Leistung rasch

Zur Aufrechterhaltung bzw. zur Leistungsverbesserung eines hohen Leistungsniveaus benötigt man wesentlich mehr Training als dies auf niedrigem Niveau der Fall wäre. Deshalb kann ein Anfänger sein Leistungsvermögen im Allgemeinen ohne größeren Trainingsaufwand und relativ rasch verbessern.

Je besser er aber wird, desto schwieriger wird eine weitere Steigerung. Das Konservieren seines aktuell guten Leistungsstands stellt dann bereits einen Trainingserfolg dar. Mein eigener Trainer pflegte dazu zu sagen: Einmal Bestzeit ist keinmal. Erst die Wiederholung bestätigt die Leistung auch wirklich.

Sie sind gut beraten, wenn Sie möglichst variabel trainieren, also unterschiedliche Körperpartien ansprechen. Während sich das eine System gerade erholt, kommt ein anderes zum Zuge. Einzelne Ruhetage zwischendurch oder Niedrigreize mit beispielsweise ausgesprochen langsamem Regenerationsjoggen oder Walken zählen zu den aktiven Erholungsphasen des Körpers.

Das Lebensalter beachten

Dies wird oft vom leistungsorientierten Freizeitsportler nicht genug berücksichtigt. Doch gerade bei diesen Sportlern spielt auch das zunehmende Alter eine gewisse Rolle. Für ältere Sportler ist es ein doppelter Erfolg, wenn sie eine persönliche Bestleistung auch noch zwei Jahre später wiederholen können.

Niemand spricht in unserer Gesellschaft gern vom Älterwerden. Dennoch ist es nur natürlich, dass die Möglichkeit, neue Bestzeiten zu erreichen, irgendwann nicht mehr gegeben ist. Nicht umsonst gibt es bei Wettkämpfen für Masters Altersklassen. Natürlich sind die körperlichen Voraussetzung und vor allem das Koordinationsvermögen bei einem Senior, der bereits in seiner Jugend derselben Sportart nachgegangen ist, besser als bei einem absoluten Neuling. Dementsprechend besser werden auch seine Leistungen noch im Alter sein.

Tipps für ältere Sportanfänger

- Man sollte sich als älterer Anfänger niemals einen Trainingspartner aussuchen, der über ganz andere Voraussetzungen verfügt. Das führt langfristig nur zu Unzufriedenheit.
- Trainieren Sie zunächst am besten allein. Beobachten Sie Ihre Atmung, Ihren Puls, und konzentrieren Sie sich auf eine technisch saubere Ausführung. Dabei kann Ihnen durchaus ein erfahrener Sportler oder Trainer hilfreiche Tipps geben.
- Mit zunehmendem Alter wird es immer schwieriger, eine neue Technik zu erlernen. Eine Umstellung des Laufstils beispielsweise ist

praktisch unmöglich. Sinnvoll kann es aber sein, an technischen Details zu feilen. Dies ist zur Vorbeugung von Überlastungsproblemen sehr nützlich. Je besser die Technik, desto ökonomischer funktionieren wir. Wir benötigen weniger Energie, und die so eingesparten Energiereserven machen dann eventuell einen Endspurt möglich oder lassen uns den unerreichbaren Tennisball doch noch erreichen.

Jedes Individuum hat seinen eigenen Rhythmus und reagiert unterschiedlich auf Trainingsreize. Finden Sie heraus, wann für Sie der richtige Zeitpunkt ist, um Ihre Leistungsbereitschaft in die Tat umzusetzen oder am leichtesten Ihren Sie fordernden Alltag hinter sich zu lassen.

Die beste Tageszeit fürs Training

Nicht jeder kann sich aussuchen, wann er am liebsten trainiert. Da unser Körper aber einem bestimmten Biorhythmus unterliegt – die innere Uhr steuert so ziemlich alle vegetativen Vorgänge, vom Blutdruck über die Herzfrequenz bis zum Schmerzempfinden –, hat es sich als günstig erwiesen, zumindest immer zur gleichen Tageszeit zu trainieren. Eigene Erfahrungen haben gezeigt, dass der Trainingseffekt dadurch wesentlich größer ist.

Der Tagesrhythmus stellt sich um

Es ist ein großer Unterschied, ob ich morgens um sechs Uhr oder um 16 Uhr eine Höchstleistung erbringen soll – nachmittags ist das Leistungsvermögen nachgewiesenermaßen deutlich besser. Bei großen Schwimmwettkämpfen wurden früher die Vorläufe aber grundsätzlich vormittags durchgeführt. Meine Leistungen waren zu dieser Tageszeit im Gegensatz zum Nachmittag stets miserabel. Daraufhin begann ich etwa vier Wochen vor einem wichtigen Wettkampf mit einem Frühtraining. Die um diese Tageszeit ungewohnte Belastung empfand ich zwar als doppelt so schwer, konnte aber dadurch auch im Wettkampf morgens gute Leistungen erbringen. Mein gewohnter Tagesrhythmus hatte sich durch das morgendliche Training verändert.

Am besten stets zur gleichen Zeit

Der Freizeitsportler muss und sollte sich diesen Qualen nicht unterziehen. Denn die Überwindung ist groß und kostet viel Kraft. Trainieren Sie deshalb stets zur gleichen Tageszeit. Ihr Körper stellt sich darauf ein. Je länger Sie trainieren, desto mehr bemerken Sie, wie sich der Körper an die Belastung angepasst hat – spätestens dann, wenn Sie z. B. aus zeitlichen Gründen das gewohnte Training ausfallen lassen müssen. Psychisch und körperlich fühlen Sie sich dann überhaupt nicht gut.

Was man vermeiden sollte

Nicht nur Sportanfänger machen Fehler – es gibt auch typische Trainingsfehler bei fortgeschrittenen bzw. sogar bei Profisportlern. Diese Fehler führen fast immer zu Unmut, die Freude am Sport geht verloren! Neben den bereits zuvor aufgeführten sind dies z. B.:

- Die Trainingsgestaltung zeichnet sich oft durch eine zu hohe Gleichförmigkeit aus. Die Belastungs- und Erholungsrhythmen erfolgen nach Plan und nicht nach individuell wechselnder Verfassung.
- Die individuelle Jahresplanung im Hinblick auf den Saisonhöhepunkt stimmt nicht.
- Das sportartspezifische Krafttraining einzelner Muskelpartien wird vernachlässigt.
- Nur stur nach Trainingsprogrammen zu trainieren, ohne dabei zusätzliche Stressfaktoren zu berücksichtigen, bringt nicht den gewünschten Erfolg. Dies gilt besonders für intensive Trainingseinheiten.
- Übermotivierte Sportler neigen zum Übertraining bei zu hohen Umfängen und Intensitäten, vor allem noch unmittelbar vor einem Wettkampf. Sie verhalten sich damit wie Schüler, die kurz vor der Klassenarbeit noch pauken.

Wer für sich optimale Leistungen erzielen will, muss natürlich zuallererst gesund sein! Wer Fieber hat, gehört ins Bett. Und wer beispielsweise an chronischen Entzündungen herumlaboriert, darf nicht mit Spitzenleistungen rechnen.

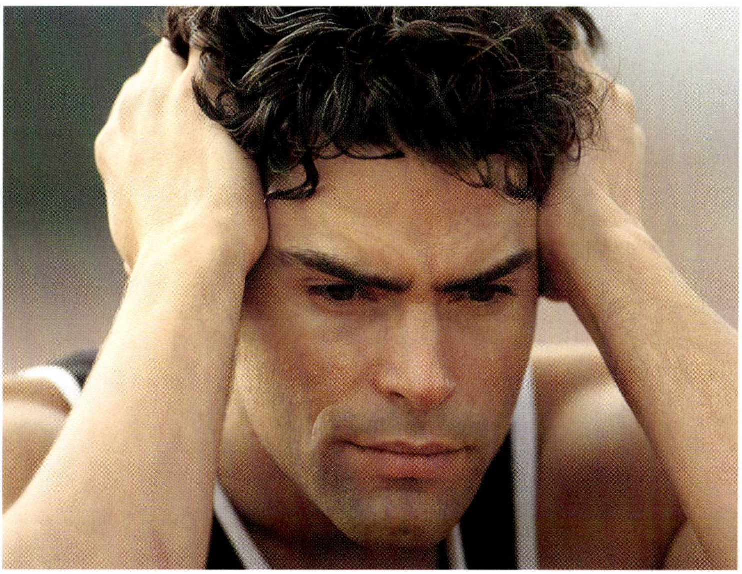

Zu hoch gesteckte Ziele beim Sport können zur Überbelastung führen, und nicht selten geht die Lust an der begonnenen Sportart schnell verloren.

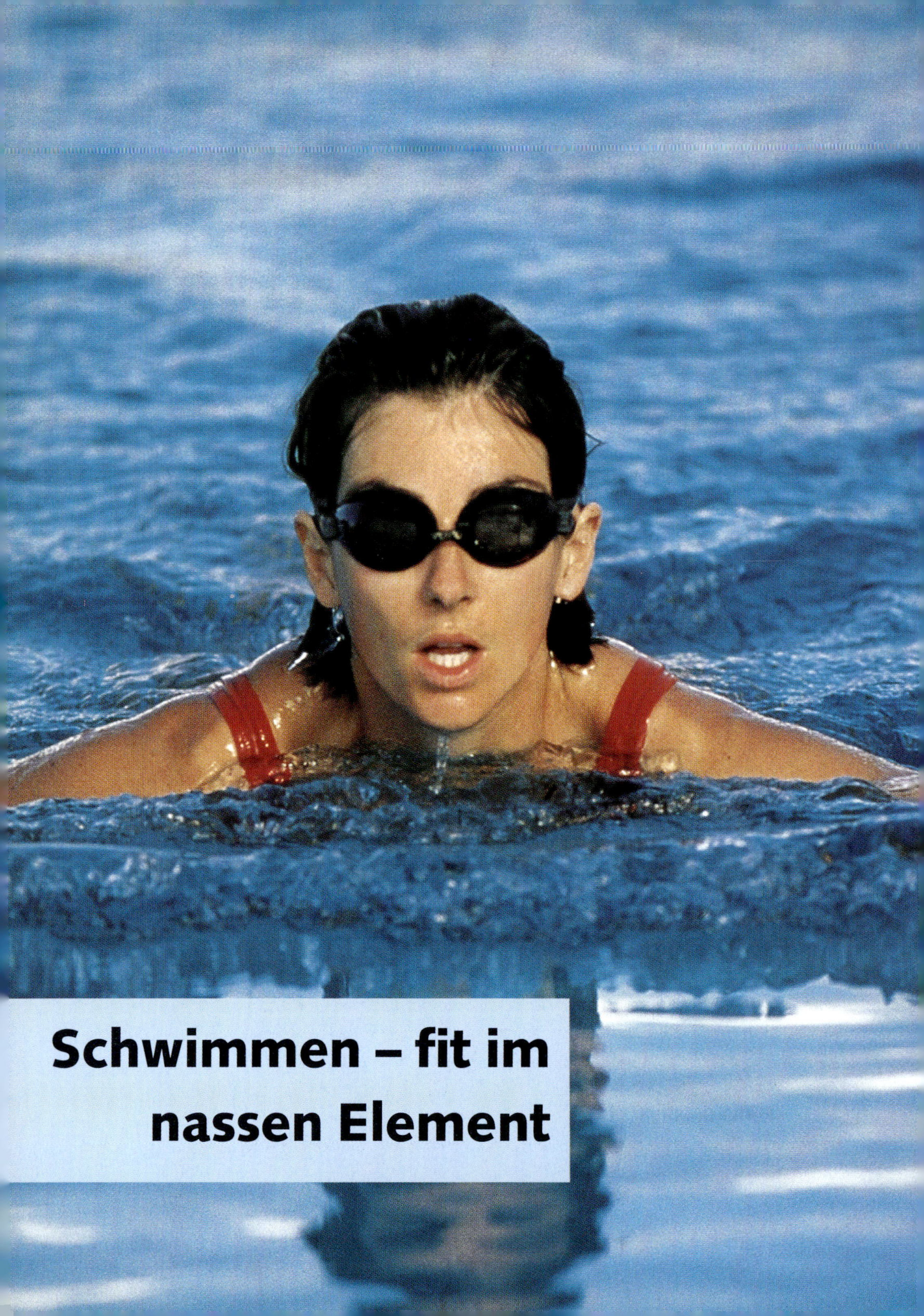

Schwimmen – fit im nassen Element

Allroundsport – für jedes Alter geeignet

Schwimmen ist nicht zuletzt deswegen eine so beliebte Sportart, weil sie sich für jedes Alter eignet. Schwimmen dient der Vorbeugung und der Verbesserung von Herz-Kreislauf-Problemen, Stoffwechselerkrankungen, orthopädischen Problemen, baut die Muskulatur auf und fördert den Fettabbau.
Schwimmen ist eine typische Ausdauersportart, was das Training angeht. Hierbei kommt der Grundlagenausdauer die größte Bedeutung zu. Dies betrifft nicht nur den Langstreckenschwimmer, sondern – in bestimmten Trainingsphasen – auch den Sprinter.
Und das hat seinen guten Grund: Anders als beim Laufsport beanspruchen wir die Muskulatur des Oberkörpers, die wir speziell beim Schwimmen benutzen, nicht im Alltag. Der Läufer dagegen trainiert seine Beinmuskulatur den ganzen Tag zumindest im aeroben Bereich. Der Schwimmer muss sich deshalb erst eine gute Grundlagenausdauer durch spezifisches Training schaffen, bevor er auch anaerobe Belastungen durchhalten kann.

Schwimmen härtet ab und stärkt das vegetative Nervensystem, löst verspannte Muskeln und erhöht die Ausdauer. Aber das Beste an dieser Sportart ist: Man kann so richtig »abtauchen«.

Die Schwimmstile

Der Fitnesssportler sollte nur den allgemeinen Ausdauerbereich trainieren. Der Leistungsschwimmer trainiert daneben – je nach individuell ausgewählter Disziplin – zusätzlich die Schnelligkeitsausdauer, das Stehvermögen, die lokale Muskelausdauer und die spezifische Ausdauer, beispielsweise durch Trockentraining.
Eine ganz entscheidende Bedeutung kommt dabei Technik und Koordination zu, sowohl im Fitness- als auch im Leistungsbereich. Deshalb werden wir im Folgenden die Techniken der einzelnen Schwimmarten etwas ausführlicher beschreiben.
In den Stilarten Kraul, Delphin und Rücken erfolgt der Vortrieb zu etwa 75 Prozent über die Armarbeit, beim Brustschwimmen teilen sich Arme und Beine die Arbeit.

Kraulschwimmen

Kraulschwimmen ist die schnellste Schwimmart, wobei der wechselseitige Armzug und der Beinschlag für den kontinuierlichen Antrieb sorgen. Die Technik bedarf einiger Übung, wie man an etlichen »Schaumschlägern« beobachten kann, die sich mit hohem Kraftaufwand verausgaben, statt elegant das Wasser zu durchschneiden.

Durch den Auftrieb des Wassers kann Schwimmen eine ausgesprochen schonende und heilsame Sportart für Gelenke und Wirbelsäule sein. Wichtigste Voraussetzung hierfür ist aber eine sauber einstudierte Schwimmtechnik.

Der Bewegungsablauf

In gestreckter Bauchlage werden die Arme wechselseitig über Wasser nach vorn geführt, in Schulterbreite weit vor dem Kopf fast gestreckt eingetaucht und dann unter Wasser bis zum Oberschenkel durchgezogen. Aufgrund der abwechselnden Armbewegung kann es zu einem übermäßigen Rotieren des Oberkörpers kommen. Der automatisch wechselseitige Beinschlag kann dies etwas ausgleichen.

Der ökonomische Kräfteeinsatz

Je ruhiger die Wasserlage ist und je effektiver die Atmung durchgeführt wird, desto mehr Energie sparen Sie. Logisch, dass dies besonders im Langstreckenbereich sehr wichtig ist. Und je länger die Zug- und Druckphase unter Wasser genutzt wird, desto schneller kommen Sie im nassen Element voran.

Beschleunigen Sie besonders im letzten Drittel der Druckphase unter Wasser. Sie werden förmlich nach vorn geschoben. Allerdings kann man mit dieser Power nur kurze Distanzen bewältigen. Je länger die Strecke ist, desto mehr müssen Sie mit den Kräften haushalten. Deshalb ist ein hochfrequenter Armzug ohne zusätzliche Beschleunigung der Druckphase dann eher zu empfehlen.

Der Beinschlag spielt eigentlich nur beim Sprint eine größere Rolle, z. B. als Sechser-Beinschlag. Bei Langstrecken dient er vor allem als so genannter Cross-Beinschlag der Stabilisierung des Oberkörpers.

Die Atmung

Besonders Anfänger schwimmen oft sehr unruhig, da sie sich erst an die Atmung gewöhnen müssen. Die Einatmung erfolgt zu der Seite, auf welcher der Arm in der Druckphase ist. Hierbei wird der Kopf zur Seite gedreht, ohne dass er angehoben wird. Über Wasser erfolgt nur die Einatmung, unter Wasser die komplette Ausatmung.

Ein typischer Anfängerfehler beim Schwimmen ist, die Luft unter Wasser anzuhalten, um dann über Wasser ganz schnell auszuatmen und im Anschluss einzuatmen. Vergessen Sie's: Sie haben zu wenig Zeit für beides. Haben Sie zu wenig Zeit zum Atmen, wird die Atmung unökonomisch. Außerdem kann Seitenstechen auftreten als Folge einer Minderdurchblutung des Zwerchfells, das nur während der Ausatmung durchblutet wird.

Die Folge ist eine vorzeitige Übersäuerung. Konsequenz: Unter Wasser ausatmen. Und je seltener Sie atmen müssen, desto ruhiger wird auch die Körperlage.

Tipp Bewährt hat sich für Langstreckler der Dreierzug. Zählen Sie immer vier Armschläge mit, wenn Sie Dreierzug schwimmen. Sie merken so, ob Sie bei der Einatmung den Rhythmus halten oder nicht. Falls nicht, müssen Sie in Ihrem Zählrhythmus innehalten. Genauso können Sie dies beim Zweierzug machen. Zählen Sie hierbei immer bis fünf.

Beim Kraulschwimmen ist auf ökonomische Atmung zu achten: Die Auftauchzeit über Wasser sollte ausschließlich dem Einatmen vorbehalten sein – der komplette Vorgang des Ausatmens spielt sich unter Wasser ab.

Wie ein Fisch im Wasser

- Bewegen Sie die Arme möglichst hoch über dem Wasser nach vorn. Der Ellbogen stellt dabei den höchsten Punkt dar. Je flacher Sie die Arme über das Wasser führen, desto mehr schlängeln Sie durchs Wasser.
- Zum Üben: Schwimmen Sie direkt am Beckenrand. Dadurch sind Sie gezwungen, den Ellbogen anzuheben. Andernfalls schlagen Sie sich bei jedem Zug am Beckenrand an.
- Drehen Sie bei der Atmung nur den Kopf zur Seite, niemals den ganzen Oberkörper.
- Atmen Sie unter Wasser komplett aus und über Wasser nur ein.
- Erfolgt das Eintauchen der Hand nicht in Verlängerung der Schulterachse, sondern weiter außen, verringert sich die Zugphase und damit der Vortrieb.
- Die Hand taucht zuerst ein, niemals der Ellbogen – dies bremst nur.
- Ein typischer Fehler: Der Schwimmzug unter Wasser wird nicht richtig ausgeführt.
- Den Körper immer gestreckt halten. Abknicken und Seitenlage unbedingt vermeiden!

Übung zur Verbesserung der Atmung

- Halten Sie sich am Beckenrand mit einer Hand fest. Die andere Hand stützt sich etwa 30 bis 40 Zentimeter unterhalb der Wasseroberfläche gegen die Wand ab.
- Bringen Sie den Körper in eine gestreckte waagrechte Lage.
- Versuchen Sie nun, auch den Kopf zur Seite der untergetauchten Hand zu drehen.
- Atmen Sie über Wasser ein und unter Wasser aus.
- Versuchen Sie, den Kopf möglichst wenig anzuheben.
- Schwimmen Sie eine kurze Strecke.
- Atmen Sie zunächst nur zu einer Seite. Wenn dies gut funktioniert, versuchen Sie es mit der anderen Seite.
- Vergessen Sie nicht die Ausatmung!

Das Rückenschwimmen ähnelt im Prinzip dem Kraulschwimmen. Da es häufig bei Problemen mit dem Rücken empfohlen wird, ist auf eine richtige Wasserlage zu achten.

Rückenschwimmen

Noch immer wird vielen Patienten mit Rückenbeschwerden vor allem das Rückenschwimmen empfohlen. Doch wer stilistisch nicht sauber schwimmt – und das ist die große Mehrheit –, bekommt eher noch mehr Beschwerden.

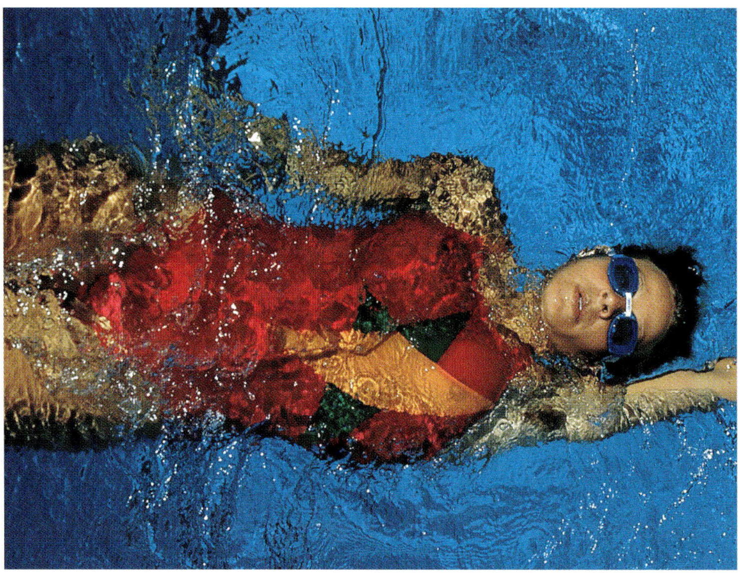

Der Armzug unter Wasser ist beim Rückenschwimmen besonders wichtig: Er leistet den Vorschub.

Der Bewegungsablauf

Im Prinzip entspricht das Rückenschwimmen dem Kraulschwimmen, nur dass man dabei auf dem Rücken liegt. Wichtig ist die Streckhaltung nicht nur des Körpers, sondern auch der Halswirbelsäule als geradlinige Verlängerung der Körperachse. Die Arme werden gestreckt nach vorn geführt und tauchen zuerst mit dem kleinen Finger ein.
Unter Wasser erfolgt eine Beugung im Ellbogengelenk von etwa 120 Grad. Dadurch kann der Unterarm die Druckphase übernehmen. Der Beinschlag erfolgt aus der Hüfte, während die Füße dabei leicht nach innen zeigen sollten.

Rückenschwimmen will gelernt sein: Beherrscht man die Technik nicht, können sich Verspannungen noch verstärken, gegen die man mit dem Schwimmen doch gerade angehen will.

Typische Fehler beim Rückenschwimmen

- Falsches Eintauchen der Arme, beispielsweise durch Beugung im Ellbogengelenk hinter dem Kopf. Dies führt insgesamt zu einem unruhigen Bewegungsablauf.
- Falsches Eintauchen der Arme durch zu weites Eintauchen nach außen. Dies verringert den Vortrieb.
- Unrhythmischer Armzug z. B. durch Pause am Ende der Druckphase im Bereich des Oberschenkels.
- Kopf nach vorn angebeugt. Daraus resultiert eine »Sitzhaltung« mit Rundrücken und folglich eine ungünstige Wasserlage mit mehr Strömungswiderstand.
- Kopf nach hinten gebeugt. Dies führt zur Hohlkreuzstellung und damit zu einer instabilen Wasserlage.

Besonders die beiden letztgenannten Fehler bewirken zudem starke Verspannungen im Schulter-Nacken- und gesamten Rückenbereich. Empfielt man nun einem Anfänger zur therapeutischen Behandlung seiner Rückenbeschwerden diese Disziplin, könnte sich der Rat als Bumerang erweisen.

Brustschwimmen

Wenn Sie sich das Weltmeisterschaftsfinale über 100 oder 200 Meter Brust im Fernsehen anschauen, werden Sie feststellen, dass sich die Technik in den letzten 30 Jahren erheblich verändert hat. Außerdem werden Sie bemerken, dass sich jeder Teilnehmer etwas anders durch das Wasser bewegt. Es ist deshalb gar nicht möglich zu sagen, welche Technik für Sie die beste ist. Das hängt sehr von Ihrer Konstitution und

Ihren koordinativen Fähigkeiten ab. Ein Trainer ist hierbei sehr hilfreich. Im Folgenden wollen wir uns deshalb nur die grobe Technik des Brustschwimmens anschauen.

Der Bewegungsablauf

Die Stoßgrätsche der Beine besteht aus den Einzelbewegungen Beugen – Strecken – Schließen.

- Ziehen Sie die Beine in Richtung Gesäß an. Die Knie können dabei geöffnet oder geschlossen sein.
- Strecken Sie nun die Beine möglichst schnell und kräftig nach hinten außen. Die Füße sind dabei auswärts gedreht. Bei geschlossenen Knien erfolgt die Schubkraft aus den Unterschenkeln heraus. Dies entspricht beinahe einem Delphinbeinschlag.
- Die gestreckten Beine werden bei geöffneten Knien wieder geschlossen.

Falls Sie beim Brustschwimmen Probleme mit Ihren Kniegelenken haben, speziell mit den Menisken, sollten Sie auf einen kräftigen Beinschlag mit Verdrehung im Kniebereich am besten verzichten.

Zur Ausgangsposition für den Armzug liegen die Arme gestreckt direkt nebeneinander unter der Wasseroberfläche. Dabei zeigen die Handinnenflächen nach unten. Früher wurden die Arme erst gestreckt nach außen geführt. Heute werden die Arme schon zu Beginn der Zugphase im Ellbogengelenk angewinkelt und unter dem Körper nach außen bis auf Schulterbreite geführt. Die Unterarme stehen am Ende dieser Druckphase senkrecht zum Boden. Den tiefsten Punkt bilden die Fingerspitzen. Etwa in Nabelhöhe werden die Ellbogen zusammengeführt und die Unterarme ruckartig nach vorne bewegt und nach vorn gestreckt – die Ausgangsposition ist wieder erreicht.

Die Atmung

Zur Ausatmung wird der Oberkörper mit Beginn des Armzugs aus dem Wasser gedrückt. In dem Moment, wenn sich die Ellbogen unter Wasser einander nähern, taucht der Oberkörper wieder ein, und Sie können die gesamte Phase der Rückführung zur Ausgangsposition für die Ausatmung nützen. Halten Sie keinesfalls die Luft unter Wasser an. Sprudeln Sie die Luft durch Mund und Nase komplett aus, damit Sie über Wasser nur einatmen müssen.

Je nachdem, wie man den Beinschlag oder den Armzug ausführt, liegt man entweder ruhig im Wasser oder hüpft geradezu über das Wasser. Dabei werden die Arme oft über dem Wasser rückgeführt, der Beinschlag gleicht dem des Delphinschwimmens. Der Kopf taucht komplett ins Wasser ein, was früher mit Disqualifikation geahndet wurde. Sie selbst werden bald merken, welche Technik Ihrem Koordinationsvermögen am besten entspricht.

Schmetterlingschwimmen (Delphin)

Meist erkennt man am Stil, ob man einen Leistungsschwimmer oder einen Freizeitschwimmer vor sich hat. Wie bei keiner anderen Schwimmdisziplin hat vor allem der erwachsene Anfänger allergrößte Schwierigkeiten mit der Schwimmtechnik. Hat man erst einmal den richtigen Schwung und die richtige Koordination begriffen, genießt man jedoch den dynamischen Bewegungsablauf – er erfordert gar nicht so viel Kraft, wie man anfangs dachte.

Komischerweise kann man in Freibädern häufig ausgerechnet Kraftsportler – vor allem Bodybuilder – beobachten, die durchs Wasser schaufeln. Sie schaffen zwar mit großem Kraftaufwand eine Beckenlänge. Die körperlichen Voraussetzungen sind aber aufgrund der Muskelpakete im Schulterbereich extrem ungünstig. Sie sind dadurch sehr unbeweglich und haben große Mühe, die Arme sauber über das Wasser zu führen. Außerdem neigen die Muskelberge zu rascher Übersäuerung. Um so amüsanter ist es dann, wenn ein schmächtiger kleiner Junge ganz locker den Powermann überholt. Mit guter Technik braucht man eben nur wenig Kraftaufwand.

Diese besondere Schwimmart schaut zunächst einmal nach viel Kraftaufwand aus. Hat man sich dann an den Stil herangewagt und den Bogen herausgefunden, profitiert man jedoch vom Gesamtbewegungsablauf, der durch seine Dynamik gar nicht so viel Kraft erfordert.

Der Bewegungsablauf

Die Armbewegung entspricht dem Kraulschwimmen mit dem Unterschied, dass die Arme nicht wechselseitig, sondern parallel zueinander bewegt werden. Entscheidend für den Kick nach vorn ist vor allem das Ende der Druckphase. Die Arme werden dann wieder nach vorn über das Wasser geführt, wobei der Ellbogen den höchsten Punkt des Arms über der Wasseroberfläche einnimmt. Werden die Arme dagegen zu sehr gestreckt und zu weit seitlich geführt, drohen schnell Überlastungsprobleme im Schulterbereich.

Die Beine bewegen sich gleichzeitig aus den Hüften heraus nach oben und nach unten. Der erste Beinschlag erfolgt während der Zugphase unter Wasser, wodurch der Oberkörper über das Wasser gleitet und die Einatmung erfolgt. Mit der Rückführung der Arme über Wasser nach vorn taucht der Kopf wieder ins Wasser, und der zweite Beinschlag setzt ein. Der Körper bewegt sich wellenförmig durchs Wasser. Nehmen Sie sich genügend Zeit, die erforderliche Technik für diesen zunächst schwierigeren Schwimmstil sauber einzuüben – es lohnt sich!

Typische Fehler beim Schmetterlingschwimmen

- Falsche Koordination von Armen und Beinen. Eine Übung zur Verbesserung: Stehen Sie in bauchtiefem Wasser. Werfen Sie die Arme nach vorn, und springen Sie wie bei einem Kopfsprung nach vorn, indem Sie sich kräftig vom Boden abstoßen. Machen Sie dabei einen Rundrücken. Tauchen Sie so bis zum Beckenboden, berühren ihn mit beiden Händen gleichzeitig. Ziehen Sie die Beine zum Körper, und stoßen Sie sich wieder mit den Beinen vom Boden ab.
Die Arme sollten beim Abstoß herabhängen und über Wasser nach vorn zum Eintauchen geführt werden. Sie werden sehr schnell den Rhythmus herausfinden, wenn Sie die Übung ein paar Mal hintereinander wiederholen.
- Sie kommen zu steil aus dem Wasser. Dadurch bleiben Sie fast stehen. Ein Weiterschwimmen ist nur mit großem Kraftaufwand möglich.
Tipp Schauen Sie beim Schwimmen immer nach vorn, nie nach oben oder nach unten. So strecken Sie Körper und Kopf fast automatisch auch bei der Auftauchphase nach vorn. Der Bewegungsablauf wird dabei nicht verzögert.
- Die Beine schlagen nicht gleichzeitig, schon gar nicht aus den Hüften. Der Antrieb fehlt. Sie überlassen die ganze Arbeit den Armen. Und die werden schnell müde.

Nicht alle Schwimmarten sind auf Dauer für den Einzelnen gleich gut geeignet. Es lohnt sich also, sich die Besonderheiten der Schwimmstile genauer anzusehen und nicht nur eine einzige Schwimmart zu betreiben. Bei guter Technik treten aber kaum Beschwerden auf.

Der Einstieg ins Schwimmtraining

Die Auswahl der Schwimmart

Zur Verbesserung der Grundlagenausdauer ist es notwendig, in gleichmäßigem Tempo längere Distanzen am Stück zurückzulegen – Sie sollten anschließend nicht aus der Puste sein, also normal sprechen können. Kraul- und Rückenschwimmen eignen sich dazu am besten. Beim Brustschwimmen über längere Distanzen können Kniebeschwerden auftreten. Deshalb wechseln Leistungsschwimmer, deren Hauptdisziplin das Brustschwimmen ist, im Training auch auf andere Schwimmarten über. Langstreckler und Triathleten bevorzugen als Wettkampfdisziplin den Kraulstil, weshalb auch im Training überwiegend Kraul geschwommen wird.

Wer stilistisch sauber schwimmt, wird mit keinen größeren Beschwerden rechnen müssen, solange er vorwiegend aerob trainiert. Zur Verbesserung der Kraftausdauer belastet man sich bei 85 bis 90 Prozent der maximalen Schwimmgeschwindigkeit. Dabei werden die Einzelstrecken verkürzt und z. B. Serien mit kurzen Pausen geschwommen. Hierfür kommt jede Disziplin in Betracht.

Zur Verbesserung des Stehvermögens und der Schnelligkeit werden kurze Strecken unter 100 Meter gewählt, ebenfalls als Serien, dann aber mit erheblich längeren Pausen. Die Geschwindigkeit liegt bei der subjektiven Maximalbelastung.

Wichtig beim Schwimmen ist eine gute Grundlagenausdauer, die am besten nach allen Regeln der Kunst aufgebaut sein sollte, also durch kontrolliertes Training im aeroben Bereich um 70 Prozent Intensität. Zu beachten ist hierbei, dass die Pulswerte anders ermittelt werden als bei Sportarten an Land.

Trainingstipps für den Einsteiger

- Versuchen Sie zunächst, die Technik in Ihrer bevorzugten Schwimmart weiter zu verbessern. Dann aber sollten Sie unbedingt Kraulschwimmen erlernen (falls dies nicht schon Ihr Lieblingsstil ist). Das Wichtigste dabei ist die richtige Atmung.
- Legen Sie Ihre Trainingszeit, wenn möglich, auf einen Zeitpunkt, an dem das Becken nicht zu voll ist. Gerade am Anfang müssen Sie sich noch sehr auf den Stil konzentrieren und sollten daher nicht zu oft aus dem Rhythmus kommen.
- Schwimmen Sie zunächst 100 Meter am Stück. Falls Sie sich gut fühlen, schließen Sie gleich die nächsten 100 Meter an. Falls Sie merken, dass Ihnen die Puste ausgeht oder die Arme schwer werden, dann legen Sie eine kurze Pause ein. Berücksichtigen Sie dabei die Ratschläge für kurze Erholungspausen (siehe Kasten Seite 79).
- Ziel ist es, 1000 Meter am Stück mit möglichst gleichbleibendem Tempo durchzuhalten, ohne fix und fertig zu sein. Der Kraulstil sollte dabei vorrangig sein.
- Trainieren Sie möglichst 3-mal pro Woche.
- Falls Ihnen das nicht mehr ausreicht, ist es an der Zeit, ein kleines Trainingsprogramm zu erstellen, das neben gezielten Anforderungen etwas Abwechslung mit sich bringt.

Tipps zur Erweiterung des Trainings

- 1000 Meter Kraul (zunächst eventuell in Abwechslung mit Brust und Rücken)
- 200 Meter Kraul Beine mit Brett (Arme dabei strecken)
- 200 Meter Kraul Arme (mit Pull-buoy zwischen den Beinen, geht auch mit Brett)
- 200 Meter Rücken Gleichschlag mit Brust und Beinen
- 200 Meter Rücken (alternativ Brust)
- 4-mal 100 Meter Hauptschwimmart bei mittlerem Tempo (80 Prozent) mit 1 Minute Pause
- 100 Meter locker
- 2 Atemübungen: Kraulschwimmen, ohne zu atmen, soweit es geht; lange Pause
- 200 Meter locker Kraulausschwimmen

Wenn Sie dieses Programm zum ersten Mal nach einigen Wochen bewältigen können, haben Sie gewaltig viel geleistet. Sie können es natürlich selbst abwandeln. Beginnen Sie aber grundsätzlich mit einer langen Strecke, und denken Sie anschließend immer an das Ausschwimmen.

Sportarten zur Ergänzung

Eine gute allgemeine Ausdauer ist für den Aufbau der spezifischen Ausdauer eine sehr günstige Voraussetzung. Die allgemeine Ausdauer lässt sich zusätzlich sehr gut durch Joggen, Radfahren, Skilanglauf und Rudern trainieren. Hierbei wird die Muskulatur allgemein trainiert und eine Verbesserung des aeroben Leistungsvermögens u. a. durch eine Beeinflussung des Herz-Kreislauf-Systems erzielt. Beim spezifischen Ausdauertraining werden speziell die für die Sportart wichtigen Muskelgruppen trainiert. Im Schwimmen ist dies natürlich zusätzlich von der Disziplin abhängig. Trainiert wird in der Reihenfolge: allgemeine – sportartspezifische – schwimmartspezifische Ausdauer.

Das Training für den leistungsorientierten Schwimmer

Wie in allen Sportarten benötigen Sie zur Leistungsverbesserung einen gezielten Trainingsaufbau. Während der Anfänger allein durch eine gewisse Regelmäßigkeit des Trainings bereits leicht Verbesserungen erzielt, wird es für den Fortgeschrittenen immer schwieriger. So ist auch der Erhalt einer guten Leistung – vor allem mit zunehmendem Alter – bereits als Trainingserfolg zu sehen.

Pulsvorgaben werden anders berechnet

Die Pulsvorgaben für Schwimmsport weichen von den ermittelten Pulsvorgaben für Lauftraining ab. Die maximale Herzfrequenz liegt durchschnittlich 10 bis 15 Schläge niedriger als an Land. Dies muss bei der Ermittlung von Pulsvorgaben in Abhängigkeit vom Maximalpuls berücksichtigt werden. Bis zum Bereich des aerob-anaeroben Übergangs können Sie etwa zehn Schläge von den Lauftrainingsvorgaben abziehen, um den Trainingsbereich für Schwimmen zu ermitteln.
Besser richtet man sich bei der Ermittlung nach der maximalen Geschwindigkeit über eine bestimmte Strecke und errechnet die entsprechenden Zeiten für den gewünschten Trainingsbereich. Allerdings sollten Sie nicht nur nach Richtzeiten schwimmen, sondern während der Pausen auch das Pulsverhalten immer wieder kontrollieren.

Sie können zur Abwechslung verschiedene Serien einbauen, z. B. nur Armzug oder Beinschlag. Sie können aber auch zur weiteren Verbesserung Ihrer Grundlagenausdauer 2000 Meter am Stück schwimmen – für manche todlangweilig, für andere eine gute Möglichkeit zum Abschalten.

Laktatstufentest im Wasser

Im Hochleistungssport werden die Trainingsvorgaben mittels eines Laktatstufentests im Wasser ermittelt. Dazu werden z. B. 200-Meter- oder 300-Meter-Serien geschwommen, beginnend im regenerativen Bereich. Die Zeiten werden bei 300-Meter-Serien jeweils um 15 Sekunden gesteigert. Am Ende jeder Belastungsstufe bestimmt man Laktat und Puls. Anhand der Messwerte erhält man eine Laktat- und Pulskurve und bestimmt die einzelnen Trainingsbereiche. So erhält der Schwimmer die entsprechenden Zeiten und Pulsvorgaben.
Der Test lässt sich nur mit erfahrenen Schwimmern durchführen, die über ein gutes Zeitgefühl verfügen. Nicht zuletzt aufgrund des großen Aufwands wird der Test nur im Spitzensport angewandt.

Nichts geht ohne Grundlagenausdauer

Ohne Grundlagenausdauer (GA) ist ein sinnvoller Trainingsaufbau nicht möglich. Dies gilt im Übrigen für jede Sportart. Die Grundlagenausdauer stellt sozusagen das Fundament dar. Das Training bewirkt eine Anpassung verschiedener Abläufe im Körper. Die Vorteile liegen auf der Hand: Die Atemkapazität vergrößert sich, die Herzarbeit wird verbessert, das Herz-Kreislauf-System arbeitet ökonomischer, die Muskulatur wird durch eine trainingsbedingte vermehrte Kapillarisierung – also ein Neuwachstum kleinster Blutgefäße – stärker durchblutet, wodurch der Energiegewinnung über den Fettstoffwechsel genügend Sauerstoff zur Verfügung steht.

Je besser die Grundlagenausdauer entwickelt ist, desto länger lässt sich die Übersäuerung hinausschieben, sei es in Bezug auf höhere Intensitäten oder in Bezug auf die Belastungsdauer.

Schwimmen hält jung und stärkt Herz-Kreislauf-Vermögen und Muskulatur unter Schonung der Gelenke. Es eignet sich hervorragend zum Abschalten. Man spült sozusagen den Stress ab und ist eins mit seinem Körper und dem umgebenden Wasser.

Der Trainingsinhalt

Kennzeichnend für das Grundlagenausdauertraining sind lange Strecken, hoher Umfang, 70 bis 80 Prozent Intensität, extensive Intervalle mit kurzen Pausen (meist unter 15 Sekunden).

Hierfür einige Beispiele:

- Dauermethode 1: 1 Stunde am Stück schwimmen
- Dauermethode 2: Strecken ab 1000 Meter ohne Pause
- Intervall: Strecken zwischen 50 und 400 Meter als Serien, z. B. 10-mal 200 Meter mit 15 Sekunden Pause bei niedriger Intensität

Schon härter – das Schwellentraining

Durch Erhöhung der Intensität auf etwa 85 Prozent erhöht sich auch die Energienachfrage. Falls die Energiebereitstellung über den Fettstoffwechsel und den aeroben Kohlenhydratstoffwechsel nicht mehr ausreicht, um das erhöhte Tempo zu halten, wird ein geringer Teil der Energie über den anaeroben Stoffwechsel bezogen. Der Organismus kann sich an das erhöhte Tempo und die leichte Übersäuerung gewöhnen. Diese Anpassungsvorgänge äußern sich u. a. in einer Erhöhung der Muskelglykogendepots.

Das Training im Schwellenbereich führt bei guter Grundlagenausdauer zu einer Steigerung der Geschwindigkeit, des Ausdauervermögens im intensiven Bereich und einer leichten Erhöhung der Laktattoleranz. Die Regenerationszeiten sind wegen der höheren Intensität verlängert. Je älter Sie sind, desto länger ist auch die Regenerationsphase. Zur Vermeidung von Überlastungsproblemen empfehle ich Senioren für den jeweils dem Schwellentraining folgenden Trainingstag ein reines GA-Training und nur auf »inneren« Wunsch z. B. 4-mal 50 Meter Schwellentraining mit aktiven Pausen und langem Ausschwimmen.

Ein Päuschen muss schon sein

- Achten Sie beim Training im Freien, besonders bei kalten Außentemperaturen, darauf, dass die Schultern während der Pausen unter Wasser bleiben. Wind auf nasser Haut reduziert die Außentemperatur um mindestens 5 °C. Kälte und Zugluft führen dann leicht zu einer verkrampften Schultermuskulatur – ein großes Handicap für jeden Schwimmer.
- Möglichst am Beckenrand unter Wasser durch Mund und Nase ausatmen, über Wasser kurz einatmen. Während der Ausatmung wird die Atemmuskulatur mit Sauerstoff versorgt. Kommt die Ausatmung zu kurz, kann Seitenstechen auftreten. Durch die forcierte Ausatmung kann sich die Muskulatur wesentlich schneller regenerieren.

Der Trainingsinhalt

Kennzeichnend für das Schwellentraining sind: Intensität um die 85 Prozent, Umfang im Vergleich zum Grundlagenausdauertraining etwas niedriger, längere Pausen. Doch Schwellentraining bedeutet nicht, dass die ganze Trainingseinheit in diesem Bereich erfolgt. Lediglich der Schwerpunkt findet im Schwellenbereich statt, z. B. mit einer oder auch mehreren entsprechenden Serien. Wichtig: Je härter das Training ist, desto länger sollte das Ausschwimmen erfolgen.

Tipp Achten Sie bei einer Intensitätssteigerung vermehrt auf Ihre Technik. Durch Ermüdung nämlich wird der Schwimmstil unsauber. Schwimmen Sie deshalb bewusst schön.

Falls die Intensität beim Schwellentraining für Sie noch zu hoch ist, bauen Sie besser erst Ihre Grundausdauer noch weiter aus. Das Fundament muss weiterhin ständig gepflegt werden!

Für Hartgesottene – Schnelligkeitsausdauer

Durch Training in diesem hohen Intensitätsbereich um 90 Prozent beanspruchen Sie zunehmend den anaeroben Stoffwechsel. Die Folge ist eine Anreicherung von Laktat in der Muskulatur. Die saure Muskulatur beginnt zu schmerzen, die Arme und Beine werden schwer. Das Training bereitet vor allem Langstrecklern wahrlich kein Vergnügen: Man muss schon die Zähne zusammenbeißen. So aber können Sie Ihr Steh-

Nicht vergessen: Die Regenerationsphase ist beim Training der Schnelligkeitsausdauer erheblich verlängert. Achten Sie auf die Sprache Ihres Körpers, und gönnen Sie sich ausreichend Zeit zur Erholung!

vermögen verbessern. Dieses Training empfiehlt sich keinesfalls als Ausgleich nach einem stressreichen Tag. Sie sollten ausgeruht und motiviert zum Training kommen. Die Einstellung zum Training ist in diesem Fall für den Erfolg ganz besonders entscheidend. Falls Sie nicht voll und ganz bei der Sache sind, sollten Sie lieber auf GA- oder Schwellentraining übergehen.
Dieses Training sollte im leistungsorientierten Freizeitsport über maximal vier Wochen Bestandteil des Trainingsprogramms sein. Im Gegensatz zu GA- und Schwellentraining sind Trainingspartner für härtere Serien recht hilfreich. Der Wettkampfcharakter hilft, den inneren »Schweinehund« zu überwinden. Allerdings sollten gerade ältere Sportler dies nicht mit falschem Ehrgeiz gleichsetzen. Ein junger Körper verzeiht viel, ein älterer Körper ist nachtragend.

Der Trainingsinhalt

Kennzeichnend für das Training der Schnelligkeitsausdauer sind: Serien mit Intensität bis zu 90 Prozent, lange Pausen mit Pulskontrolle, geringer Umfang.
Die Schwimmstrecken innerhalb der Serien sollten mit möglichst gleichem Tempo geschwommen werden, d. h., die Zeit der ersten Strecke entspricht der Zeit der letzten Strecke. Wichtig dabei sind lange Pausen. Atmen Sie dabei unter Wasser gut durch Mund und Nase aus und über Wasser ein – etwa 10-mal –, um die Regeneration zu beschleunigen. Die Länge der Pause hängt vom Pulsverhalten ab. Sinkt der Puls z. B. auf unter 100/min ab, können Sie erneut starten. Können Sie die Zeit der nachfolgenden Strecken nicht halten, sollten Sie die Pause verlängern. Sinkt die Leistung trotzdem ab, muss die Serie vorzeitig beendet werden.

Powern für den Wettkampf

Man kann dies mit einem Trainingswettkampf gleichsetzen. Entweder schwimmt man die Wettkampfstrecke komplett mit Wettkampftempo durch oder man unterteilt die Wettkampfstrecke vor allem bei längeren Distanzen wie 400 oder 800 Meter in kürzere Einzelstrecken mit sehr kurzen Pausen. Danach addiert man die Zeiten der Einzelstrecken. Die Gesamtzeit sollte der Bestzeit entsprechen. Liegt sie darunter, kann man mit einem sehr guten Gefühl an den Start gehen.

Zusätzliche Trainingsmöglichkeiten

Atemübungen

Als Übungen eigenen sich 400 Meter mit Siebenerzug oder 800 Meter mit Fünferzug, alternativ auch 25 Meter oder mehr, ohne zu atmen. Hierbei stellt sich der Körper zwangsweise auf eine niedrigere Sauerstoffzufuhr um. Die Energiebereitstellung erfolgt anaerob.

Übungen für die Grundschnelligkeit

Powern über acht bis zehn bzw. 10 bis 15 Sekunden. Das lässt sich gut auch mit einem Wendentraining verbinden. In dieser kurzen Zeit erfolgt die Energiebereitstellung ohne Sauerstoffverbrauch und ohne Bildung von Laktat. Stattdessen steht uns das Kreatinphosphat im Muskel zur Verfügung, allerdings für lediglich maximal acht bis zehn Sekunden. Dieses Training ist nur in völlig ausgeruhtem Zustand sinnvoll und sollte deshalb direkt nach gutem Aufwärmen erfolgen. Leider kann die Grundschnelligkeit mit zunehmendem Alter kaum mehr verbessert werden. Aber: Man kann die noch vorhandene Schnelligkeit konservieren sowie das Reaktionsvermögen verbessern.

Gerade Anfänger sollten zunächst auf zusätzliche »Einrichtungen«, die das Schwimmen erschweren, ganz verzichten. Konzentrieren Sie sich lieber auf Technik und Grundlagenausdauer.

Technik nicht vergessen

Darauf wurde bereits ausführlich hingewiesen. Trotzdem sei nochmals betont: Je höher der Umfang und je höher die Trainingsintensität ist, desto mehr Technikfehler schleichen sich ein. Ziehen Sie gegebenenfalls einen Trainer oder Trainingspartner zurate.

Krafttraining im Wasser

Paddles dienen dazu, die Handflächen künstlich zu vergrößern. Folglich müssen wir mehr Muskelkraft für den Vortrieb aufbringen. Achtung: Wer bereits Schulterbeschwerden hat, sollte von dem Gebrauch der Paddles absehen – die gereizte Sehne wird dadurch noch mehr belastet. Natürlich kann man auch nur mit Armarbeit oder nur mit Beinarbeit schwimmen, um gezielt die entsprechende Muskulatur zu trainieren. Manche Schwimmer ziehen sich mehrere Schwimmanzüge gleichzeitig an, um den Widerstand zu erhöhen. Vom Training mit T-Shirt rate ich vor allem Anfängern wegen einer dadurch womöglich veränderten Wasserlage eher ab.

Dehnungsübungen

Lockern Sie sich z. B. durch Armkreisen und leichte Dehnübungen vor dem Schwimmtraining. Längere und intensivere Dehnübungen sind eher nach dem Training sinnvoll. Besonders die Schulterbeweglichkeit sollte dabei berücksichtigt werden.

Der Mix macht's: Schwimmen Sie nicht nur in einer Schwimmart. Sonst drohen Überlastungsprobleme z. B. am Schultergelenk oder am Kniegelenk durch den Brustschwimmbeinschlag.

Überlastungsprobleme beim Schwimmen

Sehr verbreitet – die Schwimmerschulter

Nach einer Studie leiden 50 Prozent aller Schwimmer an Schulterbeschwerden, chronisch oder vorübergehend. Aufgrund der großen Beweglichkeit des Schultergelenks bei relativ lockerer Bandführung dienen vor allem die Muskeln der so genannten Rotatorenmanschette dazu, den Oberarmkopf in der kleinen Gelenkpfanne zu führen. Ermüdet die Muskulatur infolge der gleichförmigen Überkopfbewegungen, versagt auch die Führung. Der Gelenkkopf sinkt ab, und es resultiert die so genannte subakromiale Überlastung mit Sehnenentzündung.

Schmerzhafte Sehnenentzündungen

Sehnenentzündungen verlaufen schleichend und werden vor allem von Leistungssportlern anfangs eher verdrängt. Dabei liegt die Ursache häufig nur in einer falschen Armführung. Wird der Fehler nicht beseitigt, droht eine chronische Sehnenentzündung, die je nach Schweregrad in vier Stadien eingeteilt wird:

- Grad 1: Schmerzen nach körperlicher Arbeit
- Grad 2: Schmerzen während und nach körperlicher Arbeit, keine Leistungseinschränkung
- Grad 3: Einschränkung der Bewegungsfähigkeit während und nach körperlicher Arbeit
- Grad 4: Beschwerden auch im Alltag

Je früher Beschwerden und Auslöser erkannt werden, desto günstiger ist die Prognose. Auch das Alter spielt dabei eine Rolle. Während bei Schwimmern unter 25 Jahren vor allem Schwellungen und Blutungen beobachtet werden, kommt es im fortgeschrittenen Stadium ab dem 40. Lebensjahr zu Knochenspornen und auch Sehnenrissen.

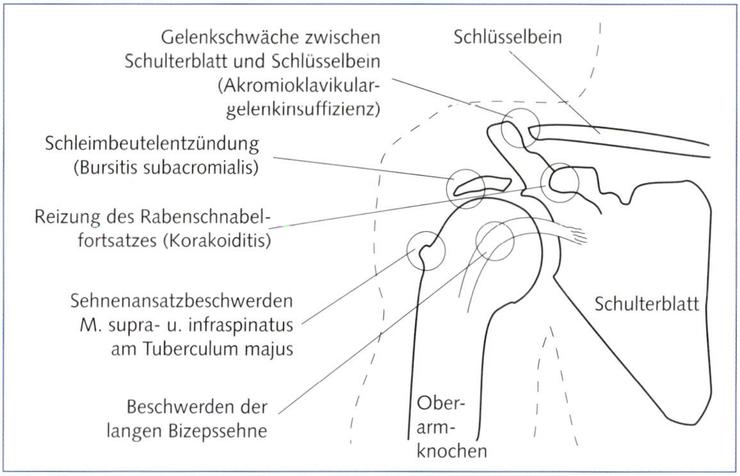

An diesen so genannten trigger points treten beim Schwimmen besonders häufig Überlastungsschäden auf. (Quelle: Geiger, Überlastungsschäden.)

Ursachen und Symptome

Bei der Eintauchphase schiebt sich der Oberarmkopf unter den Bogen, gebildet aus Schlüsselbein und Schulterblatt. Dabei kann es zu Einklemmungen der Bizepssehne und der Supraspinatussehne kommen. Dies führt ebenfalls zu Irritationen, Durchblutungsstörungen und Entzündungsreaktionen mit Schwellung, welche die Beweglichkeit zusätzlich einschränken. Dieser Schmerz zu Beginn des Armzugs wird von 50 Prozent der betroffenen Schwimmer angegeben.

Seitliche Einklemmungserscheinungen sind während der Rückführungs- oder Erholphase bei Kraul und Delphin möglich. Und zwar umso mehr, je flacher und seitlicher der Arm über das Wasser geführt wird. 23 Prozent der Schwimmer klagen über Schmerzen in dieser Phase. Es konnte bestätigt werden, dass der Zeitpunkt des Schmerzempfindens und der Reizentstehung übereinstimmen.

Jeder Schwimmer sollte aufpassen, dass es gar nicht erst zu Sehnenreizungen oder -verletzungen durch Überlastung kommt. Mit zunehmendem Alter nimmt die Regenerationsfähigkeit der Sehnen immer stärker ab.

So können Sie vorbeugen

Damit es erst gar nicht zu Schulterbeschwerden kommt, sollten Sie Folgendes berücksichtigen:

- Schwimmtechnik immer wieder korrigieren.
- Niemals Intensität und Strecke gleichzeitig steigern. Je länger Ein- und Ausschwimmphasen, desto besser. Hohe Intensitäten besser zu Beginn des Trainings, Technikübungen am Ende.

Durch den speziellen Beinschlag beim Brustschwimmen sind die Kniegelenke ganz besonders gefordert. Bei vorgeschädigten Kniegelenken sollten Sie ganz auf den Brustbeinschlag verzichten. Gegebenenfalls ist ein Schwimmartwechsel angezeigt.

- Schmerzen nie verdrängen! Sofort Umfang und Intensität des Trainings reduzieren. Auf Paddles verzichten.
- Keinesfalls Stretching über die Schmerzgrenze hinaus. Bei Kindern nur Stretching ohne Partner.
- Kräftigungsübungen mit Belastungen bis an die Schmerzgrenze vermeiden.

Kniegelenkbeschwerden

Diese Art der Beschwerden tritt praktisch nur beim Brustschwimmen auf. Selbst eine gute Technik kann eine Überlastung des Innenbands der Menisken oder Schmerzen im Bereich der Kniescheibe nicht immer vermeiden. Die Ursache hierfür liegt in dem für Menschen unnatürlichen Bewegungsablauf. Deshalb sollte diese Stilart auch bei Leistungsbrustschwimmern nicht Hauptanteil des Schwimmtrainings sein. Zudem muss sich der Brustschwimmer vor dem Training besonders gut aufwärmen.

Vorgeschädigte Kniegelenke führen zwangsläufig zu Beschwerden, ebenso eine instabile Gelenkführung. Dies kann eventuell durch spezielles Krafttraining ausgeglichen werden. Solche Schwachstellen werden bei einem sportmedizinischen Check-up erkannt und bei der Beratung berücksichtigt.

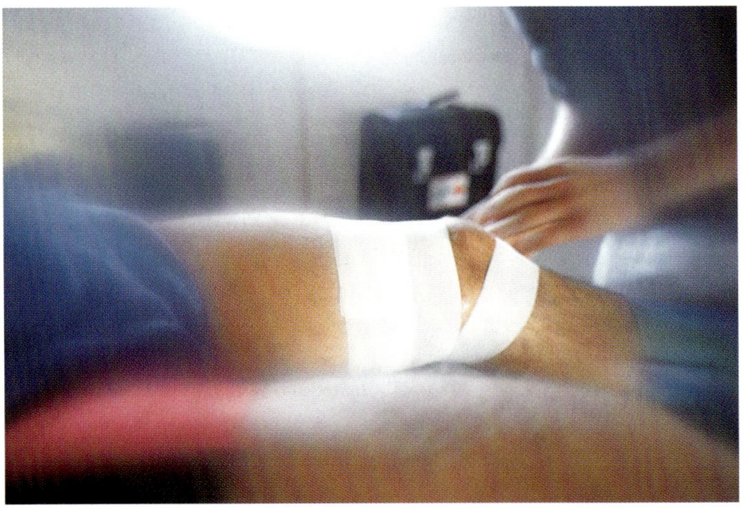

Ob die Behandlung mit Eis oder einem Druckverband bei Beschwerden im Kniebereich angezeigt ist, kann meist nur der Sportarzt erkennen.

So können Sie Überlastungen vermeiden

- Schwimmen ist trotz der oben beschriebenen Überlastungsprobleme eine sehr gesundheitsfördernde Sportart. Wie bei jeder anderen Sportart gilt auch hier: Wer übertreibt, ist selbst schuld.
- Beachten Sie gerade als Anfänger die Technikempfehlungen. Nehmen Sie sich Zeit für einen ordentlichen Trainingsaufbau, und hören Sie auf die Signale Ihres Körpers!
- Dies gilt vor allem für leistungsorientierte Schwimmer, speziell auch Triathleten: Falls Schwimmen nicht Ihre Hauptdisziplin ist, sollten Sie zunächst an der Technik arbeiten.
- Ansonsten ist für den Triathleten vorwiegend Langstreckentraining mit Schwerpunkt Grundlagenausdauer empfehlenswert. Die dadurch verbesserte aerobe Leistungsfähigkeit kommt natürlich auch anderen Disziplinen zugute.
- Und nicht vergessen: Trinken Sie genügend, bei längeren Trainingseinheiten sogar zwischendurch. Denn auch im Wasser wird unter Belastung geschwitzt. Langstreckenschwimmer werden deshalb während ihres Rennens stets vom Begleitboot aus mit speziellen Getränken versorgt.

Viele Leistungsschwimmer haben eine schlechte Haltung aufgrund muskulärer Dysbalancen. Rundrücken und Beckenabkippung nach hinten sind die Folge. Spezielle Übungen z.B. mit dem Thera-Band® können vorbeugen.

Weitere häufige Beschwerden

Überlastungen im Ellbogenbereich resultieren meist aus einer falschen Armführung über Wasser – der Ellbogen sinkt nach unten ab, der Armzug verliert an Effektivität, was der Schwimmer durch eine stärkere Beanspruchung der Ellbogenstrecker auszuschalten versucht.

Rückenschmerzen sind bei Leistungsschwimmern extrem häufig. Dies kann an einer falschen Technik liegen, z. B. dem Brustschwimmen in Hohlkreuzstellung. Andererseits wird gerade Kindern und Jugendlichen mit Haltungsfehlern nach wie vor Schwimmen als Behandlung empfohlen. Gerade in diesem Fall ist von Anfang an auf die Einübung der richtigen Schwimmtechnik zu achten.

Bei sportmedizinischen Routineuntersuchungen von Leistungsschwimmern fielen vor allem Skoliosen (seitlich verkrümmte Wirbelsäulen) auf, die aber schon vor der Schwimmkarriere diagnostiziert worden waren. Möglicherweise werden die gehäuften Beschwerden also durch bereits vorhandene Schwachstellen zumindest mit verursacht. Diese sollten beim Training besonders berücksichtigt werden.

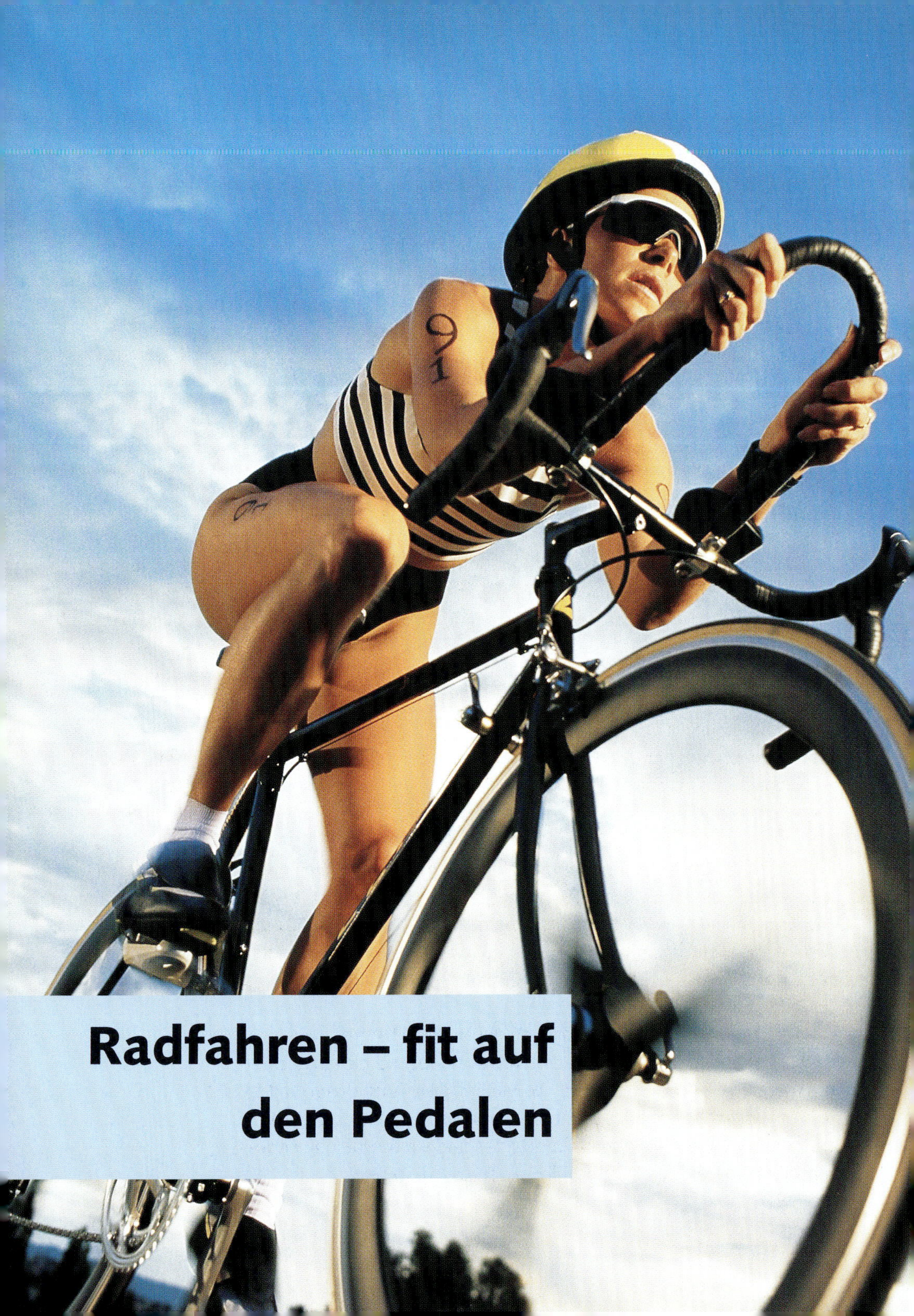

Radfahren – fit auf den Pedalen

Vielseitig und mit hohem Freizeitwert

Im Radsport gibt es ganz unterschiedliche Disziplinen. Bis auf Bahnradfahren – das wir hier wegen seiner weniger starken Verbreitung ausklammern wollen – finden sie alle im Bereich der Langzeitausdauer statt, mit einer Belastungsdauer von mindestens zehn Minuten bis zu mehreren Stunden.

Radfahren ist relativ gewichtsneutral, kommt also auch für etwas korpulentere Menschen durchaus in Betracht. Ein zu hohes Körpergewicht wirkt sich beim Laufen beispielsweise negativ auf die Gelenke aus, beim Radfahren nicht. Radtraining ist außerdem für Athleten anderer Sportarten eine gute Möglichkeit, das allgemeine Ausdauervermögen zu verbessern oder zu konservieren.

Je nach den körperlichen Voraussetzungen kann man die Trainingsintensität außer durch die Geschwindigkeit auch durch die Wahl des Geländes bestimmen. Das macht das Radtraining, ob für Gesundheit oder Leistung, recht abwechslungsreich. Die Wahl einer landschaftlich attraktiven Strecke kann den Stressabbau natürlich zusätzlich fördern.

Radfahren gehört neben Schwimmen und Walken zu den Sportarten mit dem größten Gesundheitsnutzen. Herz, Kreislauf und Lunge werden in vernünftigem Maß auf Touren gebracht, ohne Stützapparat und Gelenke zu belasten.

Was Radeln für den Körper tut

Die Muskelarbeit beim Radfahren erfolgt dynamisch, wobei mehr Muskelmasse als ein Sechstel des Körpergewichts beansprucht wird – das richtige Maß für ausdauerorientiertes Training. Wird mit nur 60 Prozent der maximalen Leistungsfähigkeit trainiert, hat dies bereits einen positiven Effekt auf Gesundheit und Ausdauerleistung.

Der Fettstoffwechsel läuft auf Hochtouren

Wie bei allen Ausdauersportarten werden vorwiegend die langsamen Muskelfasern (STF) beansprucht. Die Muskelfasern rekrutieren, in diesem Zusammenhang bedeutet das: Sie passen sich der Belastungsform an. In Muskelfasern von Straßenradfahrern findet sich eine hohe Konzentration an Neutralfetten, die als Energiereserve dienen.

Wie sich im Ausdauerwettkampfbereich unterschiedlich lange Beanspruchungszeiten auf die einzelnen Körperfunktionssysteme auswirken, fasst die Tabelle unten zusammen. (Quelle: Olympiabuch der Sportmedizin.)

Etwa 60 Prozent des Energiebedarfs können bei Langzeitausdauerbelastungen aus dem Fettstoffwechsel gewonnen werden. Dadurch werden die Glykogenspeicher geschont. Je höher die Intensität aber ist, desto mehr Energie pro Zeiteinheit muss zur Verfügung gestellt werden. Fett- und Kohlenhydratstoffwechsel werden zur Energiegewinnung deshalb gleichzeitig herangezogen.

Der Nachschub muss stimmen

Ab einer Belastungsdauer von mehr als 90 Minuten sind die Kohlenhydratdepots erschöpft. Deshalb ist eine Kohlenhydratzufuhr von außen z. B. in Form von kohlenhydratreichen Drinks unbedingt erforderlich. Andernfalls kann die Leistungsintensität nicht weiter aufrechterhalten werden.

Als Notlösung greift der Körper dann auf Eiweiß als Brennstoff zurück, wobei der Harnstoff als Abfallprodukt im Blut ansteigt. Ein erhöhter Harnstoff wird beispielsweise auch nach Krafttraining gemessen. Beim Ausdauersportler sollte dagegen der Harnstoff im Normalbereich liegen. Andernfalls ist das Training zu hoch dosiert, und es geht an die eigene (Muskel-)Substanz.

Beanspruchung von Funktionssystemen

Funktionssystem	Messgröße	KZA 35s...2 min	MZA >2...10 min	LZA I >10...35 min	LZA II >35...90min	LZA III >90...360 min	LZA IV >360 min
O_2-Aufnahme	% VO_{2max}	100	95–100	90–95	80–95	60–90	50–60
Energiewandlung	% Anteil						
	– aerob	20	60	70	80	95	99
	– anaerob	80	40	30	20	5	1
Glykogenabbau	% Muskelglykogen	10	30	40	60	80	95
Lipolyse (Fettverbrennung)	FFS (mmol/l)	0,5	0,5	0,8	1,0	2,0	2,5
Glykolyse (Kohlenhydratstoffwechsel)	Laktat (mmol/l)	18	20	14	8	4	2

KZA, MZA, LZA = Kurz-, Mittel- und Langzeitausdauer
FFS = Freie Fettsäuren

Für ausreichend Getränke sorgen

Langzeitausdauertraining bewirkt erhöhte Glykogenreserven in der Leber und im Muskel, dort auch vermehrte Fettreserven. Langzeitausdauerbelastungen können mit maximal 70 Prozent der maximalen Sauerstoffaufnahme (VO_2max) durchgehalten werden. Bei mehrstündigen Belastungen steigt die Herzfrequenz immer weiter an. Dies hängt u. a. mit dem Anstieg der Körpertemperatur und dem Flüssigkeitsverlust zusammen. Deshalb sollten Sie auf ausreichende Flüssigkeitszufuhr während des Fahrens achten und vor allem den Puls beobachten, dessen Anstieg sozusagen als Warnlampe dient.

Die körperlichen Voraussetzungen

Je nach Belastungsform und Belastungsdauer werden Herz, Kreislauf, Bewegungsapparat und Stoffwechsel unterschiedlich stark beansprucht. Auch wenn die Belastungsdauer eines Rennens gleich lang ist, so leuchtet ein, dass ambitionierte Straßenfahrer über andere körperliche Voraussetzungen verfügen müssen als Mountainbiker. Dies wird auch bei sportmedizinischen Untersuchungen einschließlich Leistungsdiagnostik sehr deutlich.

Im Allgemeinen verfügen Straßenfahrer über eine bessere aerobe Kapazität bei niedrigerem Stehvermögen als Mountainbiker. Andererseits müssen Mountainbiker aufgrund des anspruchsvollen Geländes über ein besseres Koordinations- und ein rascheres Reaktionsvermögen verfügen als Straßenfahrer.

Mountainbiker oder Radrennfahrer: Je nach bevorzugter Radsportart unterscheiden sich auch die Anforderungen, die an die jeweiligen Sportler gestellt werden. Während Radrennfahrer über bessere aerobe Kapazitäten verfügen, sind bei Mountainbikern ausgeprägtere Koordinationsfähigkeiten vonnöten.

Nur nicht übertreiben

Auch bei Spitzenradfahrern erfolgen 70 bis 80 Prozent des Trainings im Grundlagenausdauerbereich. Genau dieser Bereich aber wird im leistungsorientierten Freizeitsport allzu oft vernachlässigt, dagegen viel zu häufig im höheren Intensitätsbereich trainiert. Wenn man dann auch noch die erhöhte Regenerationszeit nicht berücksichtigt, droht ein Übertrainingssyndrom (siehe ab Seite 187). Übermäßige muskuläre Beanspruchung lässt sich mit Hilfe eines Muskelenzyms, der Kreatinkinase, im Blut messen. Je höher der Wert, desto höher war die muskuläre Beanspruchung. Jede Erhöhung des Enzymwerts sollte unbedingt eine sofortige Trainingsreduktion zur Folge haben – die Regenerationsphase hat offensichtlich nicht ausgereicht.

Das passende Fahrrad

Mountainbiker oder Straßenfahrer

Zunächst sollten Sie sich natürlich – so Sie Einsteiger sind – für eine Raddisziplin entscheiden.

- Bevorzugen Sie eher die reine Natur auf unbefestigten Wegen weit abseits des Verkehrs, und sind Sie eher ein Entdeckertyp, dann ist für Sie ein Mountainbike sicher das Beste.
- Sind Sie dagegen eher ein Statistiker, der sich nach genauen Trainings- und Pulsvorgaben richtet und den die erzielten Trainingskilometer pro Jahr mit einer gewissen Befriedigung erfüllen, dann sind Sie bei den Straßenfahrern richtig.
- Verfolgen Sie mit Ihrem Radtraining hingegen gesundheitliche Ziele, so sind zunächst eher befestigte Wege und Straßen mit geringen Höhenunterschieden zu bevorzugen. Ein leichtes Trekkingrad ist dafür besonders zu empfehlen.

Die unten angegebenen Richtmaße für den Fahrradrahmen gelten nicht für Mountainbikes: Bei diesen sollte die Rahmenhöhe um jeweils zwei Zentimeter niedriger sein.

Worauf man beim Kauf achten sollte

Die Grundvoraussetzung für richtige Technik, die wiederum die Basis bildet für optimalen Gesundheits- und Leistungsgewinn, ist natürlich das passende Rad, gleichgültig ob es nun ein Mountainbike, Rennrad oder Trekkingrad sein soll. Dementsprechend müssen Sie es auch persönlich auswählen und sich vom Fachhändler beraten lassen. Ein Gutschein für ein Rad zum Geburtstag oder zu Weihnachten ist in diesem Fall besser als ein gut gemeinter Fehlkauf!

Die Rahmengröße

Stellen Sie die Füße auf den Boden mit dem Fahrrad zwischen den Beinen. Der Abstand zwischen Querstange und Schritt sollte 2,5 bis 5 Zentimeter betragen, bei Mountainbikes 7,5 bis 15 Zentimeter. Durch den kleineren Rahmen kann ein Mountainbiker schneller auf- und absteigen. Je nach Raddisziplin, Fahrstil und Körpermaßen unterscheidet sich die Rahmengröße. Als Richtmaße gelten:

- Körpergröße bis 1,65 Meter: Rahmenhöhe bis 54 Zentimeter
- Körpergröße 1,65 bis 1,80 Meter: Rahmenhöhe zwischen 54 und 58 Zentimeter
- Körpergröße über 1,80 Meter: Rahmenhöhe ab 58 Zentimeter

Sitzhöhe

Die Sitzhöhe ist für das Bewegungsausmaß in Hüft-, Knie- und Sprunggelenk sowie für das Ausmaß der Muskelarbeit entscheidend. Die Beine sollten bei der Pedalstellung sechs Uhr fast durchgedrückt sein. Allerdings ist diese Empfehlung sehr allgemein und für die individuellen Ansprüche durchaus veränderbar. Lassen Sie sich am besten im Fachgeschäft beraten.

Machen Sie sich die Mühe, und verändern Sie an Ihrem Rad Sattel und/oder Lenker in Höhe bzw. Stellung so oft, bis Sie die passende, Ihnen angenehme Körperposition einnehmen können. Oft ist es nur ein halber Zentimeter, der für ein entspannteres und damit auf Dauer gesundes Radfahren angepasst werden muss.

Satteleinstellung

Der Sattel sollte parallel zum Boden stehen. Manche Räder verfügen über eine Sattelschiene, wodurch ein Vor- und Zurückschieben des Sattels möglich ist. Als Faustformel gilt: Der Abstand des Sattels zum Lenker ist gut, wenn sich der Vorderrand des Kniegelenks bei horizontaler Pedalstellung, also drei bzw. neun Uhr, senkrecht über der Pedalachse befindet. Aber auch hier gilt: Diese Empfehlung ist nicht unbedingt für jeden Fahrer geeignet.

Fußstellung und -befestigung

Der Fußballen sollte zur optimalen Kraftübertragung direkt über oder kurz vor der Drehachse der Pedale stehen. Um Überlastungsschäden im Kniegelenk zu vermeiden, sollten Sie – falls Sie sich fürs Rennrad entschieden haben – bei der vielfältigen Auswahl von Befestigungsmöglichkeiten der Schuhe an den Pedalen auf einen ausreichenden Bewegungsspielraum achten.
Ist der Fuß zu starr an den Pedalen befestigt, kommt es zu Scherkräften vor allem im Bereich der Menisken mit nachfolgenden Schmerzen. Aufgrund der immer weiter entwickelten Möglichkeiten sollten Sie sich gut beraten lassen und gegebenenfalls auf bereits bestehende Schwachpunkte im Kniegelenk hinweisen.

Lenkstange

Die Auswahl der Form der Lenkstange hängt erheblich von der bevorzugten Sitzposition ab. Je aerodynamischer, desto stärker ist die Streckstellung des Oberkörpers. Der Freizeitsportler bevorzugt dagegen mehr die aufrechte Oberkörperhaltung. Dies kann durch die Länge der oberen Querstange und durch die Vorbaulänge (zum Teil variabel) angepasst werden.

Jeder kann radeln – von wegen!

Es ist bemerkenswert, wie wenige Radfahrer, ob sonntags mit Familie oder profihaft ausgerüstet, die richtige Position auf dem Fahrgestell einnehmen. Das hat natürlich nicht nur negative Folgen für den Trainingseffekt, sondern kann auch zu Verspannungen der Muskulatur und Gelenkbeschwerden führen.

Um die einzelnen Pedal- bzw. Kurbelstellungen auf dem großen Zahnkranz am einfachsten zu verdeutlichen, greift man am besten auf das Uhrenziffernblatt zurück. Entscheidende Zeitpunkte sind die Stellungen jeweils um zwölf und um sechs Uhr, denn hier müssen die toten Punkte möglichst rund überwunden werden.

Häufig begegnet man Radlern, die sozusagen wie ein Frosch auf dem Rad sitzen. Die Knie zeigen statt nach vorn zur Seite. Oft ist die Trittfrequenz viel zu niedrig. Dadurch muss mit hohem Kraftaufwand getreten werden. Vielleicht kommt der Radfahrer mit einer hohen Trittfrequenz bei niedrigem Gang nicht zurecht, weil er den runden Tritt nicht beherrscht?

Rund zu treten will gelernt sein

Man unterscheidet beim Radfahren drei Trittphasen:

- Druckphase: Sie ist allgemein bekannt und am effektivsten. Die für den Vortrieb optimale Kraft wird erreicht, wenn die Pedale bei drei Uhr stehen und mit der Beinkraft nach unten gedrückt werden.
- Zugphase: Sie schließt sich der Druckphase an und beginnt etwa bei der Pedalstellung fünf Uhr und endet bei sieben Uhr.
- Schubphase: Sie erstreckt sich von elf Uhr bis ein Uhr.

Zug- und Schubphase sind dem Laien oft nicht bewusst, doch für den runden Tritt die wichtigste Voraussetzung.

Bei Belastungen auf dem Radergometer in der Praxis erkennt der Sportmediziner sofort, ob der runde Tritt beherrscht wird – bei niedriger Anfangsbelastung von 50 und 100 Watt fährt nur der Könner rund. Erst bei höheren Belastungsstufen wird auch beim fehlerhaften Krafteinsatz aufgrund der stärkeren Druckphase ein runder Tritt vorgetäuscht. Der Sportmediziner sollte Sie bei fehlerhafter Durchführung darauf hinweisen.

So strampeln Sie richtig

Sie benötigen für den runden Tritt keine Spezialpedale. Wichtig ist, das Pedal vor der Druckphase, also etwa zwischen elf und ein Uhr über den toten Punkt bei zwölf Uhr nach vorn zu schieben. Dasselbe gilt für den unteren toten Punkt bei sechs Uhr. Das Pedal muss auch hier aktiv zwischen fünf und sieben Uhr nach hinten bewegt werden. Die nachfolgenden Übungen sind aus dem Alltag wohlbekannt und erscheinen Ihnen deshalb vielleicht zu einfach. Tatsächlich benötigt man aber zur Umsetzung einer neuen Technik einfache Hilfsübungen, um den Sinn des Bewegungsablaufs auch zu verstehen.

- Schubphase: Setzen Sie sich auf einen Stuhl, beide Fußflächen haben Bodenkontakt. Drücken Sie sich nun nach hinten ab, um auf oder mit dem Stuhl nach hinten zu rutschen.
- Zugphase: Streifen Sie Ihre Schuhe ein paarmal kräftig auf dem Fußabstreifer ab. Genau dies entspricht dem Bewegungsablauf der Zugphase.

Falls Sie ein Mountainbike besitzen, allerdings vorwiegend auf der Straße fahren, tauschen Sie einfach die dicken Stollenreifen aus. Das Treten fällt dann wesentlich leichter.

Umsetzung

Jetzt gilt es, diese Phasen in die Trittbewegung einzubauen. Das ist nicht ganz einfach. Üben Sie die Umsetzung zunächst bei niedriger Trittfrequenz von etwa 60 Umdrehungen mit einem etwas höheren Gang, aber ohne zu hohen Krafteinsatz. Wählen Sie eine ebene oder leicht ansteigende Strecke, wo Sie sich möglichst ganz auf den Tritt konzentrieren können.

Wenn Sie meinen, der Tritt ist rund, legen Sie einen kleineren Gang ein und erhöhen die Umdrehungszahl auf 90. Sie werden sofort bemerken, dass Sie sich wieder stärker auf den runden Bewegungsablauf konzentrieren müssen. Wenn auch dieser Schritt geschafft ist, können Sie die Trittfrequenz bei noch niedrigerem Gang schrittweise weiter erhöhen. Übertreiben Sie dabei aber nicht!

Lassen Sie sich kontrollieren

Ein Trainingspartner kann Sie kontrollieren, indem er hinter Ihnen fährt. Er beobachtet dabei den oberen Teil der Kette zwischen hinterem Zahnkranz und vorderem Kettenblatt. Ist dieser nicht gespannt, muss die Fahrtechnik noch verbessert werden. Setzen Sie dann die Trittfrequenz wieder herab, und versuchen Sie, die Kräfte auf die einzelnen Phasen gleichmäßig zu verteilen.

Wenn die Kette gespannt bleibt, haben Sie es geschafft: Im Gegensatz zu den meisten Freizeitradfahrern beherrschen Sie nun den runden Tritt. Doch lassen Sie sich trotzdem immer wieder von anderen beobachten und gegebenenfalls korrigieren!

Tipps für das Radtraining

- Lassen Sie sich beim Kauf eines Rads von einem Fachmann beraten, falls Sie sich noch nicht mit Rädern beschäftigt haben.
- Achten Sie auf atmungsaktive Kleidung, die gleichzeitig vor Auskühlung schützt.
- Steuern Sie das Training vom ersten Tag an über die Pulsuhr. Dazu ist eine sportmedizinische Untersuchung mit Leistungsdiagnostik dringend anzuraten. Allgemeine Pulsformeln sind für therapeutische Zwecke ungeeignet.
- Wärmen Sie sich zu Beginn des Trainings gut auf.
- Richten Sie sich nach den Pulsvorgaben.
- Wählen Sie zunächst eine flache Strecke aus, um zu starke Pulsschwankungen zu vermeiden. Gerade bei Anfängern steigt der Puls bei einem Berganstieg rapide an und fällt aufgrund des Ausdauerdefizits auch in der Ebene nicht mehr ab. Dadurch können die Vorgaben nicht eingehalten werden, und das Training erfüllt nicht den Zweck.
- Der Trainingsumfang hat immer Vorrang vor Intensität!
- Belasten Sie sich 3-mal pro Woche.
- Die Freude sollte im Vordergrund stehen.
- Trainingspartner sind keine Konkurrenten.

Vergessen Sie beim Radtraining vor allem eines nicht: Sie sind ziemlich ungeschützt mit einem möglicherweise sehr schnellen Geschoss unterwegs, und eine Unaufmerksamkeit beim Fahren oder Ihrem Rad gegenüber kann schwer wiegende Folgen haben!

Gesundheitsorientiertes Radtraining

Die wichtigsten Grundregeln

Achten Sie auf die richtige Position auf dem Sportgerät, also die Einstellung des Rads auf die eigenen Proportionen. Wählen Sie zu Beginn der ersten Trainingswochen nur leichte Übersetzungen (leichter Tritt) mit hoher Trittfrequenz. Wichtig ist dabei, dass die Steigerung des Trainingsumfangs in Zeit und Kilometern möglichst vor der Steigerung der Trittfrequenz erfolgt. Grundsätzlich gilt: Je höher der Gang, desto größer der Krafteinsatz. Dies hat Auswirkungen sowohl auf die Muskulatur als auch auf die Gelenke. Überlastungsschäden bleiben dabei nicht aus. Deshalb sollten Sie so viel wie möglich vor allem bei Berganstiegen mit niedrigen Gängen bei höherer Umdrehungszahl fahren. Im Allgemeinen liegt die Trittfrequenz bei 70 bis 100 Umdrehungen pro Minute. Bauen Sie bei Ihrem Training erst die Ausdauer allmählich auf, und nehmen Sie dann Kraft und Schnellkraft ergänzend in den Trainingsplan mit auf.

Der Trainingsplan macht nur Sinn, wenn die Technik sitzt: Voraussetzung für die Empfehlungen ist, dass der runde Tritt bereits beherrscht wird.

Ein Trainingsplan für Einsteiger

- **1. Woche**

20 bis 30 km, leichte Gänge, ebenes Gelände, 1- bis 2-mal pro Woche (lockere Grundlagenausdauer)

- **2. Woche**

30 km, leichte Gänge, ebenes Gelände, 2-mal pro Woche (lockere Grundlagenausdauer)

- **3. Woche**

30 bis 40 km, leichte Gänge, ebenes bis welliges Gelände, 2- bis 3-mal pro Woche (lockere Grundlagenausdauer /intensive Grundlagenausdauer)

- **4. Woche**

30 km, leichte bis mittlere Gänge, welliges bis hügeliges Gelände, 2-mal pro Woche (lockere Grundlagenausdauer/intensive Grundlagenausdauer), und 10 km, leichte Gänge, Ebene, 1-mal pro Woche (lockere Grundlagenausdauer /intensive Grundlagenausdauer)

- **5. Woche**

30 km, mittlere Gänge, hügelig, 2-mal pro Woche, (Grundlagenausdauer/intensive Grundlagenausdauer), anschließend locker ausfahren, und 20 km, leichte Gänge, eben bis wellig, 1- bis 2-mal pro Woche (lockere Grundlagenausdauer)

- **6. Woche**

Je nach verfügbarer Zeit kann der Umfang noch weiter erhöht werden. Auf eine intensive Trainingseinheit sollte unbedingt eine regenerative Einheit im Grundlagenausdauer(GA)-Bereich folgen. Sie können auch Berganstiege meistern, zunächst noch mit kleinen Gängen. Kontrollieren Sie Ihren Puls unmittelbar nach dem Anstieg, außerdem 1 und 3 Minuten danach. Der Puls sollte in der Ebene schnell wieder im

GA-Bereich liegen. Fällt er dagegen nicht ab, sollten Sie zunächst noch auf diese Herausforderung verzichten und den Trainingsschwerpunkt auf den GA-Bereich verlagern.

Die Ernährung für Hochleistungen

Die Ernährung spielt im Langzeitausdauerbereich eine sehr wichtige Rolle. Die Kohlenhydratspeicher müssen nach jeder Trainingseinheit wieder erneut aufgefüllt werden. Der Gesamtanteil von Kohlenhydraten an der Nahrung sollte bei etwa 60 Prozent liegen. Innerhalb von 24 Stunden nach Belastung sind die Speicher wieder aufgefüllt. Ein muskelglykogensparender Effekt und eine Superkompensation können erreicht werden, indem ein Getränk mit hoher Maltodextrinkonzentration bei geringem Fruktosegehalt zugeführt wird.

Eine zentrale Rolle spielt beim Radfahren die Ernährung. Kohlenhydrate, Flüssigkeit und Elektrolyte müssen dem Körper in ausreichender Menge zur Verfügung stehen. Sorgen Sie also vor und während der Belastung für das Auffüllen Ihrer Speicher, und zwar möglichst mit einer Kost, deren Wirkung Ihnen vertraut ist.

Nicht zu viel Glukose tanken

Auf keinen Fall sollten Sie unmittelbar vor einem Rennen größere Glukosemengen zu sich nehmen. Dies führt eher zu einem schnelleren Leistungsabfall, weil durch die hohen Glukosekonzentrationen im Blut die Mobilisierung von Fettsäuren blockiert wird. Stehen aber keine Fettsäuren für die Energiegewinnung zur Verfügung, werden folglich nur Kohlenhydrate abgebaut, was eine vorzeitige Erschöpfung der Glykogenreserven zur Folge hat. Schwindel, Kopfschmerzen und Leistungsabfall sind Symptome einer Unterzuckerung. Je nach Schweregrad kann Unterzucker neben den genannten Anzeichen auch zu einem Kreislaufkollaps führen.

Keine sklavische Planerfüllung

Computererarbeitete Trainingspläne über Wochen im Voraus haben nichts mit individueller Trainingssteuerung zu tun. Weder Wetter und Tagesform noch Psyche, Krankheit oder Motivationsbereitschaft finden dabei Berücksichtigung.

Dennoch gibt es genügend Sportler, die sehr konsequent diese Trainingspläne einhalten und sich nicht mehr auf das eigene Körpergefühl verlassen. Der Frust ist dann umso größer, je mehr Zeit und Energie sie aufgebracht haben, das erwartete Ergebnis aber ausbleibt. Erstaunlicherweise geben dann viele Sportler eher sich die Schuld als dem Trainingsplan. Das ist nicht der richtige Weg.

Über Stock und Stein – der Mountainbiker

Was das Fahren im Gelände angeht, so wird natürlich auch hier – wie auf der Straße – zunächst die Ausdauer trainiert. Darüber hinaus aber geht es um Kraft, Schnelligkeit und – im Gelände unverzichtbar – Koordination, Balance und Reaktionsgeschwindigkeit.

Beim Mountainbiken sind die Belastungen, denen das Rad ausgesetzt ist, natürlich ungleich höher als auf der Straße. Das Angebot an solchen Rädern ist fast unüberschaubar. Prüfen Sie genau, worauf es für Ihre Bedürfnisse wirklich ankommt, bevor Sie sich ein teures Bike zulegen, und achten Sie auf Qualität. Nachfolgend finden Sie die wichtigsten Kauftipps für Freizeitfahrer und sportlich Ambitionierte.

Die Anforderungen beim Mountainbiken sind sehr vielfältiger Art – neben Ausdauer sind auch Koordinationsvermögen, ausgeprägtes Balancegefühl und schnelle Reaktionsfähigkeit gefragt. Entsprechend multifunktional sollten Sportgerät und Ausrüstung des Bikers sein.

Die richtige Ausrüstung für das Fahren im Gelände

Für den sportlichen Fahrer

- Hochwertiges Material (Rahmen, Teile) bedeutet längere und bessere Funktionalität sowie geringeres Gewicht; die Beanspruchung ist im Vergleich zu Freizeitfahrern viel höher
- Gestrecktere Sitzposition, absolut exakte Rahmengröße
- Federgabel mit hohem Hub
- Klickpedale und entsprechende Schuhe
- Enge Funktionsbekleidung (atmungsaktiv, denn die Körpertemperatur beeinflusst die Leistungsfähigkeit)
- Schutzbrille, Handschuhe
- Helm; er sollte so beschaffen sein, dass kein Hitzestau entsteht

Für den Freizeitfahrer

- Bequemlichkeit und Komfort sind wichtiger als Aerodynamik, z. B. komfortabler Sattel, aufrechte Sitzposition, gefederte Sattelstütze, Federgabel mit geringem Hub
- Radhose, Helm, Schutzbrille, Funktionsoberbekleidung (Fahrtwind); nicht nur das Bike, sondern auch die Bekleidung entscheidet über den Fahrspaß

Am Anfang leichte Strecken wählen

Als Anfänger sollten Sie zunächst keine zu profilierten Strecken auswählen. Die Herzfrequenz verändert sich sonst ständig, und der empfohlene Intensitätsbereich kann nicht eingehalten werden. Verbessern Sie Ihre Technik und Radbeherrschung durch spielerische Übungen außerhalb des Geländes. Nutzen Sie stets das Übersetzungsspektrum von bis zu 27 Gängen, wobei Sie anfangs die schweren Gänge meiden sollten. Auf der Geraden sollte die Trittfrequenz 90 bis 100 Umdrehungen pro Minute betragen. Dabei lässt sich die Grundlagenausdauer bei individuell erstellten Pulsvorgaben ausgezeichnet entwickeln.

Überprüfen Sie vor Trainingsbeginn immer Ihr Rad auf etwaige Schäden oder Mängel. Halten Sie sich dabei stets vor Augen: Ein Materialbruch kann zu schweren Verletzungen führen und Sie im schlimmsten Fall das Leben kosten!

Den Körper richtig vorbereiten

Im Gegensatz zum Radfahren auf der Straße benötigt man wie bereits erwähnt eine wesentlich bessere Koordination und Körperbeherrschung. Auch das Reaktionsvermögen muss geschult werden, ebenso das Vorausplanen der Strecke. Schwierige Geländepassagen erfordern neben der Beinarbeit den Krafteinsatz von Arm- und Rumpfmuskulatur, weshalb Kräftigungsübungen immer in die normale Wochenplanung hineingehören.

Stretching und funktionelle Kräftigungsübungen steigern die körperliche Fitness, und die wiederum bestimmt auch die Radbeherrschung. Außerdem können Sie so den typischen Verspannungen im Rückenbereich entgegenwirken. Zur Steigerung der körperlichen Fitness sind folgende Alternativsportarten als so genanntes Crosstraining zu empfehlen: Inlineskating mit und ohne Stöcke, Schwimmen, Laufen, Skilanglauf und Aquajogging.

Unverzichtbar – der Laktatstufentest

Lassen Sie zur Ermittlung der individuellen Pulsvorgaben unbedingt eine Leistungsdiagnostik in Form eines Laktatstufentests durchführen. Nur so können Sie effektiv und ohne sich zu überfordern mit den in verschiedenen Zeitschriften abgedruckten Trainingsplanern arbeiten. Im Laktatstufentest lässt sich die aktuelle Leistungsfähigkeit sehr gut ermitteln. Anhand von Vergleichen bereits durchgeführter Tests ist eine zuverlässige Aussage zur Leistungsentwicklung in verschiedenen Intensitätsbereichen möglich und kann somit für weitere Trainingsempfehlungen herangezogen werden.

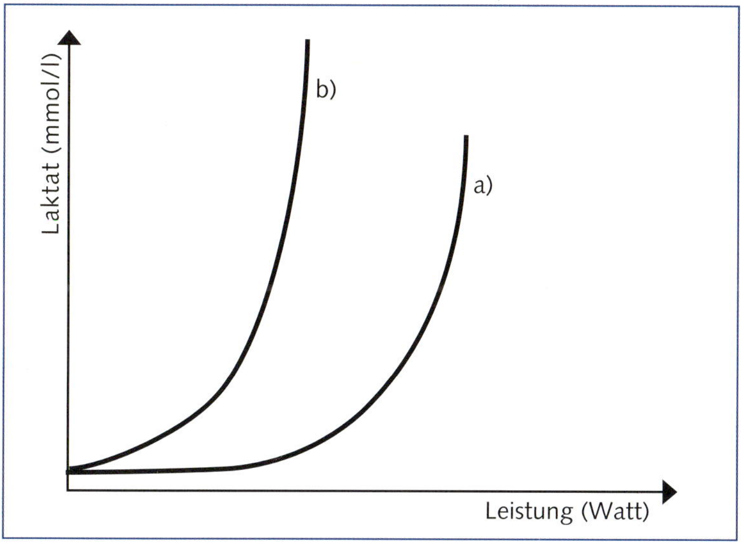

a) Bei dieser Laktatkurve eines Straßenrennfahrers fällt die gute aerobe Leistungsfähigkeit auf, die an dem späten Anstieg des Laktatwerts erkennbar ist. b) Im Vergleich dazu die Kurve einer untrainierten Person.

Die Werte variieren stark

Die Laktatwerte sind individuell je nach Muskelfaserzusammensetzung sehr unterschiedlich. Der Umschlagbereich zwischen aerob und anaerob kann beispielsweise bei einem Marathonläufer schon bei 2,4 mmol/l und bei einem Sprinter erst bei 3,8 mmol/l liegen. Demnach werden sich auch die individuellen Trainingsempfehlungen stark voneinander unterscheiden.

Der Sprinter z. B. verspürt die übersäuerte, schlappe Muskulatur erst bei Werten von mehr als 6 mmol/l, während der Langstreckler die Belastung bereits bei 5 mmol/l beendet.

Für ehrgeizige Mountainbiker gilt: Lassen Sie einen Laktatstufentest machen. Danach wissen Sie genau, bei welcher Pulsfrequenz Sie in den Grenzbereich zwischen aerober und anaerober Energiegewinnung kommen und können Ihr Training entsprechend steuern.

Die verschiedenen Trainingsbereiche

Man unterscheidet zwischen lockerer Grundlagenausdauer (LGA), intensiver Grundlagenausdauer (IGA), Schwellenbereich und anaerobem Bereich.

- Der lockere und der intensive Grundlagenausdauerbereich liegen im rein aeroben Energiegewinnungsbereich, also unterhalb der Schwelle. Im lockeren GA-Bereich erfolgt die Energiegewinnung vorwiegend über den Fettstoffwechsel, der intensive GA-Bereich benötigt mehr den aeroben Kohlenhydratstoffwechsel.

- Wie der Name schon sagt, findet Schwellentraining im Bereich des Übergangs aerob zu anaerob statt. Hierbei kann man die Laktattoleranz schonend steigern, d. h., man geht kurzfristig eine geringe Sauerstoffschuld ein, und Laktat wird gebildet. Man kann aber auch wieder in den aeroben Bereich zurückkehren, ohne weiter übersäuert zu sein. Diese Fähigkeit ist sehr wichtig, um kleinere Berganstiege ohne Übersäuerung zu bewältigen.
- Training im anaeroben Bereich, wie z. B. zur wettkampfspezifischen Ausdauer (WSA), dient ebenfalls zur Steigerung der Laktattoleranz und des Stehvermögens. Allerdings erfordert dieses Training absolutes Fingerspitzengefühl und ausreichende Regeneration, die im Freizeitsport häufig zu kurz kommt. Dieser Bereich sollte für den gesundheitsorientierten Sportler und Langstreckensportler eine absolut untergeordnete Rolle spielen. Doch trotz Aufklärung wird in diesem Bereich immer noch viel zu häufig trainiert.

Je härter Sie trainieren, desto kürzer sind die Strecken bei hohem Tempo und desto länger die Pausen zwischen den Intervallen. Im Anschluss an jedes intensive Training darf die aktive Regeneration – das lockere Ausfahren – auf keinen Fall vernachlässigt werden.

Die richtige Trainingsdauer

Wichtig: Die Belastungsdauer richtet sich nach Pulsverhalten und Trainingsintensität. Überschreitet der Puls die vorgegebene Schwelle und fällt auch durch Intensitätsreduktion nicht wieder ab, sollten Sie das Training beenden.

Aber auch in diesem Fall mit einer regenerativen Belastungsintensität als Abschluss – also lockerem Radfahren im unteren Leistungsbereich –, um eventuell angefallenes Laktat durch eine verbesserte Durchblutung schneller wieder abzubauen. Auf keinen Fall sollten Sie dann jedoch am nächsten Tag mit hoher Intensität trainieren. Die Muskulatur muss sich erst erholen. Können Sie dagegen die Pulsvorgaben auch nach einer Stunde einhalten, können Sie das Training weiter fortsetzen. Solange Sie in dem vorgegebenen Trainingsbereich trainieren, ist das Training auch effektiv.

Tagesform unbedingt berücksichtigen

Trainingsplaner sind durchaus zu empfehlen. Allerdings sollten Sie die Pläne nicht stur einhalten, ohne Ihre aktuelle Belastbarkeit zu berücksichtigen. Es ist nun einmal ein großer Unterschied, ob Sie – sei es als Frau oder als Mann – ein Profi oder ein Urlauber oder ein beruflich gestresster »Familienvorstand« sind. Vergessen Sie das nie! Beobachten

Sie deshalb vor allem bei intensiveren Trainingsphasen Ihren Ruhepuls vor dem Aufstehen und den Pulsabfall nach einem Berganstieg oder nach Belastungsende. Erhöhte Werte signalisieren eine Überlastung. Wenn Sie den Eindruck haben, dass Sie überlastet sind, reduzieren Sie die Intensität, auch wenn der Trainingsplaner etwas anderes vorschreibt – Sie sind keine Rennmaschine.

Damit aus Sport nicht Mord wird

Grundsätzlich gilt: Selbstüberschätzung kann gefährlich werden! Und das gilt nicht nur für Ihre Kräfte, sondern beim Mountainbiken besonders für die Wahl der Strecke. Fahren Sie unbedingt immer entsprechend Ihrem Leistungsvermögen und dem Gelände angepasst. Motto: Lieber unter- statt überfordern.

Ein Beispiel aus der Praxis: Ein über 60-jähriger begeisterter Mountainbiker stellte sich nach einem leichten Schlaganfall zur Leistungsdiagnostik vor. Sein Traum war, auch weiterhin seinen Sport auszuüben. Wie er mir erzählte, liebt er Downhill über alles. Aufgrund seines bereits vor der Krankheit guten Leistungsvermögens konnte er sein Ausdauervermögen rasch wieder verbessern. Dies war natürlich auch von therapeutischem Nutzen zur Beeinflussung seiner erhöhten Blutfettwerte und des Blutdruckverhaltens.

Sein Koordinationsvermögen aber hatte sich verschlechtert, so dass der Patient zwar seiner Sportart tatsächlich wieder nachgehen kann, allerdings ohne den Kick des Adrenalinstoßes bei Downhill-Passagen. Unvernunft wäre in einem solchen Fall lebensgefährlich.

Höhere Intensitätsbereiche sind sehr anstrengend, und der innere »Schweinehund« muss manchmal überwunden werden. Sollten Sie aber merken, dass das Training immer mehr Überwindung kostet, dann ist mit großer Wahrscheinlichkeit die Intensität zu hoch. Achten Sie auf diese Warnsignale – zu hohe Anforderungen wirken sich auf Psyche und Leistung negativ aus!

Wichtige Techniken

- Balance, z. B. Stehversuche
- Sprungtechnik, z. B. Bunny-Hop vorwärts, rückwärts und seitwärts
- Bremstechnik
- Schalttechnik, dem Gelände angepasst
- Kurventechnik
- Downhill-Technik, z. B. Stufen hinabfahren; Gewichtsverlagerung
- Uphill-Technik
- Trettechnik, z. B. Wiegetritt, im Sitzen

Trainingswoche für Einsteiger und Fitnessbiker

- 1.Tag: 30 Minuten Crosstraining oder 45 Minuten LGA
- 2.Tag: 1 Stunde LGA und IGA oder 1 Stunde Crosstraining
- 3.Tag: Stretching und funktionelle Kräftigungsgymnastik
- 4.Tag: Ruhetag
- 5.Tag: 1,5 Stunden LGA mit Techniktraining
- 6.Tag: 2 Stunden LGA
- 7.Tag: Ruhetag

Taube, kalte und blasse Fingerspitzen können auch auf den so genannten Morbus Raynaud hindeuten. Allerdings treten sie hier unabhängig von Belastungen auf und haben als Ursache eine Verkrampfung der Fingerarterien.

Überlastungsprobleme beim Radfahren

Nacken-, Schulter- und Rückenbeschwerden

Die Beschwerden sind besonders ausgeprägt bei Straßenfahrern, die Wert auf eine günstige Aerodynamik legen. Das ist durch einen langen Vorbau möglich. Der Rücken wird flach, gestreckt und parallel zum Boden gehalten. Die Sicht nach vorn wird nur durch Zurückneigen des Kopfs ermöglicht. Dies führt zu Verspannungen in Schultern und Nacken.

- So beugen Sie vor: Je aufrechter die Körperhaltung ist, desto mehr kann der Rücken entspannt werden. Bei Beschwerden sollte die Sitzposition häufiger gewechselt und die Halswirbelsäule durch Dreh- und Beugebewegungen gelockert werden. Zur Vorbeugung der Beschwerden dienen Stretching, Kräftigungsübungen der betroffenen Muskulatur und Lockerungsübungen vor allem nach der Belastung. Bei anhaltenden Beschwerden sollte der Vorbau gekürzt oder die Lenkstange höher gestellt werden.

Handgrifflähmung

Es handelt sich dabei um Taubheitsgefühle im vierten und fünften Finger. Dies ist ein häufiger Überlastungsschaden besonders bei Straßenradfahrern. Ursache ist meist eine Schädigung eines Handnervs, in diesem Fall des Ulnarnervs. Neben Sensibilitätsstörungen kommt es dabei auch oft zu einer Abnahme der Griffstärke.

● So beugen Sie vor: Zur Vorbeugung und Therapie sollten Sie Ihre Sitzposition auf dem Rad von einem Fachmann überprüfen lassen. Lehnt sich der Biker nämlich zu weit nach vorn, wird zu viel Körpergewicht auf die Hände übertragen, was die genannten Symptome hervorrufen kann. Ebenfalls zu empfehlen: Das Tragen von gepolsterten Handschuhen sowie bei langen Fahrten häufigeres Wechseln der Handposition.

Oft kommt es aufgrund der starken und gleichförmigen Beanspruchung der Wadenmuskulatur zu einer Überlastung der Achillessehne. Trainingsumfang und -intensität sollten reduziert und niedrige Gänge bevorzugt werden. Außerdem eventuell Sitzhöhe und Fußposition korrigieren.

Beschwerden beim Sitzen

Lähmungserscheinungen, Abszesse, Blut im Urin und Hodenschmerzen sind keine Seltenheit, vor allem nach langen Fahrten. Allerdings sollte man so schnell wie möglich die Ursache ausschalten. Hierfür kommen Sattelqualität, Sitzposition, Kleidung und Hygiene infrage.

● So beugen Sie vor: Sattel und Sitzposition müssen selbst ausgetestet werden. Eine Patentlösung gibt es nicht. Die Kleidung sollte aus Material bestehen, das die Feuchtigkeit gut aufnimmt. Je trockener die Gesäßregion ist, desto weniger besteht die Gefahr für Entzündungen und Abszessbildungen. Nach jedem Gebrauch muss die Bekleidung gewaschen werden.

Kniebeschwerden

Typische Lokalisation von Überlastungsbeschwerden: vorn und an der Innenseite des Kniegelenks. Typische Lokalisation von Beschwerden durch anatomische Fehlstellungen und Technikfehler: Außenseite des Kniegelenks. Die Überlastungsbeschwerden werden meist durch Entzündungen von Schleimbeutel, Sehnen und Sehnenansätzen hervorgerufen. Dagegen sind Schädigungen von Menisken und Bändern extrem selten.

● So beugen Sie vor: Überprüfung von Rahmen- und Sattelhöhe. Überprüfung der Stellung der Kniegelenke zu den Pedalen. Wie hoch ist die Trittfrequenz in der Ebene und bei Anstiegen? Je niedriger, desto höher der Krafteinsatz und damit die Belastung auf das Kniegelenk. Die Frequenz sollte möglichst über 80/min liegen. Auch die Verbindung Schuh zu Pedal muss überprüft werden: Sie darf die Rotation im Fuß nicht vollständig verhindern. Bei Fußdeformitäten – z. B. Knickfüßen – sind Einlagen nach Maß zu tragen. Dadurch wird die Kraft gleichmäßiger als zuvor auf die Kniegelenke übertragen.

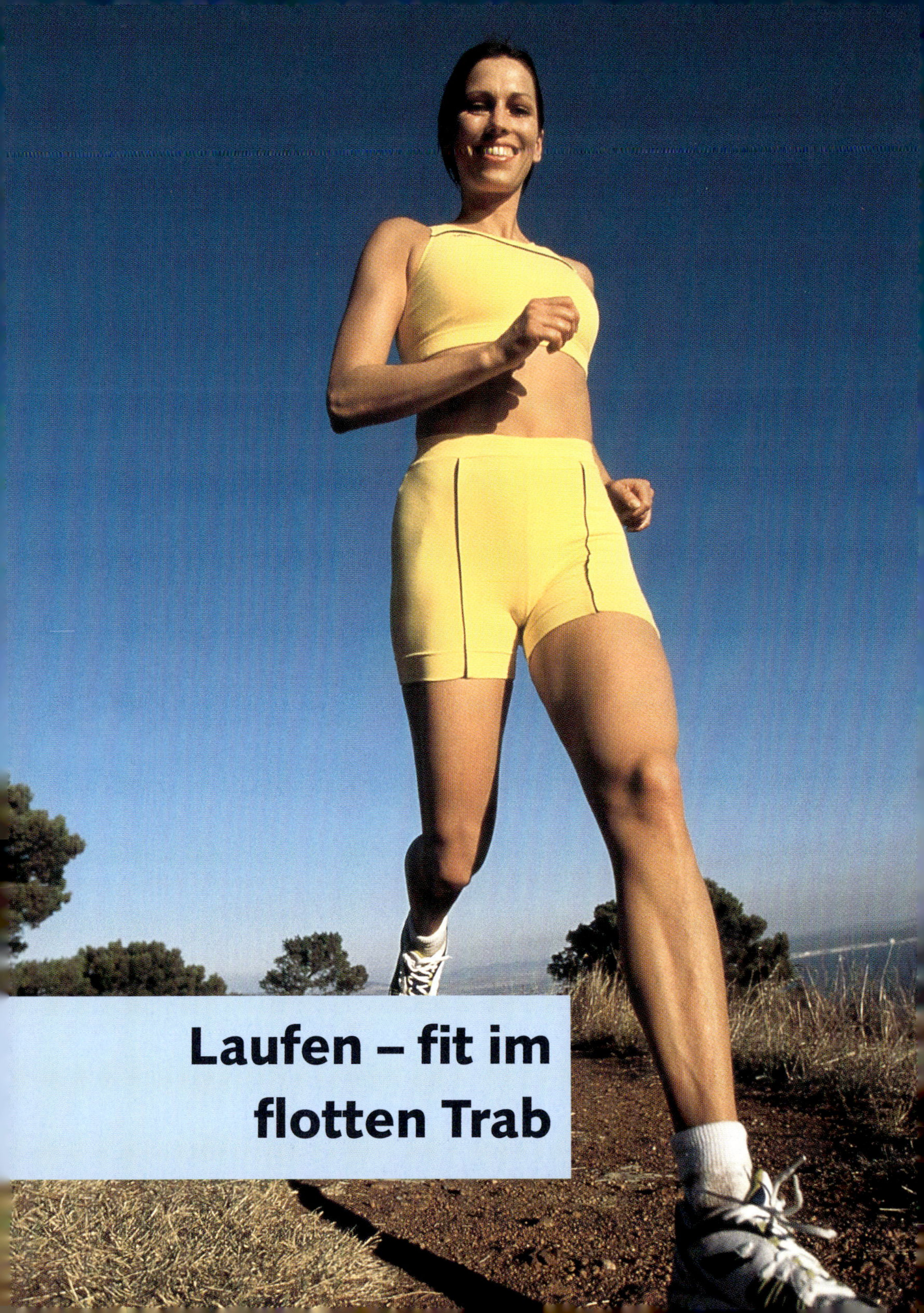

Laufen – fit im flotten Trab

Joggen – effektiv und unkompliziert

Seit den 1980er Jahren erfreut sich Joggen auch in Europa allgemeiner Beliebtheit, so dass es mittlerweile wohl in jeder Stadt Deutschlands diverse Lauftreffs gibt. Auch die Anzahl von Volksläufen nimmt weiter zu, ebenso wie die Anzahl der Teilnehmer. Zahlreiche Läufer, die ursprünglich als blutige Anfänger an solchen Gruppen teilgenommen haben, sind später begeisterte Teilnehmer von Marathonveranstaltungen. Ganze Lauftreffgruppen finden sich jährlich zum Marathon in Hamburg, London oder Paris ein.
Hierbei geht es vielen nicht nur um Höchstleistung, sondern um das Dabeisein, das Durchhalten, ohne ins Ziel zu torkeln. Verständlich: Bei der Fete am Abend möchte man ja wieder fit sein. Um sich diese Wünsche erfüllen zu können, muss man sich in jedem Fall langfristig gut vorbereiten.

Gesund und fit, schlank und bestens drauf – durch Laufen. Immer mehr Menschen wenden sich aus den unterschiedlichsten Gründen dieser natürlichen Bewegungsform zu. Das Erreichen von Spitzenleistungen interessiert zunächst einmal gar nicht.

Eine preiswerte Gesundheitsvorsorge

Warum ist der Laufsport so beliebt? Zum einen benötigt man nur einen Trainingsanzug und ein paar Laufschuhe – die Kosten halten sich somit in Grenzen. Zum anderen nimmt die Sportart einen wichtigen Stellenwert im Rahmen der Gesundheitsprävention ein, hier vor allem für Herz-Kreislauf-Erkrankungen.
Laufen entspannt, fördert die Fitness, macht gute Laune und besonders in der Gruppe eine Menge Spaß, motiviert zu persönlichen Bestzeiten und steigert das Selbstwertgefühl.
Studien haben belegt, dass Läufer weniger rauchen, einen niedrigeren Körperfettanteil haben und seltener unter Bluthochdruck leiden. Zur Erinnerung: Übergewicht, Rauchen und Bluthochdruck sind die Hauptrisikofaktoren für die Entstehung arteriosklerotischer Erkrankungen und in der Folge für Herzinfarkt und Schlaganfall.

Die richtige Technik

Laufen ist ja eigentlich unsere natürliche Fortbewegungsart: Ein Kleinkind läuft, bevor es »normal« gehen kann. Richtig laufen aber will gelernt sein. Wie beim Schwimmen ist auch hier die richtige Technik sehr wichtig, um Überlastungsbeschwerden zu vermeiden. Da wir jedoch alle laufen »können«, nicht jeder aber Kraulschwimmen kann, wird die Lauftechnik im Gegensatz zur Schwimmtechnik gerade vom Breitensportler häufig sträflich vernachlässigt – die Mehrzahl der Läufer und Jogger ist nicht Mitglied in Sportvereinen und trainiert daher oft allein. Man ist also sein eigener Trainer.

Aus heutiger Sicht sind Jogger und Walker die Jäger und Sammler aus grauer Vorzeit. Doch auch wenn uns die Fähigkeit zum Laufen angeboren ist, läuft es sich nur dann einfach und gut, wenn wir genau wissen, was zu beachten ist und wie unsere persönlichen Voraussetzungen dafür sind.

Bevor Sie mit dem Lauftraining beginnen, sollten Sie sich gründlich vom Sportmediziner durchchecken lassen. Durch frühzeitiges Erkennen und Behandeln von Normabweichungen oder Schwachstellen am Bewegungsapparat – beispielsweise ungleich lange Beine oder Senk-Spreiz-Füße – lassen sich chronische Überlastungsbeschwerden weitgehend vermeiden.

Zeigt her eure Schuhe

Welchen Schuh können Sie mir empfehlen? Mit dieser Frage wird der Sportmediziner fast täglich konfrontiert. Kein Wunder also, dass sich Mediziner, Sportwissenschaftler und Biomechaniker bereits seit Jahren mit dieser Frage beschäftigen. Eine Patentlösung allerdings kann es nicht geben, weil unsere Füße individuell zu unterschiedlich sind. Bei genauerem Hinsehen – auch in Bezug auf unseren Laufstil – bräuchten einige von uns sogar seitenungleiche Schuhe.

Der Fuß braucht Stützung

Ein Läufer hat bei einer Schrittlänge von eineinhalb Metern über eine Strecke von einem Kilometer 670 Bodenkontakte. Bei einem Körpergewicht von 70 Kilogramm und einer Landungskraft von etwa dem Zweieinhalbfachen des Körpergewichts bedeutet das, dass jedes Bein pro Kilometer mit einem Gewicht von 60 Tonnen belastet wird. Dass bei derartigen Belastungen den Schuhen als Puffer ganz besondere Bedeutung zukommt, ist einleuchtend. Mittlerweile weiß man aber, dass Dämpfung allein für eine Vorbeugung von Überlastungsbeschwerden nicht ausreicht. Dämpfung ohne gleichzeitige Stützung des Fußbetts kann sogar eine Destabilisierung im Fersenbereich bewirken. Doch auch das findet bei den heutigen Laufschuhen Berücksichtigung. Durch spezielle Stützeinrichtungen und Veränderungen der Sohle im Rückfußbereich kann die Pronationsbewegung besser kontrolliert werden. Die wichtigste Anforderung an einen geeigneten Laufschuh ist es, den Fuß und den natürlichen Bewegungsablauf zu unterstützen, nicht jedoch einen anderen Bewegungsablauf zu erzwingen.

Die Schuhe sind für das Laufen der wichtigste Ausrüstungsgegenstand. Wählen Sie daher mit Bedacht (eventuell nach einer entsprechenden Untersuchung oder einer Laufstilanalyse) und nach Ihrem persönlichen Wohlempfinden. Gegebenenfalls sind Ihre alten bewährten Laufschuhe eine gute Orientierung beim Kauf.

Diagnose zur Schuhanpassung

Bevor Sie sich für einen Laufschuh entscheiden, sollten Sie Ihren Bewegungsapparat von einem Sportmediziner (oder Orthopäden) beurteilen lassen. Bestimmte Normabweichungen nämlich bedürfen eventuell einer Korrektur, etwa durch orthopädisch angepasste Hilfsmittel wie beispielsweise Einlagen. Der Sportmediziner kann Ihnen auch Tipps geben, die Sie dann beim Kauf Ihrer Schuhe berücksichtigen sollten.
Untersuchungen haben gezeigt, dass der Laufstil auf dem Laufband nicht immer mit dem natürlichen Laufstil im Gelände verglichen werden kann. Deshalb können Sie sich nicht unbedingt auf Laufbandanalysen verlassen, die mittlerweile immer häufiger als Serviceleistungen in Fachgeschäften angeboten werden. Die bekannten Markenhersteller unterteilen ihre Sportschuhe auch bereits nach bestimmten Sportarten und Anforderungen. Laufschuhe sind dabei oft nochmals nach Dämpfung, Gewicht, Bewegungskontrolle, Stützung sowie Anforderungsprofil eingeteilt.

Auch der beste Schuh hält nicht ewig

Wichtig ist aber auf jeden Fall Ihr spontanes Empfinden bei der Anprobe: Fühlt sich Ihr Fuß in dem neuen Schuh wohl? Probieren Sie grundsätzlich beide Schuhe an, und schnüren Sie sie richtig zu. Traben Sie ein wenig im Geschäft. Denn der erste Eindruck ist oft der wichtigste! Fühlen Sie sich in Ihrem natürlichen Bewegungsablauf eingeschränkt, stellen Sie den Schuh schnell beiseite. Lassen Sie sich bei der Auswahl nicht etwa von Design und neuesten Trends zu sehr beeinflussen. Laufschuhe, aber auch Einlagen nutzen ab. Nach etwa 400 Kilometern sind laut einer wissenschaftlichen Untersuchung bereits 30 bis 50 Prozent der energieabsorbierenden, also stoßdämpfenden Eigenschaften verloren gegangen – Ersatz wird fällig. Zusätzlich wird die

Energieabsorption übrigens bei feuchten Laufschuhen erheblich reduziert. Und: Weichschaumeinlagen sollten alle sechs Monate durch neue ersetzt werden.

Richtiges Laufen sollte so selbstverständlich vonstatten gehen wie andere Bewegungsabläufe auch. Wenn Sie sich von Anfang an den richtigen Stil angewöhnen, laufen Sie müheloser und lustvoller, während das Verletzungsrisiko abnimmt.

So laufen Sie am besten

Grundsätzlich sind weichere Böden hartem Untergrund vorzuziehen. Allerdings konnte bei normalen Voraussetzungen des Bewegungsapparats nicht unbedingt eine Häufung von Überlastungsbeschwerden durch Training auf Asphalt, wie dies vor allem in den USA üblich ist, festgestellt werden. Mit Sicherheit ist aber gerade auf harten Böden das geeignete Schuhwerk besonders wichtig. Wer bereits Überlastungsbeschwerden hat, beispielsweise im Bereich der Schienbeinkanten, sollte unbedingt harten Untergrund meiden.

Vorsicht beim Bergablaufen

Beim Bergablaufen sind vor allem die Kniegelenke extremen Belastungen ausgesetzt, was natürlich durch ein zu hohes Körpergewicht zusätzlich gesteigert wird. Sollten Sie Kniebeschwerden haben, dann vermeiden Sie möglichst das Bergablaufen. Ersetzen Sie – da Sie den Berg nun einmal auch wieder herunter müssen – Laufen durch Gehen, oder machen Sie zumindest möglichst kleine Schritte, um die Schubkraft etwas zu reduzieren.

Am natürlichsten geht's barfuß

Wann sind Sie zuletzt barfuß gelaufen? Falls es länger her sein sollte, wäre es eine gute Idee, es bald wieder einmal zu tun. Wenn Sie sich aber noch gut an das Gefühl erinnern können, können Sie sich möglicherweise auch noch an den Bewegungsablauf erinnern. Das nämlich ist die natürlichste Art zu laufen: Sie setzen mit dem Ballen auf, berühren kurz mit dem Mittelfuß den Boden und stoßen sich wieder über den Ballen ab.

Dieser Ballen- oder Vorfußlauf – beim Barfußlaufen geübt – ergibt fast wie von selbst eine runde, fließende Laufbewegung, wie sie sein soll. Auf langen Strecken aber ist der Ballenlauf zu anstrengend und kann auf die Dauer zu Problemen mit der Achillessehne und der Wadenmuskulatur führen.

Fersen- und Mittelfußlauf

Eine Alternative ist der Fersenlauf, den wir mit Laufschuhen fast zwangsläufig praktizieren. Wir setzen dabei mit der Außenkante der Fersen auf, rollen den Fuß einwärts auf den Mittelfuß und drücken uns schließlich mit dem Ballen gerade nach vorn wieder ab. Doch auch diese Art zu laufen hat ihre Nachteile, besonders wenn der Fuß in der Lande- bzw. Abstoßphase zu weit einwärts geknickt ist. Dabei nämlich werden die Knochen und Gelenke sehr stark belastet.

Ein guter Kompromiss ist der Mittelfußlauf. Sie berühren dabei den Boden nur ganz kurz und leicht mit der Ferse, um sofort über Mittelfuß und Ballen abzurollen. Um diesen Lauf zu erlernen, ist es sinnvoll, zunächst ein wenig barfuß zu laufen (Ballenlauf) und unmittelbar anschließend die Laufschuhe anzuziehen. So bekommen Sie ein Gefühl dafür, wie Sie sich zwischen der natürlichen Bewegung ohne Schuhe und dem extremen Fersenlauf mit Laufschuhen irgendwo in der Mitte einpendeln können.

Lassen Sie beim Laufen die Arme locker in den Schultergelenken gegenläufig zur Fußbewegung mitschwingen. Halten Sie dabei die Arme im Ellbogen im rechten Winkel. Viele Läufer halten ihre Hände verbissen zur Faust geballt – das sollten Sie sein lassen.

Der ganze Körper läuft mit

Natürlich hat jeder immer auch seinen ganz persönlichen Laufstil. Dennoch macht es Sinn, sich zusätzlich zur Aufsetztechnik ein paar Dinge vor Augen zu führen. So sollten Sie beim Laufen geradeaus schauen, nicht auf den Boden, nicht in die Luft. Dann fällt es Ihnen viel leichter, den Oberkörper aufrecht bzw. nur ein wenig nach vorn gebeugt und das Becken leicht nach vorn gekippt zu halten. Lassen Sie beim Laufen Ihre Schultern entspannt. Sind sie verkrampft, so raubt Ihnen das nur Energie und führt zu weiteren Verspannungen in anderen Muskeln. Nun kommt es nur noch darauf an, das ganze in eine rhythmische, fließende Bewegung umzuwandeln und sich so effektiver denn je fortzubewegen. Versuchen Sie einmal, die verschiedenen Laufstile auf der Stelle laufend auszuprobieren. Registrieren Sie dabei ganz genau, was das jeweils in Ihrem Körper bewirkt.

- Wo halten Sie Muskeln verspannt?
- Wann ergibt sich die rundeste Bewegung?
- Bei welcher Bewegungsform fühlen Sie sich am wohlsten?

Zwischendurch immer wieder die Gliedmaßen kurz ausschütteln. Sie sollten diese Übung ab und zu wiederholen, um Ihren Laufstil weiter zu verbessern.

Lauftraining

Die Vorbereitung – was ist wichtig?

Stretching und Dehnübungen vor dem Laufen? Die meisten von Ihnen werden wahrscheinlich diese Frage bejahen. Tatsächlich weiß man aber aufgrund verschiedener Untersuchungen, dass durch diese Übungen Überlastungsschäden keineswegs vermindert werden können. Nun könnte man vielleicht die Schuld einer falschen Durchführung der Übungen geben. Sicher ist dies in vielen Fällen tatsächlich der Grund. Andererseits wurde in einer Untersuchung ein Aufwärmprogramm unter fachlicher Anleitung durchgeführt und diese Gruppe mit einer Laufgruppe verglichen, die sich diesem Programm nicht unterzogen hatte. Die Überlastungsrate beider Gruppen ergab verblüffenderweise keinen wesentlichen Unterschied.

Merkwürdig, aber wahr: Eine Studie wies nach, dass Läufer, die Stretching in ihr Training einbanden, sogar eine höhere Verletzungsrate aufwiesen als jene, die vorher keine Dehnübungen ausführten.

Aufwärmen ja – aber vorsichtig

Trotz dieser Ergebnisse empfehle ich jedem, sich zunächst über zehn Minuten im regenerativen Bereich warm zu laufen. Bemerkt man dabei Verspannungen bestimmter Muskelpartien oder im Bereich des Rückens, dann sollte man im erwärmten Zustand einige Lockerungs- und Dehnungsübungen durchführen. Auf Stretchen und Dehnen noch kalter Muskulatur sollten Sie aber verzichten.

Nicht gleich übertreiben

Den größten Risikofaktor für die Entstehung von Überlastungsschäden stellt natürlich der Trainingsumfang selbst dar. Dies konnten zahlreiche Untersuchungen bestätigen. Gerade im freizeitorientierten Leistungssport bzw. leistungsorientierten Freizeitsport werden hinsichtlich der Trainingsgestaltung teilweise grobe Fehler gemacht: Wöchentliche Trainingsumfänge von mehr als 100 Kilometer sind dabei durchaus keine Seltenheit.

Eine Studie der Universität Bayreuth konnte anhand von Beobachtungen an 157 Freizeitmarathonläufern zeigen, dass ein sinnvoll gesteuertes Training zur Vorbereitung auf einen Marathon durchaus auch den Ansprüchen eines gesundheitsorientierten Ausdauertrainings entsprechen kann. Der wöchentliche Trainingsumfang betrug im Durchschnitt 56 Kilometer, verteilt auf vier Trainingseinheiten, wobei nur vier Prozent des Gesamtumfangs im anaeroben Intensitätsbereich lagen. Ganze 80 Prozent dagegen wurden im garantiert aeroben Trainingsbereich absolviert. Die untersuchten Läufer nahmen im Schnitt an weniger als zwei Marathonveranstaltungen teil, wobei die Laufzeiten zwischen dreieinhalb und vier Stunden lagen. Bei diesen Trainingsumfängen zeigten sich nur in einem halben Prozent der Fälle Beschwerden am Bewegungsapparat.

Die Trainingsintensität kontrollieren

Die Studie bestätigt, dass eine Trainingssteuerung zur Erfassung der verschiedenen Trainingsbereiche auch im Freizeitsport durchaus angebracht ist, um Schäden zu vermeiden.

Eine eigene Studie zeigte bei gesundheitsorientierten Lauftreffteilnehmern hingegen, dass sich mehr als 60 Prozent der Läufer in einem zu hohen Intensitätsbereich belasten. Diese Anforderung entspricht aber ganz und gar nicht dem gewünschten Trainingsbereich. Doch gerade im Gesundheitssport ist es zum Teil von therapeutischer Bedeutung, mit der richtigen Dosierung zu trainieren, um den gewünschten Trainingseffekt – und nicht womöglich das Gegenteil – zu erreichen.

In eine sinnvolle Trainingsplanung und -gestaltung sollten sowohl allgemeingültige Prinzipien einfließen – beispielsweise biologische Gesetzmäßigkeiten über die Art und Häufigkeit der Trainingsreize – als auch die individuelle Situation und Leistungsvoraussetzung.

Die einzelnen Intensitätsbereiche

Regeneratives Training

Die Belastung erfolgt unter 65 Prozent der maximalen Herzfrequenz (HFmax). Es dient der Regeneration im Anschluss an eine intensive Trainingseinheit oder nach Wettkampfbelastungen. Ebenso geeignet ist es zum Stressabbau nach einem anstrengenden Berufstag. Die Belastung erfolgt am Stück über mindestens 45 Minuten. Der Laktatwert liegt dabei deutlich unter 2 mmol/l.

Lockeres Grundlagenausdauertraining (LGA)

Hierbei liegt die Belastungsintensität bei etwa 70 Prozent der maximalen HF – man empfindet das Training nicht als Anstrengung. Man hat dabei das Gefühl, ewig weiterlaufen zu können. Die Belastungsdauer liegt zwischen 45 Minuten und zwei Stunden, meist am Stück. Eine Unterhaltung ist während der Belastung möglich. Der Intensitätsbereich ist zur Aufrechterhaltung und zur Entwicklung der Grundlagenausdauer geeignet. Dieses Training wirkt sich ökonomisierend auf die Leistungsfähigkeit aus und sollte mit mindestens 70 Prozent den größten Anteil am gesamten Trainingsumfang eines Langstrecklers darstellen. Die Energiebereitstellung erfolgt vorwiegend über den Fettstoffwechsel.

Intensives Grundlagenausdauertraining (IGA)

Dieser Intensitätsbereich erfolgt bei etwa 75 bis 80 Prozent der maximalen HF, aber noch im aeroben Bereich unterhalb des aerob-anaeroben Übergangsbereichs bzw. dieser Schwelle. Die Energiegewinnung erfolgt nun überwiegend über den Kohlenhydratstoffwechsel unter Einbeziehung des Fettstoffwechsels. Der entstehende Laktatwert überschreitet dabei noch nicht den Schwellenlaktatwert, dessen Höhe je nach Konstitution und Trainingszustand unterschiedlich hoch ist. Das Training kann als Tempodauerlauf im aeroben Bereich über 5 bis 20 Kilometer erfolgen. Am darauf folgenden Tag ist eine Trainingseinheit im regenerativen Bereich zu empfehlen.

Die exakte aerobe-anaerobe Schwelle lässt sich nur über einen Laktatstufentest ermitteln. Die Werte dienen dann als Richtschnur für Puls- und Zeitvorgaben.

Schwellentraining

Die Belastung erfolgt im Schwellenbereich, wobei sowohl der aerobe als auch der anaerobe Stoffwechsel beansprucht werden. Diese Trainingsintensität spielt im gesundheitsorientierten Sport eine eher untergeordnete Rolle. Wird nämlich der Schwellenwert zu häufig überschritten, droht eine zu starke Übersäuerung mit der Gefahr der Überlastung sowohl des Bewegungsapparats als auch des Herz-Kreislauf-Systems. Für den leistungsorientierten Läufer ist dieser Bereich zur Verbesserung der Glykogenspeicher und zur schonenden Steigerung der Laktattoleranz durchaus wichtig. Allerdings sollte dieser Intensitätsbereich nicht mehr als 20 Prozent des wöchentlichen Trainingsumfangs betragen. Während des Übergangstrainings zur Konservierung der Grundlagenausdauer spielt er kaum eine Rolle.

Stehvermögen

Hierbei erfolgt eine möglichst hohe Ausbelastung im anaeroben Bereich. Stehvermögenstraining spielt für den Langstreckenläufer eine untergeordnete Rolle, dagegen wird dieser Bereich vom Sprinter häufig trainiert. Das Training erfolgt vorwiegend auf der Bahn. Der Läufer erhält meist vom Trainer bestimmte Zeitvorgaben, z. B. fünfmal 1000 Meter bei langen Pausen. Dieses Training verbessert die Schnelligkeit und die Laktattoleranz. Die Belastung tut weh, und die übersäuerte Muskulatur ist verletzungsanfällig. Außerdem benötigen Sie nach solch einer Trainingseinheit mindestens einen trainingsfreien Tag. Langstreckler ab einer Distanz von etwa 20 Kilometer sollten lieber auf diese Belastungsintensität verzichten, zumal sich ein höherer Umfang eher lohnt als ein trainingsfreier Tag, an dem einem alles wehtut und man womöglich eine Verletzung riskiert.

Geben Sie Ihrem Körper ausreichend Zeit zum Regenerieren, indem Sie am Ende einer Trainingseinheit genügend lange auslaufen. So fördern Sie den Laktatabbau. Außerdem sollten Sie vor der nächsten Belastung eine der Beanspruchung angemessene Pause einlegen.

Die Regeneration nicht vergessen

Grundsätzlich sollten Sie sich nach jedem intensiveren Training über mindestens 10 bis 15 Minuten aktiv regenerieren, d.h. locker auslaufen, bis der Puls wieder abfällt, und sich ausschütteln. Die Regenerationsphase kann so erheblich verkürzt werden! Auf eine intensive Trainingseinheit sollte stets eine Einheit im lockeren Grundlagenausdauerbereich erfolgen.

Für Einsteiger und Gesundheitssportler

Zunächst müssen Sie sich logischerweise eine geeignete Laufstrecke aussuchen. Ein gedämpfter Waldboden ist dabei Asphalt unbedingt vorzuziehen. Die Strecke sollte noch keine größeren Steigungen beinhalten. Besonders der weniger gut Ausdauertrainierte hat nämlich erhebliche Probleme, den vorgegebenen Pulsbereich nach einem Anstieg wieder einzuhalten. Sinkt er nicht wieder ab, erfolgt die Belastung von da an aber in einem zu hohen Intensitätsbereich.

Laufen Sie anfangs vorwiegend allein. So können Sie sich besser auf Ihre Pulsvorgaben und auf Ihren Laufstil konzentrieren. Drosseln Sie das Lauftempo, wenn der Puls zu hoch wird, oder legen Sie eine Pause mit Lockerungsübungen ein, bis sich der Puls wieder normalisiert hat. Lassen Sie ruhig andere Sportler überholen, auch bzw. gerade dann, wenn Sie 20 Jahre älter sind und eventuell an Übergewicht leiden. Falscher Ehrgeiz oder Eitelkeit sind hier fehl am Platz! Denken Sie stattdessen an Ihr Trainingsziel. Es sollte lauten, 45 Minuten am Stück im Grundlagenausdauerbereich laufen zu können, und nicht, möglichst rasch in der Klinik zu landen. Innerhalb einer Woche können Sie Ihr Ziel nicht erreichen. Seien Sie geduldig, und geben Sie Ihrem Körper Zeit. Nur so kommen Sie auf jeden Fall ans Ziel!

Langsam einsteigen

- Trainieren Sie anfangs nicht mehr als 3-mal pro Woche, und beobachten Sie stets Ihr Pulsverhalten und gelegentlich den Atemrhythmus.
- Liegt der Puls von Anfang an höher als vor 2 Tagen, war die Regenerationszeit zu kurz. In diesem Fall müssen Belastungsintensität bzw. Umfang reduziert werden.
- Achten Sie auf Warnsignale, und ignorieren Sie auf keinen Fall Beschwerden am Bewegungsapparat. Suchen Sie zur weiteren Abklärung einen Sportmediziner auf.
- Nach einigen Wochen werden Sie feststellen, dass Ihnen das Training schon erheblich leichter fällt. Vielleicht fehlt es Ihnen sogar schon, wenn Sie es einmal ausfallen lassen müssen.
- Den Umfang entweder durch eine zusätzliche Trainingseinheit pro Woche oder durch Verlängerung der Trainingseinheit, z. B. auf 60 Minuten, steigern.
- Niemals aber sollten Sie Umfang und Intensität gleichzeitig erhöhen. Zunächst immer erst den Umfang, dann, je nach Trainingsziel, auch die Intensität.

Je nach Trainingsstadium sind unterschiedliche Laufempfehlungen sinnvoll. Achten Sie jedoch auf jeden Fall auf die Signale Ihres Körpers, z. B. Pulsverhalten oder Beschwerden am Bewegungsapparat. Steigern Sie beim Training zuerst den Umfang (Dauer, Strecke) und dann die Intensität (Geschwindigkeit).

Für ambitioniertere Läufer

Die nachfolgenden Empfehlungen gelten für Langstreckenläufer. Hierbei ist das Hauptaugenmerk – versteht sich eigentlich von selbst – auf die Ausdauer gerichtet. Ziel ist es, sich so auf einen Halbmarathon oder Marathon vorzubereiten, dass man diesen Lauf dann auch gut durchhält, ohne ins Ziel zu torkeln. Und mindestens genauso wichtig ist es, dass man Spaß an der Vorbereitung hat und sich dadurch auf den großen Tag richtig freuen kann.

Nicht unkritisch den Profis nacheifern

In Büchern und Fachzeitschriften findet man mittlerweile eine ganze Reihe von Trainingsplänen. Je genauer die Vorgaben sind, desto effektiver erscheint Ihnen vielleicht der Plan. Trainingspläne von Spitzenathleten, die damit Bestleistungen erreichten, verführen natürlich zum Nachahmen. Bedenken Sie aber bitte dabei, dass diese Athleten sich voll und ganz auf ihr Training konzentrieren konnten und in den seltensten Fällen beruflichem und familiärem Stress ausgeliefert waren. Kopf frei für den Sport, ausreichend Zeit für einen Mittagsschlaf – gilt das etwa auch für Sie? Je mehr Sie von der Trainingslehre verstehen und von dem, was in Ihrem Körper dabei abläuft, desto erfolgreicher wird Ihr Training auch sein. Daneben sollten Sie noch die Sprache des Körpers verstehen lernen. Nicht zum ersten Mal sei es betont: Zur Trainingskontrolle und für verlässliche Pulsvorgaben innerhalb der verschiedenen Intensitätsbereiche ist eine Leistungsdiagnostik mittels Laktatstufentest unbedingt zu empfehlen!

Die Grundlagenausdauer stabilisieren

Trainieren Sie möglichst viermal pro Woche. Außerhalb der Laufsaison, z. B. im Winter, sollten Sie natürlich versuchen, Ihre Grundlagenausdauer aufrechtzuerhalten.

Dazu genügt aber eine Belastung im lockeren Grundlagenausdauerbereich. Selbst drei Trainingseinheiten mit einem wöchentlichen Umfang von nur 30 Kilometern sind ausreichend. Skilanglauf ist übrigens eine gute und für die Ausdauer effektive Alternativsportart für den Winter – ein bisschen Abwechslung ist nie verkehrt. Für Fortgeschrittene ist es möglich, die Kraftentwicklung durch Bergläufe etwas auszubauen. Nach dem Anstieg wird locker weitergetrabt.

Aber bitte nicht übertreiben, Sie benötigen Ihre Motivation noch für die bevorstehende Saison. Verbauen Sie sich die Vorfreude also nicht durch zu strapaziöses Training.

Um in »Schonzeiten«, beispielsweise im Winter, nicht ganz aus dem Tritt zu kommen, genügt es bereits, dreimal pro Woche Ihre bewährte Strecke in Angriff zu nehmen. Alternativ bieten sich möglicherweise auch andere Sportarten, wie etwa Skilanglauf, an.

Das klassische Ideal – der Marathon

Viel Zeit für die Vorbereitung

Auf einen Marathon sollten Sie sich bewusst etwa vier bis fünf Monate lang vorbereiten. Erhöhen Sie zunächst den Umfang bei gleichbleibender Intensität auf etwa 60 Kilometer pro Woche, verteilt auf vier bis fünf Trainingseinheiten.

Sind Ruhepuls und Belastungspuls nicht erhöht, können Sie die Laufstrecke einmal pro Woche etwas anspruchsvoller gestalten, um einen stärkeren Trainingsreiz zu setzen. Der Puls darf dabei im intensiven

Ausdauerbereich liegen und bei Berganstiegen auch die aerob-anaerobe Schwelle überschreiten. Allerdings sollte er auf der Ebene möglichst schnell wieder unter die Schwelle fallen. Grundsätzlich wird im Anschluss an das Training noch locker ausgelaufen. Vernachlässigen Sie auch weiterhin nicht den Grundlagenausdauerbereich, die wichtigste Voraussetzung für die Energiegewinnung über den Fettstoffwechselbereich. Merke: 80 Prozent des Trainingsumfangs sollten im garantiert aeroben Bereich liegen.

Zehn Wochen vor dem Lauf

Etwa zehn Wochen vor dem Marathon heben Sie den wöchentlichen Trainingsumfang auf ein Maximum an. Je nach Freizeit und Möglichkeiten sollte der Umfang zwischen 60 und 70 Kilometer liegen. Natürlich kann der fortgeschrittene Läufer mehr Kilometer zurücklegen als der Marathonerstling. Allerdings sollte auch ein »Greenhorn« den lockeren Langlauf hin und wieder auf 20 Kilometer ausdehnen. Wie fühlen Sie sich danach?

Zur Vorbereitung auf einen Marathonlauf ist es sinnvoll, ein Trainingsbuch anzulegen. Notieren Sie Ruhepuls, Trainingsinhalt und -umfang, die eventuelle Einnahme von Medikamenten und Ihr subjektives Empfinden.

Wenn die individuellen Pulsvorgaben eingehalten wurden, dürften Sie keine Probleme haben. Beobachten Sie den Pulsabfall. Haben Sie am nächsten Tag doch schwere Beine? Dann sollten Sie noch vermehrt an Ihrer Grundlagenausdauer arbeiten und das Training im Schwellenbereich oder darüber zunächst reduzieren.

Vier Wochen vor dem Lauf

Sie können, falls Sie wollen, vier Wochen vor dem großen Tag einen 30-Kilometer-Lauf absolvieren, und zwar bei einer Intensität im lockeren GA-Bereich. Achten Sie also darauf, dass der Puls etwa 70 Prozent des Maximalwerts nicht überschreitet. Für den unerfahrenen Läufer gilt: Je niedriger der Puls liegt, desto leichter werden Sie den Marathon durchhalten. Sie nutzen die Energiegewinnung dann vor allem über die Fettverbrennung und schonen dadurch solange wie möglich die Kohlenhydratdepots. Gleichzeitig zögern Sie die Übersäuerung hinaus.

Nun reduzieren Sie wieder den Umfang so, dass Sie absolut regeneriert sind und mit Freude die nächste Trainingseinheit bestreiten. Einmal pro Woche sollten Sie je nach Belieben das Lauftempo zwischendurch z.B. über fünf Minuten steigern und dann wieder locker weiterlaufen.

Auf eine Generalprobe verzichten

Machen Sie nicht etwa – wie viele andere – den Fehler, probehalber in den letzten vier Wochen vor dem Wettkampftag einen Trainingsmarathon zu laufen. Dies überanstrengt nicht nur Ihren Körper, sondern in erheblichem Maß auch Ihre Psyche. Sie schaffen es auch ohne Generalprobe – und zwar viel besser!

In den letzten zwei Wochen gilt es nur noch, die Leistung zu konservieren, also im lockeren Grundlagenausdauerbereich zu trainieren. Das wichtigste ist nun die mentale Einstellung. Freuen Sie sich auf den großen Tag: Sie wissen ja, dass Sie sich gut vorbereitet haben.

Achten Sie während längerer Trainingseinheiten unbedingt auf eine ausreichende Flüssigkeitszufuhr. Unklare Pulserhöhungen bei gleichbleibender Geschwindigkeit können ein Flüssigkeitsdefizit ankündigen! Füllen Sie anschließend Ihre Kohlenhydratspeicher auf.

Die Kraft einteilen durch Pulskontrolle

Es ist sehr zu empfehlen, auch den Marathon oder Halbmarathon mit Pulsuhr zu laufen, um solange wie möglich unterhalb Ihrer errechneten Schwelle zu bleiben. Je niedriger Ihr Puls in der ersten Hälfte ist, desto mehr können Sie die Kohlenhydratspeicher schonen. So wird es möglich, dieselbe Zeit nochmals zu laufen oder sich sogar in der zweiten Hälfte noch zu steigern.

Überlastungsprobleme beim Laufen

Im Folgenden werden die wichtigsten Ursachen für die Entstehung von Überlastungsbeschwerden aufgeführt. Wenn Sie sich jedoch an die zuvor erläuterten Empfehlungen halten, haben Sie gute Chancen, so etwas nicht am eigenen Leib zu erleben.

Gibt es Risikofaktoren?

Plötzliche Veränderungen des Trainingsschemas etwa können zu Überlastungsbeschwerden führen. Es gibt eine Untersuchung, die 60 Prozent aller Überlastungsschäden darauf zurückführt.

Eine andere Studie stellte hingegen eine signifikant höhere Verletzungshäufigkeit bei Läufern fest, die sich nach einem starren Trainingsplan richteten: Die Verletzungsrate dieser Gruppe betrug 53 Prozent im Gegensatz zu Läufern mit je nach Tagesform variierenden Trainingsplänen (35 Prozent).

In der Tabelle finden Sie die zehn häufigsten Überlastungsschäden bei Läufern. (Quelle: Clement et al., 1981.)

Zwischen Lebensalter und Verletzungsrate wiederum gibt es keinen nennenswerten Zusammenhang. Vielmehr konnte ein direkter Zusammenhang zwischen laufbedingten Schädigungen und Lauferfahrung, Intensität und wöchentlichem Trainingsumfang ermittelt werden.

Schwachstellen am Bewegungsapparat

Eigene Erfahrungen zeigten allerdings eine recht hohe Tendenz zu Überlastungsproblemen im Alter von 30 bis 40 Jahren bei einer Wiederaufnahme des Trainings. Bei den meisten der Betroffenen hatte jedoch vorher kein Check-up stattgefunden. Das aber ist zwingend notwendig: Grundsätzlich sollte der Sportarzt den Sportler auf Schwachstellen am Bewegungsapparat aufmerksam machen, auch wenn der Betroffene zum Zeitpunkt der Untersuchung beschwerdefrei ist.

Die häufigsten Verletzungen beim Laufen

	Gesamt %	Männer %	Frauen %
Patellares Schmerzsyndrom (Beschwerden im Bereich der Kniescheibe)	25,8	24,5	27,9
Tibiales Stresssyndrom (Überlastungsschäden im Bereich des Schienbeins)	13,2	10,7	16,8
Entzündungen der Achillessehne	6,0	7,9	3,2
Fasciitis plantaris (Beschwerden im Bereich der Fußsohle)	4,7	5,3	3,9
Entzündungen der Patellarsehne	4,5	5,6	2,8
Iliotibiales Bandsyndrom (Beschwerden im Bereich der Knieaußenseite)	4,3	4,6	3,8
Metatarsales Stresssyndrom (Beschwerden im Bereich der Mittelfußknochen)	3,2	3,3	3,0
Ermüdungsbruch des Schienbeins	2,6	2,4	2,8
Sehnenentzündung des M. tibialis posterior	2,5	1,9	3,2
Sehnenentzündung des M. peroneus	1,9	2,0	1,6
Gesamt	68,7	68,0	69,0

Fußdeformitäten

Am häufigsten wird man dabei mit Fußdeformitäten wie Senk-, Knick-, Platt-, Spreizfüßen oder Kombinationen daraus konfrontiert. Diese Normabweichungen müssen nicht zwangsweise zu Überlastungsproblemen führen, können aber den Laufstil erheblich beeinflussen.
Es ist nun einmal ein großer Unterschied, ob ein Knickfuß 20 oder 100 Kilometer pro Woche belastet wird. Die Kraftübertragung in Richtung Knie – Hüftgelenk – Wirbelsäule erfolgt dabei nicht gleichmäßig oder wird, wie etwa beim Senk- oder Plattfuß, ohne Dämpfung mit großer Heftigkeit auf die nachfolgenden Gelenke übertragen. Folglich können diese ungleichmäßig verteilten oder ungebremsten Kräfte zu einer Überlastung der sich anschließenden Gelenke und Knorpelstrukturen führen. Ist der Sportler darüber aufgeklärt, wird er sich als verantwortungsbewusster Mensch bei unklaren Beschwerden im Bereich der unteren Extremitäten und der Wirbelsäule sofort wieder untersuchen lassen. Häufig aber können Weichschaumeinlagen nach Maß die Beschwerden auf Dauer beseitigen. Eine symptomatische Therapie in Form von Salben und physiotherapeutischen Anwendungen dagegen hätte nur einen kurzfristigen Erfolg. Deshalb gilt es stets, die Ursache so schnell wie möglich zu beseitigen.

Fußdeformitäten wirken sich mit der Zahl der gelaufenen Kilometer immer stärker aus, und zwar auf den ganzen Stützapparat. Sie sollten frühestmöglich herausgefunden und durch professionell hergestellte Weichschaumeinlagen ausgeglichen werden.

Lockere Bänder

Auch eine lockere Bandführung im Bereich der Knie- und Sprunggelenke kann auf Dauer zu Überlastungsbeschwerden führen. Durch spezielle Kräftigungsübungen können die Gelenke zum Teil erheblich stabilisiert werden, hier vor allem das Kniegelenk durch Kräftigung der Beuge- und Streckmuskulatur.

Beinlängendifferenzen

Beinlängendifferenzen müssen im Allgemeinen erst ab einer Seitendifferenz von mindestens einem Zentimeter ausgeglichen werden. Ist die Beinlängendifferenz lediglich ein Zufallsbefund im Rahmen eines beispielsweise sportmedizinischen Check-ups, und hat dieser Unterschied bislang keine Beschwerden oder muskuläre Ungleichgewichte (Dysbalancen) verursacht, ist ein Ausgleich nicht unbedingt erforderlich. Allerdings sollte der Sportler darauf aufmerksam gemacht werden und sich alle sechs Monate zur Kontrolle vorstellen. Dies gilt insbesondere für

Jugendliche, da während der Wachstumsphase Beinlängendifferenzen keine Seltenheit sind und bereits nach sechs Monaten wieder verschwinden können.

Das patellare Schmerzsyndrom

Mediziner sprechen hierbei von Chondropathia oder Chondromalazia patellae. Es handelt sich um einen Knorpelschaden auf der Rückseite der Kniescheibe (Patella). Die Gleitfläche weist Unebenheiten auf, und so reibt die Kniescheibe bei jeder Bewegung auf dem Gegengleitlager des Oberschenkelknochens. Etwa 60 Prozent aller Überlastungsschäden am Kniegelenk werden durch eine solche Chondropathie verursacht, Läufer sind mit über 25 Prozent aller Verletzungen und Überlastungsschäden davon betroffen.

Bei Kniebeugung hat der Kniescheibenknorpel hohe Druckbelastungen auszuhalten – bei einer Beugung von 90 Grad bei einem 80 Kilogramm schweren Menschen mehr als eine halbe Tonne!

Mögliche Ursachen

Als Ursachen dafür kommen z. B. Achsenfehler im Bereich des Kniegelenks – beispielsweise X- oder O-Beine – infrage oder auch angeborene Veränderungen und Normabweichungen der Kniescheibe, ebenso eine Schwäche des vierköpfigen Beinstreckers (Musculus quadriceps femoris) nach vorübergehender Ruhigstellung oder auch durch eine Nervenschädigung im Bereich der Lendenwirbelsäule.
All diese Ursachen haben eines gemeinsam: Es resultiert daraus eine ungleichmäßige Druckbelastung auf die Gelenkflächen mit nachfolgender einseitiger Abnutzung und Reizung. Überlastungen durch zu hohen Trainingsumfang können auch zum so genannten long distance knee führen, bekannt und gefürchtet vor allem unter Marathonläufern, Bergläufern und Ultratriathleten.

So testen Sie selbst

Sie können Ihre Kniescheibe selbst untersuchen, indem Sie sich mit locker ausgestreckten Beinen auf den Boden oder auf einen Stuhl setzen. Versuchen Sie nun – mit einer Hand – die Kniescheibe Richtung Fuß bzw. Richtung Oberkörper zu schieben. Spüren Sie ein Reiben oder sogar einen geringen Schmerz? Das so genannte Knorpelreiben ist sehr häufig zu beobachten. Deshalb sind Sie aber noch lange nicht krank. Allerdings können Ihnen diese Kniescheiben bei längeren und höheren Laufbelastungen einmal Schwierigkeiten bereiten.

Die Behandlung

Wie bereits erwähnt, benötigt Knorpelgewebe eine längere Regenerationszeit als die Muskulatur. Dies muss der Ultraathlet – genauso wie der Sportler mit einem vorgeschädigten Kniegelenk – unbedingt berücksichtigen. Auf keinen Fall dürfen die Beschwerden ignoriert werden! Bei Schmerzen sollten Sie sofort einen Arzt konsultieren. Als Maßnahmen zur Selbsthilfe kommen infrage:

- Entzündung durch kühlende Umschläge mit Kältekissen möglichst 2- bis 3-mal am Tag über 10 bis 15 Minuten eindämmen. Die Kälte sollte als angenehm empfunden werden. Bitte immer ein Tuch unter das Kissen legen, sonst können lokale Erfrierungen entstehen.
- Entzündungshemmende Gele, z. B. mit Heparin, DMSO.

Über eine weitere Therapie mit entzündungshemmenden Tabletten und knorpelaufbauenden Substanzen entscheidet der Arzt, ebenso über einen operativen Eingriff oder spezielle Krankengymnastik.

Neben den bewährten Selbsthilfemethoden gilt es natürlich, die Ursachen weitmöglichst zu beheben. An erster Stelle bedeutet dies, den Trainingsumfang zu mäßigen, eventuell Belastungsarten zu verändern und in jedem Fall die Muskulatur um die Kniescheibe (Quadrizeps) gezielt aufzubauen.

Wenn es beim Laufen zu Problemen kommt

- Trainingsumfang und -intensität sofort reduzieren
- Bergablaufen nur mit kleinen Schrittlängen, um die auf das Kniegelenk einwirkende Schubkraft so gering wie möglich zu halten, oder Bergablaufen durch Gehen ersetzen
- Keine Sprungübungen
- Gezielte Dehnungsübungen für die gesamte Quadrizepsmuskulatur
- Muskelaufbautraining für den Quadrizeps. Dadurch wird die Kniescheibe besser geführt bei gleichzeitiger Verbesserung der Kniegelenkstabilität
- Ärztliche Untersuchung des Fußgewölbes und auf einen Achsenfehler, bei Bedarf Versorgung mit Einlagen
- Im akuten Reizstadium zur verbesserten Führung der Kniescheibe und Stabilisierung des Kniegelenks spezielle Kniebandagen; diese sollten jedoch nur während des Sports getragen werden und sind möglichst bald wieder abzusetzen – die Muskulatur bildet sich nämlich sehr schnell zurück, was zu einer weiteren Verschlechterung führen würde

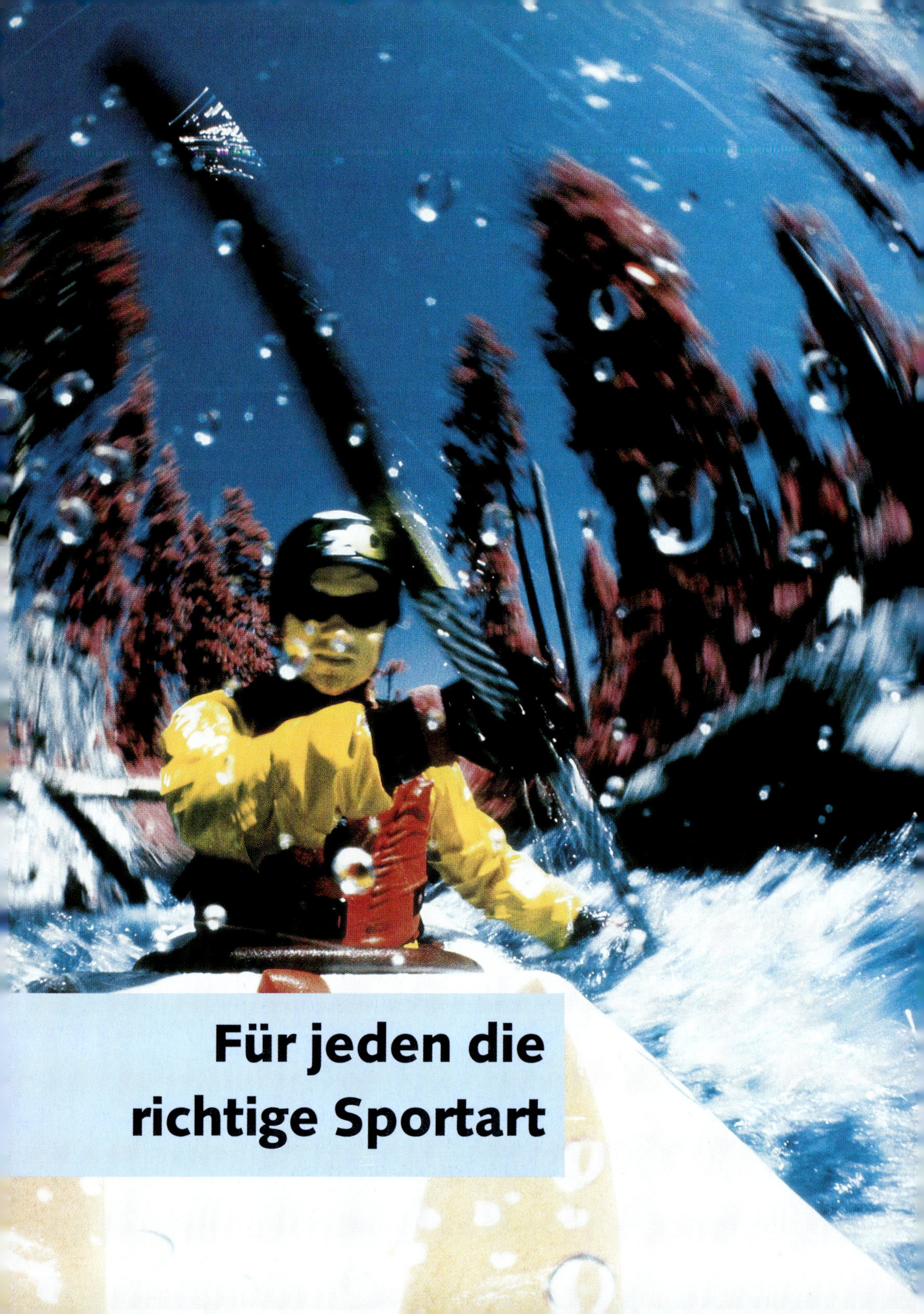

Für jeden die richtige Sportart

Die Fitnesspalette – eine Qual der Wahl

In diesem Kapitel wollen wir verschiedene Sportarten näher vorstellen: Welche Sportart eignet sich für mich? Wie finde ich den richtigen Einstieg? Wie soll ich am besten trainieren, wenn ich mich einfach nur fit halten möchte? Neben den Ausdauersportarten Schwimmen, Radfahren und Laufen gibt es noch eine riesige Auswahl von Möglichkeiten für jede Interessenlage und jedes Alter, ob in der Gruppe oder allein, ob zu Hause, im Sportverein oder im Urlaub.

Für die Auswahl Ihrer Sportart aus den zahlreichen Möglichkeiten sollte natürlich im Vordergrund stehen, welche davon sich möglichst unaufwändig für Sie realisieren lässt. Dabei sind manchmal Kompromisse notwendig, denn nicht alles, was Spaß macht, lässt sich auch problemlos und kontinuierlich im Alltag umsetzen.

Aquasport

Aquasportarten haben manche Vorteile und werden oft auch speziell für Schwangere angeboten. Allerdings sollte sich jede Schwangere vor der Kursanmeldung mit ihrem Arzt beraten. Rückenbeschwerden, wie sie bei Schwangeren recht häufig sind, können durch Aquasport oftmals wesentlich gebessert werden, da sich die meist durch Schmerzen verspannte Muskulatur im Wasser gut entspannen kann.

Aquajogging

Diese Sportart wird bereits seit mehr als 15 Jahren in den USA betrieben und nimmt mittlerweile auch bei uns einen immer größeren Stellenwert für Trainings- und Therapiezwecke ein.
Man unterscheidet zwischen Laufen im tiefen Wasser ohne Bodenkontakt (Deep Water Running) und Laufen in niedrigerem Wasser mit Bodenkontakt (Shallow Water Running). Die aufrechte Körperhaltung wird in tiefem Wasser durch eine spezielle Auftriebshilfe – den Aquagurt – unterstützt.

Schont die Gelenke

Der Bewegungsablauf ist fast identisch mit dem Laufen an Land. Vorteil aber im Wasser: Die Gelenke werden deutlich entlastet, da das Körpergewicht durch den Auftrieb wegfällt. Immerhin müssen die Beine beim Laufen an Land das Zwei- bis Vierfache des Körpergewichts auffangen. Dennoch kann man den muskulären Trainingseffekt nicht ohne weiteres mit dem Laufen an Land vergleichen. Die Muskelkontraktion erfolgt beim Laufen an Land konzentrisch und exzentrisch (Abbremsung durch Schwerkraft), im Wasser dagegen zweiphasig konzentrisch. Das bedeutet, dass durch den permanenten Widerstand des Wassers es bei keiner Bewegung eine Entspannungssphase gibt. So werden die Muskeln beim Aquajogging länger, aber dafür weniger intensiv als beim Laufen an Land beansprucht. Die Bewegungsabläufe können in jeder Phase aktiv kontrolliert werden.

Die Muskelarbeit beim Aquajogging verläuft zweiphasig konzentrisch, also ohne Entspannungsphase. Dadurch werden die Muskeln zwar länger andauernd, aber durch den Wasserauftrieb weniger intensiv beansprucht.

Der positive Effekt auf Herz, Kreislauf und Atmung scheint insgesamt beim Aquajogging noch besser zu sein als beim herkömmlichen Jogging, wie Untersuchungen ergaben.

Bei Übergewicht besonders günstig

Wie auch bei anderen Sportarten wird die Belastungsintensität mittels Pulsmessungen kontrolliert. So kann man gezielt im Ausdauerbereich trainieren mit dementsprechend positiven Effekten für Gesundheit und Fitness. Vor allem Übergewichtigen ist die Sportart wegen der Gelenkschonung sehr zu empfehlen. Nach Verletzungen im Bereich der unteren Extremitäten kann Aquajogging zudem sowohl therapeutisch wie auch zur Aufrechterhaltung der Grundlagenausdauer von großem Nutzen sein.

Aquarobic

Wie auch beim Aquajogging können durch Aquarobic Ausdauer und Kraft verbessert werden. Je weiter der Körper jedoch aus dem Wasser ragt, desto weniger werden die spezifischen Wassereigenschaften auch genutzt. Man unterscheidet zwischen Low-impact-Übungen, bei denen nicht gesprungen wird, und High-impact-Übungen, bei denen die Gelenke der unteren Extremitäten etwas mehr belastet werden – durch den Wasserauftrieb bedingt aber immer noch viel weniger als bei Aerobic an Land. Die Muskulatur kann aber aufgrund des erhöhten Wasserwiderstands stärker gefordert sein, als dies an Land der Fall ist. Die Belastung dauert etwa 20 bis 30 Minuten und erfolgt mit Musik in der Gruppe. Sie ist daher abwechslungsreicher als Aquajogging, wobei man allerdings an die jeweiligen Übungszeiten gebunden ist.

Ballsport in der Mannschaft

Fußball erfreut sich auch im Freizeitsport allgemeiner Beliebtheit. Doch nicht nur Fußball, alle Mannschaftssportarten sind hervorragend dazu geeignet, den Alltagsstress zu vergessen. Der Ehrgeiz beim Spiel am Wochenende übersteigt jedoch oft die tatsächliche Leistungsfähigkeit, wobei die Muskulatur schnell übersäuert. Gerade Sportler im Ballsport verfügen über eine hohe Laktattoleranz und nehmen die Übersäuerung oft nicht wahr, wie eigene Untersuchungen ergaben.

Die Grundausdauer trainieren

Fehlende Selbsteinschätzung und mangelnde körperliche Voraussetzungen sind maßgeblich an der Entstehung von Verletzungen, aber auch von Herz-Kreislauf-Zwischenfällen beteiligt.

Spätestens ab dem 30. Lebensjahr sollte selbst der Wochenendkicker ein wenig Ausdauersport betreiben, um Überlastungen zu vermeiden. Dazu eignet sich lockeres Joggen oder Radfahren, am besten pulsgesteuert. Durch die gute Laktattoleranz wird die Intensität meist zu hoch angesetzt und das Trainingsziel dadurch verfehlt. Jeder Spieler sollte deshalb das Lauftempo sehr niedrig halten. Eine individuelle Pulsermittlung mittels Laktatstufentest ist besonders Sportlern mit Überlastungsbeschwerden von Muskulatur und Sehnenansätzen dringend zu empfehlen.

Das Problem bei Ballsportarten ist, dass gerade Hobbyspieler eine hohe Laktattoleranz haben und daher oft nicht wahrnehmen, wann die Grenze zur Übersäuerung überschritten ist. Eine individuelle Pulsermittlung mittels Laktatstufentest kann daher Schlimmeres verhindern helfen.

Bergwandern

Wandern eignet sich sehr gut als moderates Bewegungstraining und kann gleichzeitig hervorragend als Ausgleich zum Berufs- und Alltagsleben genutzt werden. Wie beim Walken auch hängt die Belastungsintensität von Dauer, Tempo und Gelände ab.

Größere Touren sorgfältig planen

Im gewohnten, heimatlichen Gefilde besteht bei gesunder Verfassung kaum die Gefahr der Überlastung. Ganz anders verhält es sich aber in unbekanntem Gelände, etwa bei einem Wochenendtrip in ein Mittel- oder Hochgebirge. Solche Touren sollten gewissenhaft vorbereitet werden. Dabei gilt es natürlich, Höhe, Höhenunterschiede sowie

Bergtouren in unbekanntem Gelände können mit unangenehmen Überraschungen aufwarten. Informieren Sie sich deshalb mittels guten Kartenmaterials, besser noch bei Wanderern, die die Strecke kennen, über schwierige Passagen.

Streckenbeschaffenheit besonders zu berücksichtigen. Karten, Höhenmesser und Kompass sind genauso wichtig wie geeignete atmungsaktive Kleidung, Wanderschuhe und Energievorräte. Denken Sie daran, dass Sie vor allem in Höhenlagen reichlich Flüssigkeit brauchen! Asthmatiker und Herzkranke sollten ihre Notfallmedikamente immer mit sich führen, da die dünnere Luft in zunehmender Höhe leicht ein Belastungsasthma auslösen kann.

Kein Tempo machen beim Anstieg

Teilen Sie sich Ihre Kräfte gut ein, indem Sie steile Anstiege und Strecken in großer Höhe mit reduziertem Tempo bewältigen. Verkürzen Sie Ihre Schrittlänge, dadurch sparen Sie ebenfalls Kraft. Legen Sie eine Pause ein, falls Ihr Puls höher liegt als gewöhnlich, und gleichen Sie ein eventuell bestehendes Flüssigkeitsdefizit aus.
Schließen Sie sich nicht ohne jegliches Training oder wenigstens regelmäßige Spaziergänge einer Wandergruppe an, und dann womöglich noch mit nicht eingelaufenen neuen Wanderschuhen. Spätestens am Tag danach werden Sie die Auswirkungen auf Sehnen, Muskeln und Gelenke deutlich spüren. Das so genannte Bergsteigerknie – also eine Reizung im Bereich der Kniescheibe – entsteht u.a. bei schwacher Bandführung und wird noch verstärkt durch eine untrainierte Oberschenkelmuskulatur.

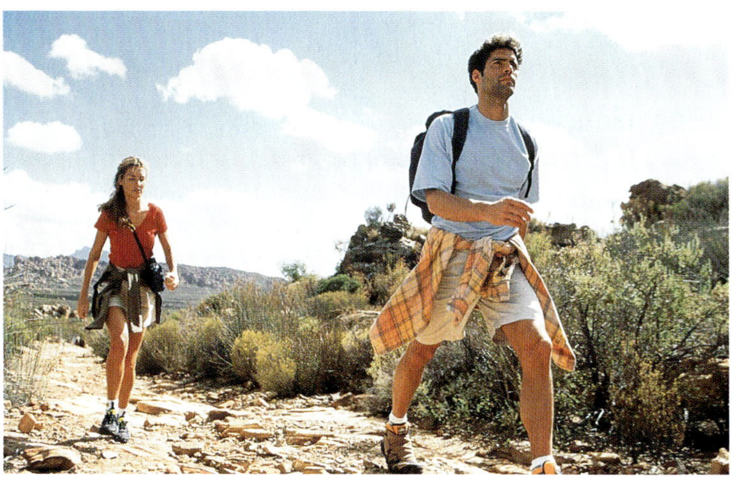

Wandern ist ein klassischer Ausdauersport. Herz, Kreislauf und Lunge werden durch die gleichbleibende Belastung optimal trainiert.

Ganz wichtig – das richtige Schuhwerk

Falsches Schuhwerk ist – wen wundert's – für den Wanderer nicht tragbar und wirkt sich besonders fatal auf Problemfüße wie Platt-, Knick-, Senk- und Spreizfüße bei längeren Touren aus. Schmerzen und Brennen im Vorfußbereich werden vor allem bei Spreizfußstellung häufig beobachtet. Meist verschwinden die Beschwerden beim Barfußgehen. Wie auch beim Joggen sollten Fehlbelastungen bei auftretenden Beschwerden deshalb so schnell wie möglich ausgeschlossen werden. Mittels gut eingepasster Schaumstoffeinlagen kann das Quergewölbe des Fußes wiederhergestellt werden.

Golf allein, ohne jeden weiteren Zusatzsport im Bereich der Grundlagenausdauer, wirkt sich nicht so effektiv auf den Fettstoffwechsel und das Herz-Kreislauf-System aus. Joggen oder Walken als Ergänzung verbessern die aerobe Leistungsfähigkeit enorm.

Golf

Die Anzahl der Golfspieler ist in den letzten Jahren in Deutschland sprunghaft angestiegen und erfreut sich auch als Ausgleichssport bei Leistungssportlern aus den unterschiedlichsten Sportarten allgemeiner Beliebtheit. Bei Golfspielern jeder Alters- und Leistungsklasse sind Muskelkraft, Beweglichkeit und allgemeine Ausdauer gefordert.
Das Erlernen der Technik ist nicht ganz einfach, erfordert es doch ein hohes Maß an Koordinationsvermögen. Golfen kann deshalb zwar in jedem Alter erlernt werden. Je mehr aber das Koordinationsvermögen bereits durch andere Sportarten geschult wurde, desto schneller wird man die richtige Schwungtechnik erlernen.

Den Fettstoffwechsel auf Trab bringen

Sehr viele ältere und untrainierte Neueinsteiger verpassen die Chance, durch Golfsport einen noch weit positiveren Effekt für Fettstoffwechsel- und Herz-Kreislauf-Erkrankungen zu erzielen und auch das Körpergewicht noch mehr zu beeinflussen. Dann nämlich, wenn sie neben dem Golfen nicht auch die allgemeine aerobe Leistungsfähigkeit z. B. durch Joggen, Walken oder Ergometertraining verbessern. Wer aber über diese Voraussetzungen verfügt, betreibt ein effektives Fettstoffwechseltraining – auch dann, wenn er »nur« über den Platz marschiert. Die weniger gut Trainierten geraten vor allem auf hügeligen Golfplätzen bei zügigem Gang und Schieben ihres Wagens allzu leicht aus der Puste. Das Sauerstoffangebot reicht dann für den Fettstoffwechsel nicht mehr aus.

Zusätzliches Ausdauertraining

Wer also Wert auf einen positiven Gesundheitseffekt legt und interessiert ist, sein Handicap weiter zu verbessern, sollte nicht nur Bälle schlagen, sondern wenigstens dreimal pro Woche über 30 bis 60 Minuten ein Grundlagenausdauertraining seiner Wahl betreiben. Denn allein durch Golfen kann man diesen Bereich nur wenig verbessern. Zu viele Pausen verhindern den Aufbau im aeroben Bereich. Wie bereits erwähnt, kann man aber bei guter aerober Leistungsfähigkeit den Fettstoffwechselbereich über Stunden auf dem Areal einsetzen, was dem Untrainierten weit weniger gelingt.

Für Golfer wichtig: Je besser die Ausdauerleistungsfähigkeit ist, desto länger kann man sich konzentrieren und desto besser ist auch das Koordinationsvermögen. Unnötige Fehler, vor allem an den letzten Löchern eines Turniers, sind vielfach auf mangelnde Ausdauer zurückzuführen.

Zur Rehabilitation nach Infarkten

Im Rahmen der Rehabilitation nach einem Herzinfarkt ist Golf – neben dem pulsgesteuerten Ergometertraining – eine wunderbare Alternativsportart z. B. für ehemalige Tennisspieler, die aufgrund ihrer Erkrankung ihrer Lieblingssportart wegen der zu hohen Belastung vorerst nicht nachgehen können. Da man zum Golfen keinen Mitspieler benötigt, ist die Gefahr einer Überlastung, bedingt durch die Spielstärke des Partners, von vornherein ausgeschaltet.

Falsche Technik führt zu Überlastung

Überlastungsschäden am Bewegungsapparat sind keine Seltenheit. Deshalb sind Trainerstunden, ob für Anfänger oder Fortgeschrittene, unbedingt notwendig, um Technikfehler zu korrigieren. Freizeitgolfer belasten sich oft mehr als Profigolfer. Weniger gute körperliche Fitness und die wesentlich schlechtere Schwungtechnik (»schneller Schwung«) bedeuten eine höhere Belastung für den Bewegungsapparat. Vor allem Schwächen im Bereich der Rumpf-, Brust- und Schultermuskulatur – resultierend aus unseren Alltagsbewegungen – machen dem Golfeinsteiger zu schaffen. Denn diese Schwächen führen zu einer reduzierten Funktionsfähigkeit des Bewegungsapparats – Überlastungsschäden sind die Folge.

Bei Golfern aller Spielstärken zeigen sich häufig Beschwerden im unteren Rückenbereich. Rechtshänder klagen auch oft über Überlastungsschäden des linken Handgelenkes, da der linke Arm sowohl Führungs- als auch Zielarm ist. Auch der Ellbogen ist bei Golfern häufig von Beschwerden betroffen.

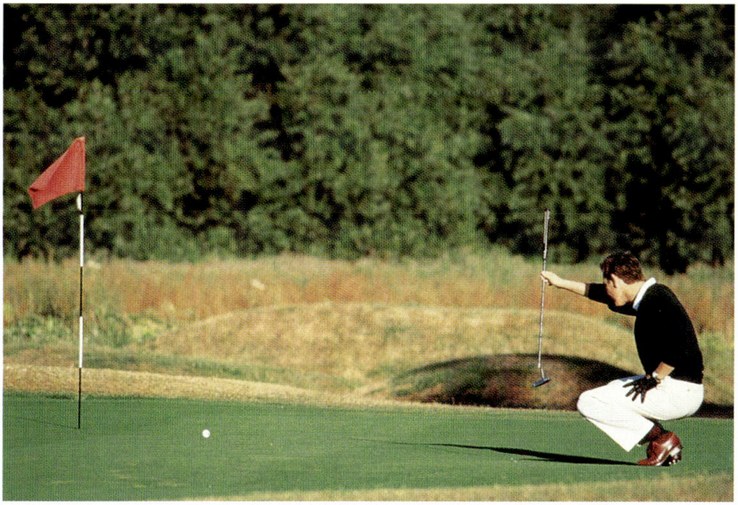

Golf erfordert hohe Konzentration, eine saubere Technik und körperliche Fitness – diese Sportart trainiert die Koordination aller Sinne.

Übungen zur Prävention von Überlastungsschäden

Aufwärmübungen

Das Aufwärmen sollte mindestens 15 Minuten dauern. Besonders Freizeitgolfer vernachlässigen dies oft sträflich, meist nicht ohne die Folgen empfindlich zu spüren. Die Körperkerntemperatur wird durch lockeres Joggen und gymnastische Übungen erhöht. Bälleklopfen auf der Drivingrange ist kein Aufwärmen! Nach einem geeigneten Aufwärmprogramm sollten Sie zunächst einige kurze Bälle mit geringerer Intensität schlagen und die Länge dann allmählich steigern.

Was für andere Sportarten gilt, ist auch hier ein Muss, vor allem für Freizeitsportler: Erhöhen Sie vor Spielbeginn die Körperkerntemperatur mit einem geeigneten Aufwärmprogramm.

Techniktraining

Die Technik sollte immer wieder kontrolliert werden, spätestens dann, wenn sich leichte Beschwerden bemerkbar machen. Je früher der Fehler bemerkt wird, desto schneller können Sie ihn korrigieren und den Bewegungsapparat entlasten.

Ausdauertraining

Der Gewinn von regelmäßigem Ausdauertraining: Verbesserung des Stoffwechselverhaltens, verringerte Verletzungsanfälligkeit, schnellere Erholungsphase, verbesserte Konzentration und Koordination. Also nichts wie los: dreimal pro Woche joggen, Rad fahren oder walken im Grundlagenausdauerbereich über etwa 30 bis 45 Minuten. Weitere Tipps dazu finden Sie ab Seite 26.

Krafttraining

Krafttraining verleiht noch mehr Energie. Besonders die Rumpfmuskulatur sorgt für die nötige Power beim Schlag! Doch aufgepasst: Muskelpakete sind wegen der eingeschränkten Beweglichkeit und der Neigung zu rascher Übersäuerung eher hinderlich. Moderate Kräftigung der Schultergürtel-, Rücken- und Bauchmuskulatur sollten aber in das Grundprogramm des Krafttrainings aufgenommen werden. Zusätzlich empfiehlt sich golfspezifisches Krafttraining für Oberschenkel und Unterarme an Trainingsgeräten. Alternativ haben sich auch Übungen mit dem Thera-Band® und Softball bestens bewährt. Vorteil: Sie können die Übungen selbst im Hotelzimmer durchführen. Die Unterarmmuskulatur lässt sich beispielsweise durch Drücken eines Gummiballs mit wenig Aufwand trainieren. Das Handgelenk sollte dabei nicht abgeknickt werden. Eine Serie sollte zunächst 50 Wiederholungen beinhalten und kann dann allmählich auf 100 Wiederholungen gesteigert werden. Schütteln Sie die Arme nach jeder Serie gut aus, um die Regeneration durch eine gesteigerte Durchblutung zu beschleunigen.

Neben dem Ausdauertraining ist ein moderates Krafttraining nicht zu vernachlässigen: Neben Schultergürtel-, Bauch- und Rückenmuskulatur sollten Oberschenkel und Unterarme golfspezifisch trainiert werden.

Flexibilitätstraining

Der Golfschwung erfordert eine Drehung im Bereich von Hüften, Becken und Rumpf. Auch die Schultergelenke werden mit beansprucht. Je geringer die Beweglichkeit, desto weniger vollkommen kann der Schwung durchgeführt werden. Spezielle Übungen sollten vor und nach jedem Schlagtraining, jedem Turnier und auch immer wieder während des Trainings durchgeführt werden.

Tipps bei typischen Überlastungsbeschwerden

Grundsätzlich gilt wie bei anderen Sportarten auch: bei auftretenden Beschwerden Trainingseinheiten reduzieren und Erholungspausen verlängern. Die weiteren Empfehlungen richten sich nach der Diagnose des Sportmediziners.

- Schultergelenk: Bei Rechtshändern ist meist die linke Schulter aufgrund von Einklemmungserscheinungen beim Anheben des Arms über

Kopfhöhe verantwortlich. Das Schultergelenk sollte durch spezielle Kräftigungsübungen in seiner Führung stabilisiert werden. Kräftigungsübungen – vor allem mit dem Thera-Band® – sind dabei besonders effektiv.

- Rückenregion: Beim klassischen Schwung mit geringerer Rotation der Rückenmuskulatur wird im Gegensatz zum modernen Schwung die Lendenmuskulatur weniger verdreht, da sich der Spieler stärker in Richtung des linken Fußes bis auf die Zehenspitzen dieser Seite dreht. Beim modernen Schwung steht der linke Fuß flach auf dem Boden. Eine andere Möglichkeit der Entlastung besteht in der aufrechteren Körperhaltung bei stärkerer Kniebeugung. Die dritte Empfehlung lautet: kürzere Schwünge.
- Handgelenk, Ellbogen: Beschwerden in diesen Bereichen entstehen fast ausschließlich durch Technikfehler und neigen dazu, chronisch zu werden, wenn man die Ursache nicht gleich erkennt und keine Therapiemaßnahmen einleitet. Lassen Sie deshalb Ihren Handgriff und Ihre Schwungtechnik sofort überprüfen.

Spätestens, wenn sich leichte Beschwerden bemerkbar machen, sollten Sie Ihren Schwung prüfen und verbessern. Doch zunächst heißt es: Training reduzieren und gegebenenfalls eine sportmedizinische Diagnose einholen!

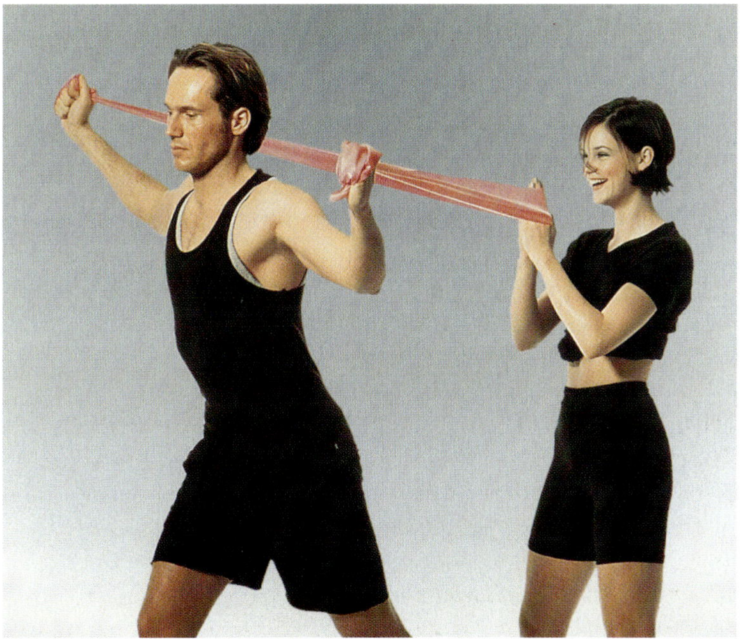

Mit dem Thera-Band® lassen sich leicht und vor allem überall therapeutisch wirksame Übungen zur Kräftigung Ihrer Bänder, Gelenke und Muskeln ausführen.

Kanusport

Wer die Natur liebt und Wasser nicht scheut, ist im Kanusport bestens aufgehoben. Es gibt ganz verschiedene Disziplinen, beginnend beim Kanuwandern und Wildwasserfahren über Kanurennsport und Slalom bis hin zum Kanumarathon.

Kanuwandern gilt als effektive Trainingsmöglichkeit bei Herz- und Kreislaufbeschwerden. Außerdem eignet es sich bei Problemen mit dem unteren Bewegungsapparat. Die Technik ist nicht allzu schwer zu erlernen, sollte aber professionell erarbeitet werden.

Im Folgenden wollen wir auf das Kanuwandern etwas näher eingehen. Diese Sportart eignet sich ganz hervorragend als Ausgleich zum Alltag sowie als Herz-Kreislauf-Training. Zudem ist Kanusport speziell für Personen geeignet, die Beschwerden im Bereich der unteren Extremitäten oder auch eine Gehbehinderung haben.

Erlernen lässt sich das Paddeln in jedem Alter, wobei Sie im Zweierkajak zunächst am besten aufgehoben sind. Sie werden schnell die richtige Technik erlernen, sollten sich diese aber von einem Experten zeigen und erklären lassen. Denn wie in jeder anderen Sportart auch können Technikfehler vor allem bei monotonem Bewegungsmuster leicht zu Überlastungsbeschwerden führen.

Einfach rein und lospaddeln?

Besser nicht, ein wenig Technik muss schon sein. Man unterscheidet vier Bewegungsphasen:

- Die Eintauchphase leitet die Paddelbewegung ein. Die Schulter der Eintauchseite ist nach vorn gestreckt und der zugehörige Arm wird ausgestreckt in der Horizontalen gehalten. Die aktive Schulter bewegt sich hinter den Kopf zurück, wobei Ober- und Unterarm einen 90-Grad-Winkel bilden. Gleichzeitig rotiert das Becken nach vorn zur Eintauchseite, und das Bein wird gebeugt.
- Bei der Zugphase wird das Bein auf der Zugseite nach vorn gedrückt und die Kraft über eine Rotationsbewegung über den gestreckt bleibenden Zugarm auf das Paddel übertragen.
- Das Herausziehen oder Rückführen des Paddels wird durch eine schnelle Außendrehung des Zugarms eingeleitet.
- In der Luftphase führen Sie das Nach-außen-Drehen zu Ende und tauchen das Paddel auf der anderen Seite des Kanus ins Wasser.

Fühlen Sie sich sicher genug, können Sie auf den Einerkajak überwechseln. Sie selbst bestimmen nun den Krafteinsatz. Versuchen Sie nicht, Geschwindigkeitsrekorde zu brechen, sondern in gleichmäßigem, ruhigem Tempo zunächst 30 Minuten, später auch länger dahinzugleiten. Die Muskulatur der Arme und des Oberkörpers werden Sie am nächsten Tag allerdings mit ziemlicher Sicherheit spüren. Optimal für Fitness und Gesundheit sind drei Trainingseinheiten pro Woche. Steigern Sie anfangs nicht den Krafteinsatz, dafür aber den Umfang.

Anstrengend für Herz und Kreislauf

Wer Kanusport als Leistungssport betreibt, sollte sich auf jeden Fall einem jährlichen sportmedizinischen Check-up unterziehen. Das Herz-Kreislauf-System wird dabei nämlich extremen Stressbelastungen ausgesetzt, sowohl vonseiten der körperlichen Beanspruchung als auch durch plötzliche Kältereize, die zu Atemnot und Herzrhythmusstörungen führen können. Ist Ihr Schultergelenk bereits vorgeschädigt, dann sollten Sie lieber auf eine andere Ausgleichssportart umsteigen. Denn gerade an diesem Gelenk sind logischerweise Schäden durch Überlastung möglich.

Skilanglauf bringt einen sehr hohen Trainingseffekt in Bezug auf die unterschiedlichsten Muskelpartien und das Herz-Kreislauf-System mit sich. Gleichzeitig ist es gerade auch für Freizeitsportler ein hervorragend geeignetes Mittel, um Grundlagenausdauer und Leistungsfähigkeit zu steigern.

Skilanglauf

Der Skilanglauf ist eine typische Ausdauersportart, bei der über einen langen Zeitraum zum Teil sehr viele Muskelpartien gleichzeitig beansprucht werden. Dementsprechend hoch ist auch der Trainingseffekt. Das Herz-Kreislauf-System wird im Wettkampf extremen Belastungen ausgesetzt. Maximale Sauerstoffaufnahme und aerobe Kapazität der verschiedenen Muskelgruppen sind die wichtigsten Voraussetzungen für Höchstleistungen in dieser Sportart.

Skilanglauf ist demnach eine hervorragende Ausgleichssportart zur Verbesserung der Grundlagenausdauer für andere Sportarten. Gleichzeitig ist dies selbstverständlich auch von großem Nutzen für die Gesundheit und die allgemeine Leistungssteigerung des nicht leistungsorientierten Sportlers.

Viele Muskelgruppen werden trainiert

Die Energiebereitstellung erfolgt vorwiegend aerob. Ab etwa einer Stunde Belastungsdauer sind die Kohlenhydratspeicher bereits geleert. Je mehr also der Fettstoffwechsel für die Energielieferung mit einbezogen wird, desto länger kann die Leistung aufrechterhalten werden.

Dementsprechend wird auch überwiegend im Grundlagenausdauerbereich trainiert, vergleichbar mit der Vorbereitung auf einen Laufmarathon. Allerdings werden beim Langlauf wesentlich mehr Muskelgruppen trainiert als beim Laufen.

Die Kleidung – wärmend und atmungsaktiv

Wichtig beim Skilanglauf ist die atmungsaktive Kleidung, die gleichzeitig vor Auskühlung schützen muss. Trotz optimaler Ausrüstung und einer hohen Erwärmung des gesamten Körpers können während sehr langer Belastungen lokale Erfrierungen z. B. an Ohren, Nase und Füßen entstehen. Hohe Geschwindigkeiten und Wind lassen die Temperaturen noch weiter absinken. Unter minus 20 °C sind längere Belastungen deshalb nicht zu empfehlen. Die kalte Einatmungsluft kann zudem Irritationen im Bereich der Bronchialschleimhaut verursachen. Vorsicht: Besonders gefährdet sind Asthmatiker.
Achten Sie auf genügend Flüssigkeitszufuhr bei längeren Strecken – die Schweißproduktion ist trotz der Umgebungskälte erheblich. Flüssigkeitsverluste von mehr als vier Prozent des Körpergewichts vermindern die Leistungsfähigkeit!

Spinning ist kein guter Fitmacher für Untrainierte. Im Gegenteil: Verfügen Sie nicht bereits über einen sehr guten Trainingszustand, sollten Sie auf Spinning zunächst ganz verzichten.

Spinning

Wie Step-Aerobic (siehe Seite 136ff.) erfreut sich auch Spinning steigender Beliebtheit bei Kunden von Fitnessstudios. In der Gruppe, die Ohren voll anheizender Musik, sitzen Sie auf einem Standfahrrad und bewältigen nach den Vorgaben des Trainers steile Bergstrecken, lange Abfahrten usw. Das macht sicher viel Spaß, ist aber nicht ganz ohne. Erfahrungen aus der sportmedizinischen Sprechstunde zeigen, dass Spinning für die wenigsten Freizeitsportler eine sinnvolle Sportart zur Verbesserung des Fitness- und Gesundheitszustands ist.

Hohe Verletzungsgefahr für Untrainierte

Warum? In der Gruppe neigt man zur Selbstüberschätzung. Die Begeisterung ist groß, und so wird vorwiegend im anaeroben Bereich gepowert. Die ersten Male mag das noch Spaß machen. Schlecht trainierte Teilnehmer bemerken die schwere Muskulatur allerdings recht schnell. Und was anfangs eine Freude war, wird immer mehr zum

Stress. Eine Teilnehmerin beispielsweise bemerkte zwar die verhärtete Beinmuskulatur, machte aber trotzdem weiter. Sie kam erst in die Praxis, als sie sich bereits einen handfesten Muskelfaserriss zugezogen hatte. Vielleicht erinnern Sie sich noch an die ersten Kapitel: Die Muskulatur vom Schnellkrafttyp ist wesentlich schlechter durchblutet und benötigt dadurch eine längere Regenerationsphase als die Muskulatur vom Ausdauertyp. Ist diese Muskulatur nun aufgrund einer unzureichenden Regeneration noch zusätzlich überlastet, sind Verletzungen wie Muskelfaserrisse und Sehnenverletzungen vorprogrammiert.

Das Risiko, sich beim Spinning zu einer zu großen Belastung im anaeroben Bereich hinreißen zu lassen, ist selbst für gut trainierte Ausdauersportler sehr groß. Entsprechend steigt die Gefahr der Überlastung.

Zu viel Belastung im anaeroben Bereich

Der in der sportmedizinischen Praxis durchgeführte Laktatstufentest zeigte das Trainingsresultat des Spinnings: schlechte aerobe Leistungsfähigkeit bei vorzeitiger Übersäuerung. Der Grund liegt auf der Hand: Es wurde überwiegend im anaeroben Bereich trainiert, der Grundlagenausdauerbereich dagegen völlig vernachlässigt. So zeigte sogar eine bei einer Spinning-Trainerin durchgeführte Leistungsdiagnostik bereits in Ruhe einen erhöhten Laktatwert und ein erhebliches Ausdauerdefizit. Sie klagte über starke Müdigkeit und fühlte sich regelrecht ausgebrannt.

Aus dem Spitzensport weiß man: Findet das Training überwiegend im anaeroben Bereich statt, besteht eine große Gefahr des Übertrainings, sogar dann, wenn der Sportler über eine hervorragende Ausdauer verfügt. Sie können sich nun vorstellen, wie es einem Freizeitsportler ergeht, wenn er dreimal pro Woche an einem Spinning-Training teilnimmt. Die Überlastungsprobleme sind kaum zu vermeiden. Eine sehr fitte Mountainbikerin über ihre ersten Spinning-Erfahrungen: Einmal und nie wieder!

Nur als Ergänzungstraining ratsam

Sicherlich ist die Qualität sehr stark vom Gruppenleiter abhängig. Und natürlich: Abreagieren kann man sich dabei sehr gut. Auch das Stehvermögen lässt sich mittels Spinning gut trainieren, was in der Gruppe wesentlich einfacher ist als allein. Einmal pro Woche ist allerdings für die meisten Teilnehmer ausreichend. Das restliche Fitnesstraining sollte im Ausdauerbereich stattfinden, um einen günstigen Trainingseffekt auf die allgemeine Leistungsfähigkeit zu bewirken. Auf keinen Fall zu

Auch für Step-Aerobic gilt: Das Training wirkt sich kaum auf die aerobe Leistungsfähigkeit aus. Um so mehr ist es als abwechslungsreiche Ergänzung zu sehen, bei dem vor allem die sehr wichtige Fähigkeit der Koordination trainiert wird.

empfehlen ist Spinning bei Bluthochdruck und anderen Herz-Kreislauf-Erkrankungen, ebenso wenig als Einstieg ins Training. Für jeden Teilnehmer ist aus den genannten Gründen ein kompletter sportmedizinischer Check-up einschließlich Belastungs-EKG bis zur Ausbelastung anzuraten, wenn möglich ergänzt durch einen Laktatstufentest. Dadurch lassen sich der aktuelle Trainingsstand beurteilen und weitere individuelle Trainingsempfehlungen ableiten.

Step-Aerobic

Diese Bewegungsform erfreut sich in den Fitnessstudios immer größerer Beliebtheit. Zu fetziger Musik versucht man dabei, die Schrittfolgen und Armbewegungen des Trainers auf, hinter und vor dem Step – einem niedrigen Bänkchen – nach- bzw. mitzumachen. Auf Anhieb kann jeder Beobachter den Anfänger vom Fortgeschrittenen unterscheiden. Denn je öfter man bereits an solchen Stunden teilgenommen hat, desto flüssiger ist auch der Bewegungsablauf. Der Anfänger dagegen hat große Mühe, die Schrittkombinationen wenigstens halbwegs korrekt umzusetzen. Beim Step-Aerobic kommt es neben einem guten Ausdauervermögen also auch auf die Koordination an – Männer tun sich übrigens manchmal etwas schwer damit.

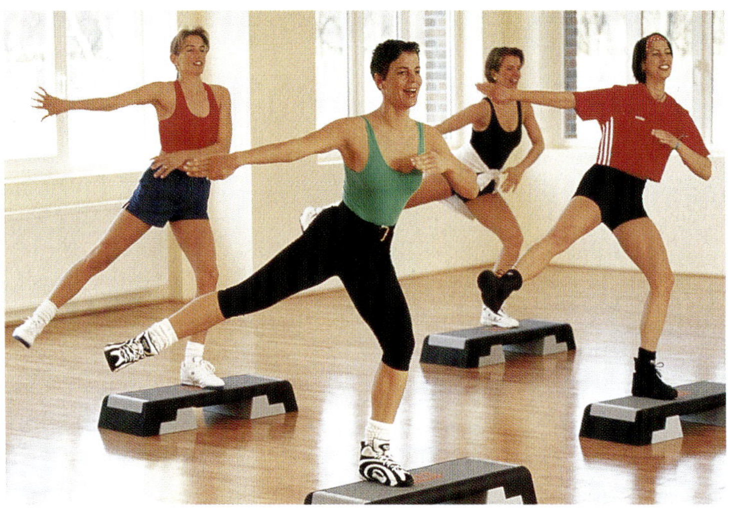

Durch Step-Aerobic werden nicht nur wichtige Muskelpartien gekräftigt; auch die Bewegungskoordination wird spielerisch geschult.

Verbessert kaum die Ausdauer

Eigene Untersuchungen an über 60 Step-Aerobic-Teilnehmern haben Folgendes ergeben: Laktatmessungen während der Übungen zeigten niedrige Werte bei durchschnittlich 2,2 mmol/l. Nun könnte man meinen, dass die Belastungen deshalb im reinen Ausdauerbereich stattfänden. Die insgesamt recht hohen Pulsfrequenzen widersprachen aber den niedrigen Laktatwerten.

Einige Testpersonen unterzogen sich zusätzlich einem Laktatstufentest. Sowohl bei den fortgeschrittenen Steppern wie auch bei den Trainern zeigte sich eine im Vergleich zu Radfahrern und Joggern schlechtere aerobe Leistungsfähigkeit. Die Probanden bestätigten, dass sie beim Joggen erhebliche Konditionsschwierigkeiten hätten. Folglich muss man wohl davon ausgehen, dass Step-Aerobic zwar durch eine verbesserte Koordination mittels häufigem Training schnell erlernt werden kann, das Training sich aber kaum positiv auf die allgemeine aerobe Leistungsfähigkeit auswirkt. Die dennoch niedrigen Laktatwerte lassen sich möglicherweise dadurch erklären, dass bis zur Blutabnahme etwa 30 Sekunden vergingen und deshalb bereits ein Absinken der noch nicht stark erhöhten Laktatkonzentration erfolgt war.

Beim Step-Aerobic-Training wird vor allem eines geschult: die Koordinationsfähigkeit. Die Ausdauer kommt dabei eher zu kurz und sollte durch andere Sportarten trainiert werden.

Gut für die Koordination

Step-Aerobic empfiehlt sich als Ergänzung zum Walken oder anderen monotonen Ausdauersportarten aber recht gut. Schon deshalb, weil Gruppendynamik und Musik den Alltag schnell vergessen lassen. Zudem ist Step-Aerobic zur Verbesserung des Koordinationsvermögens sehr zu empfehlen. Auf keinen Fall sollte man aber annehmen, dass man sich mit alleinigem Step-Training, selbst wenn man fünfmal pro Woche trainiert, eine gute Grundlage für Dauerläufe oder andere Ausdauerbelastungen schaffen könnte.

Ergänzen mit Jogging oder Walking

Ergänzen Sie Ihr Step-Aerobic-Training durch Walken, Joggen oder auch Ergometertraining, z. B. über 30 Minuten vor Beginn Ihres Step-Kurses. Trainieren Sie dabei im reinen Fettstoffwechselbereich, also bei niedriger Belastungsintensität um etwa 65 Prozent des Maximalpulses. Steppen Sie dann, ungefähr vier bis sechs Wochen später, wieder einmal mit Pulsuhr. Sie werden sich wundern, wie viel niedriger Ihr Puls

beim Step-Aerobic durch das ergänzende Training liegt. Der niedrigere Puls bei gleicher Belastungsintensität wie früher ist ein Zeichen für Ihre nun verbesserte Grundlagenausdauer. Die Herzarbeit, auch beim Steppen, wird dadurch ökonomisiert.
So wirkt sich jetzt auch Ihr Step-Aerobic wesentlich schonender auf das Herz-Kreislauf-System und die Muskulatur aus. Zudem verbrennen Sie jetzt mehr Fett als früher, bedingt durch eine Zunahme an Fettstoffwechselenzymen. Dies ist besonders von Übergewichtigen zur Beeinflussung des Körperfettanteils erwünscht.

Treten bei Step-Aerobic Gelenkbeschwerden auf, sollten Sie zu einem Facharzt gehen, damit er die Ursachen – beispielsweise Fehler am Bewegungsapparat – ausfindig machen und möglicherweise ausgleichen kann.

Übergewichtige müssen die Gelenke schonen

Aufmerksame Trainer beobachten die Teilnehmer sehr genau und weisen immer wieder auf Technikfehler hin, vor allem bei Anfängern. Übergewichtigen empfehle ich vor der Teilnahme an einem Step-Aerobic-Kurs ein acht- bis zehnwöchiges Ergometertraining im Fettstoffwechselbereich. Dadurch werden die Enzyme zur Fettverbrennung deutlich vermehrt und gleichzeitig die Grundlagenausdauer verbessert. Außerdem führt dieses Training bereits zu einer Gewichtsreduktion. Und die ist zur Schonung der Gelenke besonders bei Untrainierten von großem Vorteil. Auf Zusatzgewichte sollte bei Übergewicht zunächst für vier bis sechs Wochen ganz verzichtet werden.
Tipp Sollten Sie dennoch einmal unter Beschwerden leiden, eignen sich zur Ersthilfe kühlende, entzündungshemmende Gele.

Auf dämpfendes Schuhwerk achten

Ein häufiges Überlastungsproblem bei Step-Aerobic-Sportlern ist die so genannte Periostitis tibialis, das Schienbeinkantensyndrom. Der Druck auf die Schienbeinkante löst dann einen erheblichen Schmerz aus, in schweren Fällen tut jeder Schritt weh.
Bereits beginnende Beschwerden sollten Sie auf keinen Fall ignorieren. Wird die Belastung nämlich nicht sofort ausgeschaltet, droht auf längere Sicht ein chronisches Problem. Die Knochenhaut ist dann bereits schmerzhaft verdickt, und die Schienbeinkante fühlt sich höckrig an, erst recht, wenn es bereits zuvor zu Entzündungen in dem Bereich gekommen ist. Damit es dazu erst gar nicht kommt, sollten Sie beim Kauf unbedingt auf Schuhwerk mit besonders guter Dämpfung achten und später immer wieder die Dämpfungseigenschaften prüfen.

Tennis

Tennis ist eine Sportart, die in jedem Alter betrieben werden kann, vorausgesetzt, die Grundlagenausdauer wird durch ein entsprechendes Zusatztraining nicht vernachlässigt. Die Belastung auf dem Tennisplatz hat selbst nichts mit Ausdauertraining zu tun. Unzureichend Trainierte gehen deshalb schnell eine Sauerstoffschuld ein und verlassen so den Ausdauerbereich.

Die Belastung auf dem Tennisplatz hat nichts mit Ausdauertraining zu tun. Daher ist es für Gelegenheitsspieler besonders wichtig, diesen aeroben Bereich zusätzlich durch Ausdauersportarten zu fördern, um eine Übersäuerung im Spiel solange wie möglich hinauszuzögern und Verletzungen vorzubeugen.

Es hapert mit der Ausdauer

Die Mehrzahl der Freizeittennisspieler kann ein- bis zweimal pro Woche ihren Sport ausüben. Aufgewärmt wird dabei meist über maximal zehn Minuten, während das Auslaufen und Lockern nach dem Spiel meist völlig vernachlässigt wird. Die Verletzungshäufigkeit – speziell Muskelfaserrisse – nimmt im Freizeittennis ab dem 45. Lebensjahr erheblich zu, wie auch eigene Erfahrungen in der Praxis gezeigt haben. Hauptgrund: Die Mehrzahl der Verletzten betrieb kein zusätzliches Ausdauertraining.

Anhand von Laktatstufentests war eindeutig nachzuweisen, dass alle Betroffenen über ein erhebliches Grundlagenausdauerdefizit verfügten. Dies aber hat nun einmal zur Folge, dass die Muskulatur schneller übersäuert, was sie wiederum auch wesentlich verletzungsanfälliger macht. Umgekehrt heißt dies: Je besser das Ausdauervermögen eines Tennisspielers im Grundlagenbereich ist, desto später setzt die

So beugen Sie Verletzungen beim Tennis vor

- Jährliche sportmedizinische Untersuchung einschließlich Ermittlung der allgemeinen Leistungsfähigkeit
- Training der Grundlagenausdauer durch Jogging, Walken, Biken o. Ä.
- Schulung der Spieltechnik
- Regelmäßige Überprüfung der Ausrüstung (Schuhe, Schläger)
- Alte, »tote« sowie feuchte Bälle sollten wegen der Überlastungsgefahr für den Armbereich nicht verwendet werden – die einwirkenden Kräfte sind in diesen Fällen deutlich erhöht

Übersäuerung im Spiel ein. Der Sportler ist weniger verletzungsanfällig und verfügt zudem über eine bessere Kondition, ein erhöhtes Konzentrationsvermögen und eine exaktere Koordination. Die bei Ermüdung typischen Doppelfehler und technische Schwächen beispielsweise treten dadurch weniger häufig auf.

Gute Beweglichkeit ist Voraussetzung

Neben der konditionellen Voraussetzung muss der Spieler über ein allgemein gutes Koordinationsvermögen verfügen. Besonders Neueinsteiger im Erwachsenenalter haben hierbei oft erhebliche Probleme. Dies aber – in Verbindung mit guter Technik und Beweglichkeit – sind die wichtigsten Voraussetzungen für den Erfolg auf dem Court und für gesundheitlich positive Effekte durch Tennis. Aufgrund der hohen körperlichen Anforderungen ist ein sportmedizinischer Check-up vor allem im Freizeittennis ein Muss. Sowohl Gelenke als auch das Herz-Kreislauf-System müssen auf eventuelle Schwachstellen untersucht werden. Ein instabiles Kniegelenk etwa ist vor allem bei plötzlichen Stoppern extrem gefährdet.

Muskuläre Ungleichgewichte können auf Dauer zu chronischen Beschwerden am Bewegungsapparat führen, sind aber bei rechtzeitigem Erkennen durch Krankengymnastik behandelbar.

Beim Walking kann die Leistung schonend und kontrolliert dosiert werden. Auch im Rahmen der Rehabilitation nach Herzerkrankungen, z. B. einem Infarkt, ist deshalb Walken äußerst empfehlenswert.

Walking

Diese Sportart hat sich in den letzten Jahren auch in Deutschland immer mehr durchgesetzt. Zahlreiche Walking-Treffs wurden gegründet und finden vor allem bei den über 40-Jährigen großen Anklang. Besonders zu empfehlen ist Walken für Einsteiger. Im Gegensatz zum Joggen nämlich werden Herz-Kreislauf-System und Gelenke bei weitem nicht so sehr beansprucht. Dies hat mehrere Vorteile:

- Der für jede Sportart so wichtige Grundlagenausdauerbereich kann auch bei Untrainierten von Beginn an systematisch aufgebaut werden, wobei der Puls wesentlich weniger ansteigt als beim Joggen.
- Die Gelenke werden geschont. Das Körpergewicht spielt beim Walken keine so große Rolle wie beim Joggen, da die Stoßkräfte beim Walking um bis zu zwei Drittel geringer sind. Neben Radfahren ist auch Walken deshalb für Übergewichtige bestens geeignet.

- Walken kann als Vorbereitung für das Joggen genutzt werden, und zwar sowohl zum Aufbau des Ausdauervermögens als auch zur schonenden Stärkung der Beinmuskulatur.

Ein einfacher Bewegungsablauf

Die Technik des Walkings ist recht einfach. Im Zentrum des Bewegungsablaufs steht die aufrechte Körperhaltung.

- Halten Sie den Oberkörper aufrecht, die Schultern locker und die Bauchmuskulatur stets leicht angespannt – das verhindert, dass Sie ins Hohlkreuz gehen.
- Nun zu den Armen: Wie beim Joggen im 90-Grad-Winkel gehalten, schwingen sie gegenläufig zur Beinbewegung neben dem Körper vor und zurück. Dabei ist das Nach-vorn-Schwingen aktiv auszuführen – so als wollten Sie Dampf machen –, das Zurückführen hingegen passiv und ohne Druck.
- Die Füße setzen mit der Ferse auf, rollen gerade über den Mittelfuß ab und bekommen beim Abrollen über den Ballen von den Zehen noch einmal zusätzlichen Schub. Anders als beim Wettkampfgehen werden die Knie in der Aufsetzphase leicht gebeugt.

Wie Untersuchungen in der Arztpraxis zeigten, verbessert sich bei Untrainierten die Grundlagenausdauer wesentlich schneller über Walking als über Joggen, da von Anfang an der empfohlene Trainingspuls über eine längere Trainingszeit eingehalten werden kann.

Trainingsumfang langsam steigern

Die Trainingseffektivität des Walkings lässt sich leicht durch Erhöhung von Umfang, Tempo, Armeinsatz und kleinen Gewichten für Hände und Beine noch verstärken. Wichtig: Zusatzgewichte sind nur für Personen ohne Gelenkprobleme und ohne Übergewicht zu empfehlen. Die Regel ist aber wie bei allen anderen Sportarten auch: Erst den Umfang erhöhen. Können die empfohlenen Pulsvorgaben für den Grundlagenausdauerbereich dann eingehalten werden, darf auch das Tempo etwas erhöht werden. Niemals mehrere Faktoren gleichzeitig steigern.

Windsurfen

Windsurfen ist eine Sportart, die von den meisten Freizeitsportlern nur saisonal während eines Urlaubs betrieben werden kann. Das Thema meiner Promotionsarbeit (1983) lautete: »Orthopädische Probleme beim Windsurfen«. Um aussagefähiges Material zu erhalten, wurden Hochleistungssportler wie auch Breitensportler persönlich befragt. In der Folge entstanden im Hinblick auf die typischen Probleme beim Windsurfen ein Programm zur Verletzungsprophylaxe sowie eine spezielle Surfgymnastik, die den Körper auf die ungewohnten Belastungen vorbereiten.

Einsteiger brauchen starke Arme

Mittlerweile hat sich natürlich in den letzten Jahren im Hinblick auf Material und Technik einiges verändert. Besonders Anfänger haben es jetzt viel einfacher: Das Rigg ist leichter, und das Segel verliert aufgrund der Konstruktion nie seine Form und lässt sich so viel leichter aus dem Wasser ziehen. Trotzdem klagen besonders Anfänger vor allem über extreme Schmerzen im Rückenbereich. Untrainierte Anfänger müssen mit konditionellen Problemen rechnen – vor allem im Bereich der Armmuskulatur. Im Gegensatz zum erfahrenen Surfer, der einen Wasserstart beherrscht, ist der Einsteiger vor allem mit dem Herausziehen und Aufrichten des Segels beschäftigt. Die richtige Technik ist dabei sehr hilfreich und erspart viel Frust und Schmerzen. Daher ist jedem Neueinsteiger dringend ein Surfkurs anzuraten.

Windsurfen sieht für manche Beobachter viel weniger nach körperlicher Beanspruchung aus, als es in Wirklichkeit ist. Doch untrainierte Anfänger müssen vor allem im Bereich der Arm- und Rückenmuskulatur mit Problemen rechnen.

Zur Vorbereitung – Gymnastik

Etwa sechs bis acht Wochen vor dem Surfurlaub sollten Sie mit der Surfgymnastik beginnen. Neben einer allgemeinen Verbesserung der Grundlagenausdauer – beispielsweise durch lockeres Joggen dreimal pro Woche – gilt es nun, die Beweglichkeit des gesamten Körpers durch Dehnungsübungen zu verbessern. Dies ist wegen der schnellen Bewegungsabläufe bei Manövern sehr wichtig. Zur Verbesserung der Kraft hier einige Übungen.

Für Rumpf und Rücken

- Bauchlage; rechten Arm und linkes Bein anheben (im Wechsel); Dauer: 15 Sekunden.
- Bauchlage, Beine fixiert, Hände hinter dem Kopf verschränkt; Oberkörper aufrichten bis 45 Grad und wieder ablegen; 10 Wiederholungen. Während der Ausführung sollen die Ellbogen nicht nach vorn gebeugt werden.
- Bauchlage, Beine fixiert, Hände hinter dem Kopf verschränkt; Oberkörper aufrichten mit Drehung nach beiden Seiten; 10 Wiederholungen.

Schultern und Oberarme

- Liegestützen in verschiedenen Varianten; 10 Wiederholungen.
- Klimmzüge in verschiedenen Griffpositionen; 10 Wiederholungen.
- Liegestützen rücklings, z. B. am Stuhl; Körper dabei in Streckstellung.

Zusätzlich zum Joggen als Training der Grundlagenausdauer empfiehlt es sich, einige Wochen vor Beginn der Surfsaison mit vorbereitender Gymnastik zu beginnen. Dabei wird der ganze Körper hinsichtlich Beweglichkeit und Kraft trainiert.

Unterarme und Hände

- Aufrechter Stand, Arme in Vorhaltung; an einem Rundholz einen schweren Gegenstand, an einem Seil befestigt, aufwickeln.
- Stehend mit gestreckten Armen in Vorhaltung oder Seithaltung möglichst schnelles Faustschließen und -öffnen im Wechsel; 30 Wiederholungen. Anschließend Arme gut ausschütteln.
- Schwammdrücken.

Bauchmuskulatur

- Klappmesser; 20 Wiederholungen.
- Rückenlage, Beine angewinkelt und fixiert; Oberkörper aufrichten, dabei Arme im Nacken verschränkt; 20 Wiederholungen.
- Strecksitz, Oberkörper durch Arme gestützt; gestreckte Beine leicht anheben, abwechselnd grätschen und schließen; 20 Wiederholungen.
- Rückenlage, Arme seitlich am Körper, Beine nach oben und strampeln wie beim Radfahren, auch zur Seite; je 20 Wiederholungen.

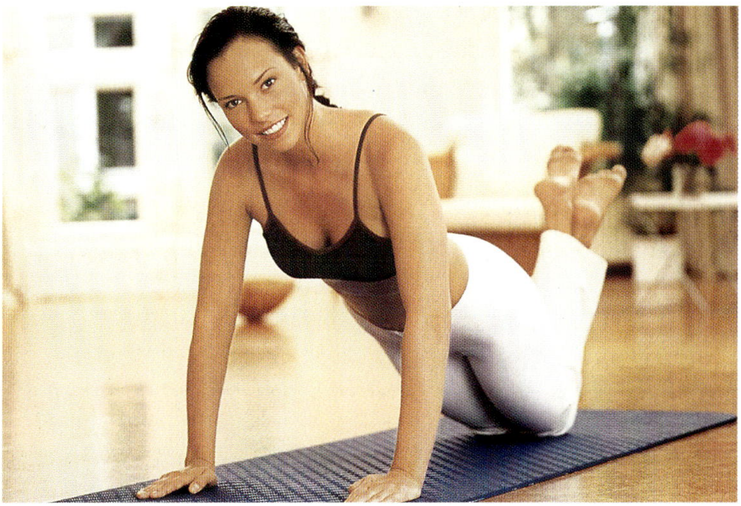

Liegestützen kräftigen nicht nur die Arm- und Brustmuskulatur – auch die Bauchmuskeln werden dabei gestärkt.

Becken und Beine

Diese Körperpartien werden vor allem bei kurzen Wellen und auf längeren Boards stärker beansprucht.

- Knie beugen, Arme sind dabei im Nacken verschränkt. Fußposition muss mit der Knieachse übereinstimmen – d. h., wenn die Knie nach außen zeigen, müssen die Füße ebenfalls nach außen gedreht sein. Bei unkorrekter Durchführung drohen Meniskusbeschwerden.
- Kniebeugen auf einem Bein
- Wechselhüpfen mit Ausfallschritt
- Einbeinhüpfen
- Strecksprünge

Diese Windsurfübungen sind für Sportler mit Kniebeschwerden nicht empfehlenswert. Training an entsprechenden Geräten ist dann in jedem Fall besser.

Immer gut festhalten

Windsurfen erfordert vor allem Haltearbeit, wenn man das Trapezsurfen noch nicht gut beherrscht. Bei Muskelpartien, die im Alltag diese extrem langen statischen Anspannungen nicht verrichten, wird während des Surfens oft die Blutzirkulation gedrosselt. Dadurch kommt es zu einem erhöhten Laktatanstieg der betroffenen Muskulatur und zu Muskelkrämpfen. Durch regelmäßig durchgeführte isometrische Übungen (siehe Kasten Seite 145) können die entsprechenden Muskelpartien gestärkt werden.

Falsche Technik strapaziert den Rücken

Bei meinen Untersuchungen gaben 47 Prozent der befragten Freizeitsportler an, sich bereits verletzt zu haben. Starke Prellungen zählten zu den häufigsten Verletzungen, gefolgt von Wunden, Distorsionen (Zerrungen) und Frakturen (Brüche). Über Rückenbeschwerden klagten die meisten noch nicht so erfahrenen Surfer. Dies resultiert meist aus falscher Technik: Beim Anziehen des Segels darf niemals ein Hohlkreuz gemacht werden. Dies führt nur zu Schmerzen und zum Abstieg vom Brett. Beim Trapezsurfen nicht nach hinten lehnen, sondern nach unten ziehen und das Gewicht zum Mastfuß verlagern. Eine gezielte Vorbereitung, gute Ausrüstung, der Besuch von Surfschulen und das Erlernen der wichtigsten Regeln sind Voraussetzungen für ein relativ ungefährliches Windsurfen. Wichtig zur Vermeidung von Verdrehungen im Sprunggelenksbereich: Die Schlaufen müssen optimal eingestellt sein. Sind sie zu locker, kann dies böse Folgen haben.

Eigene Fähigkeiten nicht überschätzen

Sollten Sie einen Surfkurs z. B. auf einem ruhigen Gewässer bei schwachem Wind absolviert haben, dann bedeutet dies noch lange nicht, dass Sie bereits andere Gewässer und höhere Windstärken beherrschen. Ist seit dem letzten Surfkurs zudem ein ganzes Jahr verstrichen, dann sollten Sie sich erst gründlich wieder mit dem Brett und den Wind- und Wasserverhältnissen vertraut machen, bevor Sie sich weiter vom Ufer fort wagen. Die Gefahr der Selbstüberschätzung ist groß, lockt doch das Vergnügen beim Anblick der Spitzensurfer.

Blutdruckanstieg und erhöhte Herzfrequenz sind beim Surfen gar nicht so selten – steht der Körper doch durch plötzliche Veränderungen der Windverhältnisse oder der Temperatur (Wind auf nassem Körper, unerwarteter Abstieg ins Wasser) erheblich unter Stress. Herzpatienten seien zu besonderer Vorsicht angehalten!

Kein Sport für Herzpatienten

Achten Sie auf ausreichende Kleidung! Ein nasser Körper kühlt bei Wind extrem schnell aus. Die Muskulatur wird hart – und dann geht nichts mehr.

Immer wieder kommt es bei Surfern zu kardialen Zwischenfällen bis hin zu Todesfällen. Stressreaktionen, schwierige Wendemanöver, ein plötzlicher Kältereiz oder eine plötzliche Windböe führen zu Blutdruck- und Herzfrequenzanstieg.

Ist das Herz überfordert, z. B. bei einer koronaren Herzerkrankung, können solche Reaktionen Angina-pectoris-Zustände, Herzrhythmusstörungen und Infarkte auslösen. Daher ist Herzpatienten vom Windsurfen eher abzuraten bzw. sollte der behandelnde Arzt das Risiko im Einzelfall abschätzen.

Isometrische Übungen für das Windsurfen

- **Rumpf, Rücken**

1. Bauchlage, in Strecklage Arme und Beine anheben, kurz so verharren
2. Bauchlage, Arme und Beine gegen den Boden drücken

- **Schulter, Arme**

1. Schneidersitz, Armhaltung wie am Gabelbaum, Muskulatur anspannen (beide Griffpositionen)
2. Schneidersitz, Hände gegeneinander drücken

- Optimal sind jeweils 5 Muskelanspannungen für etwa 6 bis 10 Sekunden täglich

Hilft und heilt – Sport als Therapie

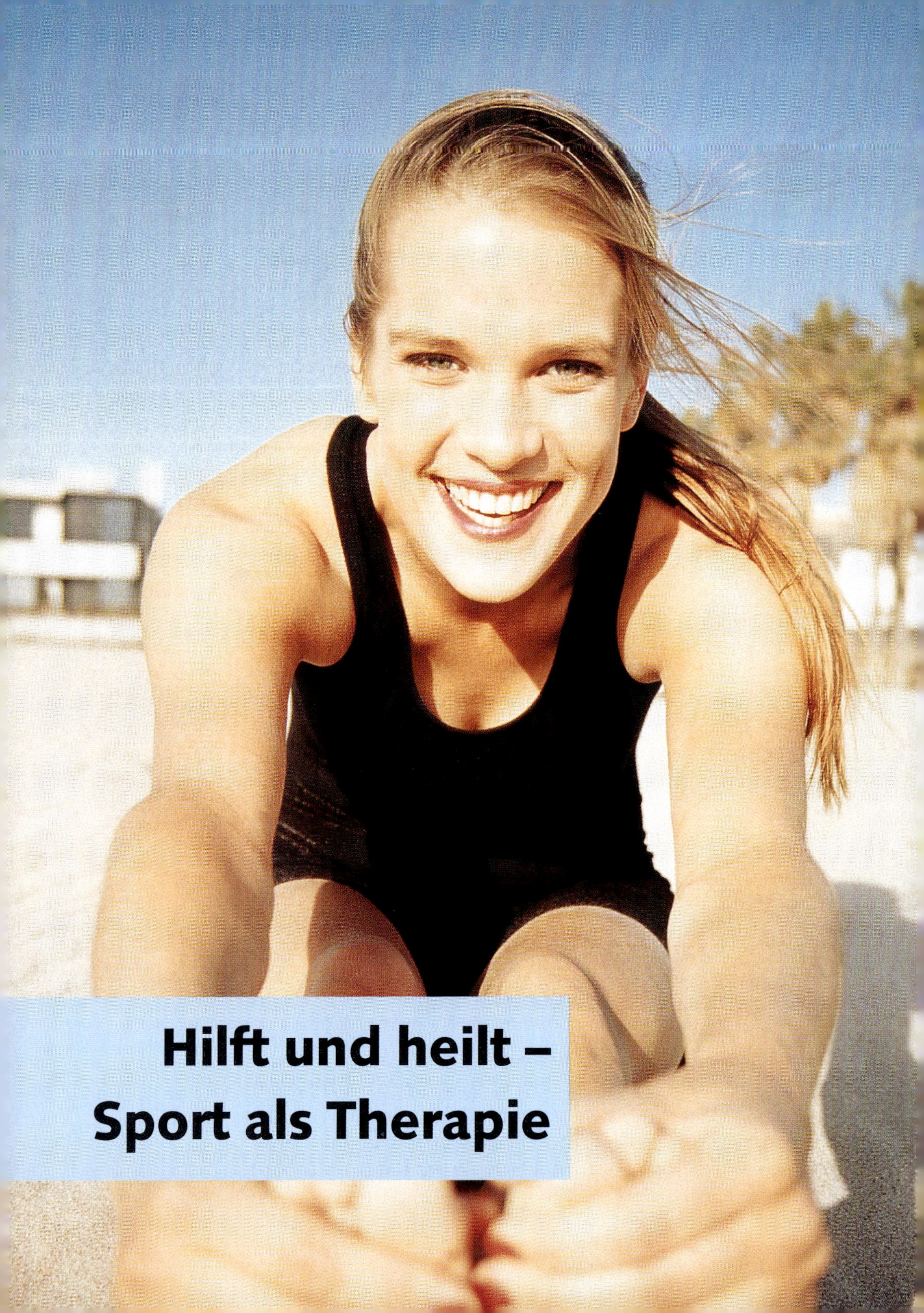

Aktiv sein lindert viele Beschwerden

Als Vorbeugung gegen eine Vielzahl von gesundheitlichen Beschwerden spielt Sport längst eine anerkannte Rolle. Natürlich kann körperliche Bewegung bei ernsthaften Krankheiten nicht den Arzt ersetzen. In vielen Fällen stellt regelmäßiges Training aber eine sinnvolle Ergänzung der medizinischen Behandlung dar. Hier erfahren Sie, bei welchen Beschwerden Sport besonders wirkungsvoll helfen kann, welche Sportarten geeignet sind und was Sie beim Training beachten müssen.

Viele Hochleistungssportler sind Asthmatiker. Manches Talent wurde erst entdeckt, nachdem jungen Betroffenen ein Ausdauertraining als Begleittherapie empfohlen worden war.

Asthma bronchiale

Auf dem Internistenkongress in Wiesbaden 1999 wurde das Ergebnis einer Hochrechnung zitiert: Nehmen die Asthmaneuerkrankungen im jetzigen Tempo weiterhin zu, dann wird die Weltbevölkerung im Jahr 2040 nur noch aus Asthmatikern bestehen.
Im Rahmen von Sporttauglichkeitsuntersuchungen führt die Autorin bei bekanntem Heuschnupfen routinemäßig einen Lungenfunktionstest durch. Häufig fällt der Test schlecht aus, d. h., das Ausatmungsvolumen innerhalb einer Sekunde ist zu niedrig. Interessanterweise werden erst nach diesem Ergebnis einige Patienten nachdenklich und können eine gewisse Kurzatmigkeit unter vermehrter Belastung nicht abstreiten. Die meisten hatten dies einfach auf mangelnde Kondition geschoben. Tatsächlich aber resultiert die schlechte Kondition aus einer verfrühten Übersäuerung als Folge der atmungsbedingt zu früh einsetzenden Sauerstoffschuld. Die Dunkelziffer solcher nicht erkannter Ventilationsstörungen ist mit Sicherheit sehr hoch.

Wenn das Atmen schwer fällt

Versetzen Sie sich einmal in die Lage eines Asthmatikers. Die Ausatmung erfolgt ständig gegen einen erhöhten Widerstand. Der Grund ist eine Verengung (Obstruktion) des Bronchialsystems. Im Fall eines allergisch bedingten Asthmas zieht sich die Bronchialmuskulatur durch

Allergene wie Pollen oder Hausstaub zusammen, im Fall einer chronischen Bronchitis ist die Bronchialwand verdickt. Im Ruhezustand hat der Asthmatiker genügend Zeit zum Einatmen und, was noch wichtiger ist, auch zum Ausatmen.
Unter Belastung aber wird die Atmung schneller, die Zeit für die Ausatmung immer kürzer. Je mehr die großen Atemwege (Bronchien) betroffen sind, desto früher steigt der Atemwegswiderstand. Je mehr die kleinen englumigen Atemwege betroffen sind, umso größer sind die Auswirkungen auf den Gasaustausch. Die eingeatmete Luft kann nicht mehr gleichmäßig auf die dahinter liegenden Alveolen (Lungenbläschen) verteilt werden.

Asthmatiker müssen ständig gegen einen erhöhten Widerstand »anatmen«. Im Ruhezustand steht normalerweise genügend Zeit dafür zur Verfügung, unter Belastung jedoch nicht mehr. Die Laktatproduktion kann dann nicht mehr durch eine verstärkte Atmung ausgeglichen werden.

In beiden Fällen ist die Belastbarkeit erheblich eingeschränkt, die Übersäuerung infolge der Laktatproduktion kann durch eine erhöhte Atmung nicht wie beim gesunden Menschen ausgeglichen werden. Das Gefühl der Kurzatmigkeit tritt bei einem an Asthma Erkrankten sehr viel schneller ein.

Die medizinische Behandlung

Zunächst muss man natürlich die Ursache für die Erkrankung erkennen. Handelt es sich um ein allergisch bedingtes Asthma, dann gibt es viele Möglichkeiten, angefangen z. B. mit einer frühzeitigen Desensibilisierungsbehandlung – dabei wird der Patient über einen längeren Zeitraum hinweg mit geringen Dosen des allergieauslösenden Stoffs behandelt. Darüber hinaus kann der Arzt so genannte Antihistaminika, entzündungshemmende Medikamente, Kortikoidpräparate und Inhaliersprays mit unterschiedlichen Wirkungsmechanismen auf die Grunderkrankung verschreiben.

Medikamente werden oft falsch angewendet

Leider werden verordnete Medikamente sehr oft falsch angewendet. Sei es, dass sie falsch dosiert oder falsch verabreicht werden, etwa durch unzureichende Einatmung von Inhaliersprays. Falls Sie mehrere Medikamente benötigen, sollten Sie Ihren Arzt unbedingt nach der genauen Dosierung und dem Zeitpunkt der Einnahme befragen. Manche Medikamente machen nur Sinn, wenn sie auch tatsächlich regelmäßig und in den vorgegebenen Zeitabständen eingenommen werden – also unabhängig von Ihrem Krankheitsgefühl. Andere Medikamente, wie

z. B. ein bronchialerweiterndes Inhalierspray, sollten etwa 30 Minuten vor der sportlichen Betätigung verabreicht werden, um eine Verkrampfung unter Anstrengung zu vermeiden.

Missbrauch von Inhaliersprays

Wie die meisten Medikamente wirken auch diese Präparate bei einer Dosisüberschreitung gesundheitsgefährdend. Leider werden besonders bestimmte Inhaliersprays mit bronchialerweiternder (dilatierender) Wirkung im Sport zur Leistungssteigerung missbraucht. Vor allem bei extrem langen Ausdauerbelastungen erfreuen sich diese Präparate selbst im Freizeitsport immer größerer Beliebtheit. Bestimmte Medikamente können durch ein ärztliches Attest gestattet werden, andere sind uneingeschränkt verboten. Die Präparate stehen zwar auf der Dopingliste. Im Freizeitsport aber, dazu gehören auch Triathlonveranstaltungen, gibt es kaum Dopingkontrollen. Der eigene Verstand sollte über die Einnahme verbotener Substanzen siegen.

Kaum zu glauben, aber traurige Wahrheit: Gedopt wird auch im Freizeitsport. Doch wer dopt, betrügt sich selbst und schadet seiner Gesundheit!

Sport als Therapie

Doch es gibt ja auch noch den Sport als Therapiemöglichkeit bei Asthma – ein hervorragendes und dazu noch kostengünstiges Medikament. Und das Schönste daran: Unerwünschte Nebenwirkungen sind bei richtiger Dosierung nicht bekannt. Fragen Sie Ihren Sportmediziner!

So hilft Ausdauersport auch dem Patienten mit Asthma

- Die Belastbarkeit verbessert sich durch die Erhöhung der allgemeinen Ausdauerleistungsfähigkeit .
- Durch sportliches Training kommt es zu einer ökonomischeren Durchführung auch von Alltagsbelastungen (Atmung, Bewegungsablauf).
- Die Atemfunktion verbessert sich bei Zunahme des Atemzugvolumens und ökonomischerer Atmung unter körperlicher Belastung.
- Die Lebensqualität und das Selbstvertrauen werden gesteigert durch sportliche Aktivitäten.

Geeignete Sportarten

Im Prinzip sind bei Asthma alle Ausdauersportarten wie Radfahren, Joggen, Walken oder Schwimmen bestens geeignet. Allerdings nur, sofern man sich im Ausdauerbereich belastet, da aerobe Belastungen unterhalb 60 Prozent der maximalen Sauerstoffaufnahme das Sauerstofftransportvermögen des Kreislaufs verbessern. Die Intensität sollte möglichst konstant sein, um Überlastungsphasen mit Atemnot zu vermeiden. Schon deshalb, weil die langen Erholungsphasen im Anschluss an übermäßig hohe Belastungen den Trainingseffekt zu sehr beeinträchtigen und sich zudem negativ auf die Psyche auswirken.

Was man beachten muss

Ganz besonders wichtig für Asthmatiker ist das Aufwärmprogramm, damit sich die Atmung allmählich auf die erforderliche Intensität einstellen kann. Genauso wichtig für sie ist allerdings die Abkühlphase, also das langsame Auslaufen, Ausradeln oder Ausschwimmen. Und: Wer bestimmte Muskeln – vielleicht soll's ein kräftiger Bizeps sein? – ganz gezielt trainieren will, sollte dies mit leichten Gewichten bei hoher Wiederholungszahl tun.

Die richtige Atemtechnik können Sie auch zu Hause üben. Dies geht in der Badewanne genauso gut wie am Beckenrand. Das bewusste Ausatmen möglichst durch Mund und Nase zugleich lässt sich so spielerisch bereits im Kindesalter erlernen.

Das Hauptaugenmerk gilt immer der richtigen Atmung. Atmen Sie langsam, und achten Sie gezielt auf die Ausatmung! Der Einsatz der so genannten dosierten Lippenbremse hat sich bei ängstlichen Patienten, die zur Hyperventilation neigen, bewährt und kann auch bei höheren Belastungsintensitäten hilfreich sein. Dabei wird durch die gespitzten Lippen ein zusätzlich erhöhter Atemwiderstand erzeugt, wodurch die Atmung langsamer und hochvolumiger wird. Dadurch kann ein Kollaps der kleinen Atemwege verhindert werden.

Übungen für die Atemtechnik

Eine sehr gute Übung ist das Ausatmen unter Wasser, das beim Schwimmen oft vergessen wird. Der ungeübte Schwimmer hält häufig die Luft unter Wasser an, um dann über Wasser schnell aus- und gleich wieder einzuatmen, bevor er wieder mit dem Kopf untertaucht. Diese falsche Atemtechnik würde einem Patienten mit Asthma den Schwimmsport sehr schnell vergällen. Beim Ausatmen unter Wasser wird gegen den Widerstand angeatmet, wobei man die Ausatmung durch die aufsteigenden Luftblasen selbst gut kontrollieren kann.

Bluthochdruck

Der Bluthochdruck ist die wichtigste Einzelerkrankung für Todesfälle, die durch Herz-Kreislauf-Versagen bedingt sind. 50 Prozent aller Sterbeursachen in Industrieländern sind auf Herz-Kreislauf-Erkrankungen zurückzuführen. Laut Weltgesundheitsorganisation (WHO) unterteilt man den Bluthochdruck (Hypertonie) in drei Schweregrade:

- Im ersten Stadium liegen noch keine Organveränderungen vor.
- Im zweiten Stadium hat sich bereits eine Veränderung der linken Herzkammer entwickelt; auch Nieren und Augenhintergrund können bereits geschädigt sein.
- Im dritten Stadium sind neben noch schwereren Nierenveränderungen und Veränderungen am Augenhintergrund zusätzlich die Herzkranzgefäße sowie die Hirndurchblutung betroffen.

Da bei Bluthochdruck zunächst keine Organveränderungen vorliegen und Erkrankungen am Herz-Kreislauf-System im Normalzustand nicht so ohne weiteres zu spüren sind, ist eine frühzeitige Erkennung doppelt schwer. Umso wichtiger ist die sportmedizinische Untersuchung.

Oft merkt man gar nichts

Viele Menschen treiben Sport, ohne etwas über ihren Gesundheitszustand zu wissen. Gerade Erkrankungen am Herz-Kreislauf-System spüren sie – im Gegensatz zu Erkrankungen am Bewegungsapparat – meist nicht. Und die beim Hausarzt übliche Blutdruckmessung in Ruhe sagt viel zu wenig aus.

Grundsätzlich ist es für Menschen mit Bluthochdruck deshalb unbedingt erforderlich, sich vor Aufnahme jeder sportlichen Betätigung einem gründlichen sportmedizinischen Check-up zu unterziehen und sich vom Arzt beraten zu lassen.

Auf allgemeine Pulsformeln zur Errechnung der Pulsvorgaben sollte sich keinesfalls jemand verlassen, der an Bluthochdruck leidet. Schon deshalb nicht, weil Medikamente, wie z. B. Beta-Blocker, die Pulsfrequenz erheblich beeinflussen und Pulsformeln deshalb keinerlei Aussagekraft mehr besitzen.

Sport als Therapie

Sport ist für den Hypertoniker eine sehr gut geeignete Therapie. Aber die Dosierung ist für den Behandlungserfolg genauso wichtig wie die Dosierung bei der Einnahme eines Medikaments. In beiden Fällen – Sport wie Medikamenten – kann eine Überdosis ernste Nebenwirkungen haben.

Neben erhöhten Ruheblutdruckwerten kann es auch bei völlig normalen Ruheblutdruckwerten zu einem übermäßigen Blutdruckanstieg unter erhöhter Belastung kommen. Dies führt zu einer Doppelbelastung des Herzes: Es muss eine vermehrte Blutdruckmenge gegen einen erhöhten Widerstand pumpen. Ein reines Grundlagenausdauertraining kann die Blutdruckregulation normalisieren, das Herz entlasten und gleichzeitig die Leistungsfähigkeit deutlich steigern. Dies wirkt sich natürlich auch positiv auf Alltagsbelastungen – etwa Treppensteigen – aus, die sich dann ohne Blutdruckanstiege meistern lassen.

Für Hypertoniker kann Sport eine ausgezeichnete Therapie sein – wichtig ist jedoch die richtige Dosierung. Ein reines Training zur Grundlagenausdauer entlastet das Herz und steigert die allgemeine Leistungsfähigkeit. Lassen Sie deshalb mittels eines Laktatstufentests die für Sie optimalen Pulswerte ermitteln!

Wie viel Training ist ratsam?

Wie bereits erwähnt, sollten Sie dazu Ihren behandelnden Arzt befragen. Beschäftigt er sich jedoch nicht mit Sportmedizin, dann sind Sie gut beraten, sich mit den bisherigen Untersuchungsergebnissen an einen Sportmediziner mit Schwerpunkt Leistungsdiagnostik zu wenden. Er wird Ihnen anhand eines Laktatstufentests die für Sie optimalen Pulswerte unter Berücksichtigung der Grunderkrankung und Ihrer Medikamenteneinnahme ermitteln.

Diese Pulswerte liegen stets im Grundlagenausdauerbereich und hierbei überwiegend im Bereich der Fettverbrennung. Viele Hypertoniker haben zusätzlich erhöhte Blutfette und Übergewicht. Beides ist durch Training in diesem Bereich hervorragend zu beeinflussen.

Entscheidend – die Regelmäßigkeit

Sie sollten sich mindestens dreimal pro Woche über wenigstens 30 Minuten belasten. Zweimal oder einmal ist zwar besser als nichts, bewirkt aber zu wenig. Selbstverständlich ist es für einen Neueinsteiger nicht möglich, vom ersten Tag an 30 Minuten im aeroben Bereich zu trainieren – die vorgegebene Pulsobergrenze wird bei schlechtem Fitnesszustand schnell überschritten. Nimmt die Pulsfrequenz trotz Reduktion der Intensität nicht ab, dann sollten Sie das Training für diesen Tag beenden. Am nächsten Tag versuchen Sie dann, eine Minute länger durchzuhalten.

Wichtig: Bei anfangs weniger als 30 Minuten sollten Sie täglich trainieren. Geben Sie sich mit kleinen Erfolgen zufrieden: Erzwingen können Sie ohnehin nichts. Haben Sie also etwas Geduld! Mit Sicherheit werden Sie innerhalb von sechs Wochen Ihr Ziel von 30 Minuten Trainingsdauer bei vorgegebenem Puls erreicht haben, sofern Sie sich an die Trainingsanweisungen halten. Trainiert man allerdings in zu hohen Intensitätsbereichen, dann belastet man sich ständig bei überhöhten Blutdruckwerten. Das Herz-Kreislauf-System wird also zusätzlich gestresst und reagiert auch mit der vermehrten Ausschüttung von Stresshormonen. Ein solches Powertraining ist für Hypertoniker auf keinen Fall geeignet und kann im zweiten und dritten Krankheitsstadium extrem gefährlich sein!

Wandern ist grundsätzlich empfehlenswert für alle, die unter zu hohem Blutdruck leiden. Wichtig ist aber dabei: Das Gelände bestimmt die Intensität weit mehr als das Schritttempo.

Geeignete Sportarten

Die Frage können Sie sich wahrscheinlich schon selbst beantworten: Ausdauersport ist für jeden Hypertoniker unbedingt zu empfehlen. Die positiven Auswirkungen auf Blutdruck, Fettstoffwechsel und Gewicht wurden ja bereits ausführlich erläutert. Besonders geeignete Sportarten sind prinzipiell alle Ausdauersportarten mit niedrigem Krafteinsatz. Merke: Je höher der Krafteinsatz, desto mehr steigt der Blutdruck. Je mehr die gesamte Muskelmasse eingesetzt wird, desto günstiger ist die Belastungsform.

Auch Leistungssport ist bei Bluthochdruck erlaubt, sofern das Gefäßsystem intakt ist. Dazu bedarf es aber eines ärztlichen Untersuchungszeugnisses. Dennoch gibt es eine Einschränkung: Hochleistungssport bei Bluthochdruck sollte grundsätzlich nur bis zum 30. Lebensjahr betrieben werden – die letzte Entscheidung liegt natürlich beim behandelnden Arzt. Denn mit zunehmendem Lebensalter ist mit Gefäßschädigungen zu rechnen, und Extrembelastungen sind deshalb vorsichtshalber zu meiden.

Wie Sport den Blutdruck senkt

Für alle, die es genauer wissen wollen:

- Belastet man sich im lockeren Grundlagenausdauerbereich, wird die Freisetzung des Stresshormons Adrenalin gesenkt.
- Im Gegenzug wird vermehrt Noradrenalin ausgeschüttet, das wiederum die Konzentration des Hormons ACTH erhöht.
- Und, letzter Schritt, ein ACTH-Anstieg führt zur gewünschten Blutdruckabnahme.

Kraftsport ist weniger empfehlenswert

Kraftsportarten bei milder Hypertonie ohne Gefäßerkrankungen sind ebenfalls unter Berücksichtigung des Alters möglich, für den reinen Gesundheitssportler und Neueinsteiger aber weniger empfehlenswert. Grund: Der Trainingsaufbau im Grundlagenbereich wird durch gleichzeitiges Krafttraining gestört. Die Muskulatur weiß gewissermaßen nicht, ob sie ihre Strukturen für den aeroben oder anaeroben Bereich optimieren soll. Auch als erfahrener Sportler sollten Sie den Grundlagenausdauerbereich nie vernachlässigen, um die positiven Einflüsse auf Ihre Gesundheit nicht zu verringern!

Was Sie sich stets vor Augen halten sollten: Training oberhalb der vorgegebenen Pulsgrenze bringt Ihnen nichts oder ist – je nach Schweregrad Ihrer Erkrankung – sogar schädlich.

Hitliste geeigneter Sportarten bei Bluthochdruck

Joggen/Walken

Der Vorteil dabei: geringer Krafteinsatz bei geringem Blutdruckanstieg. Je nach Fitnesslevel und bestehenden Erkrankungen wird der Arzt entscheiden, ob Joggen oder zunächst Walken für Sie besser geeignet ist. Faustregel, die vor Überlastung schützt: Unterhaltung während des Laufens muss möglich sein. Sie fühlen sich nach dem Training gut und nicht erschöpft. Laufen Sie als Neueinsteiger auf keinen Fall mit fortgeschrittenen Läufern. Denn vergessen Sie nicht: Falscher Ehrgeiz kann für Sie negative Folgen haben!

Skilanglauf

Dieser Sport beinhaltet den Einsatz eines großen Teils der Muskelmasse, und deshalb ist er besonders effektiv. Bevorzugen Sie ebene Strecken. Die so genannte Skatingtechnik erfordert wesentlich mehr Krafteinsatz und ist für Hypertoniker weniger geeignet.

Radfahren

Radeln ist besonders für übergewichtige Patienten gut, da das Körpergewicht dabei nicht die Gelenke belastet. Berganstiege sollten wegen des erhöhten Krafteinsatzes und des damit verbundenen Blutdruckanstiegs gemieden bzw. das Rad sollte geschoben werden. Der bereits gut trainierte Patient verfügt jedoch über ein gutes aerobes Leistungsvermögen, weshalb er Berganstiege ohne zu große Sauerstoffschuld und bei nur geringerem Blutdruckanstieg überwinden kann.

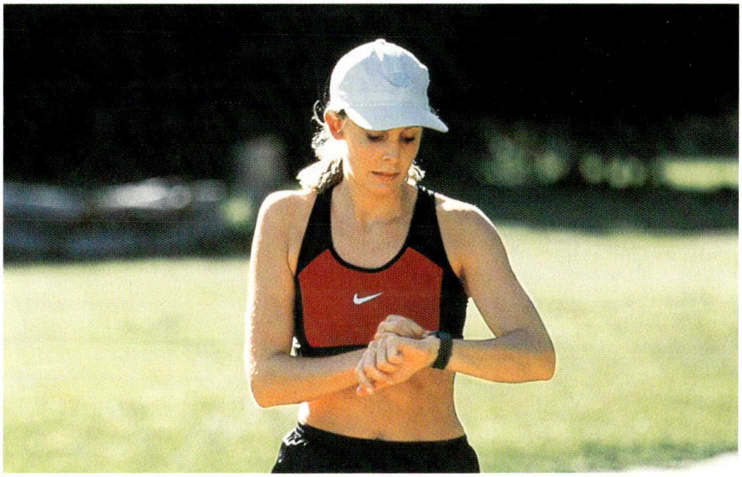

Beim regelmäßigen Laufen innerhalb der individuell ermittelten Pulsvorgaben kann der Blutdruck deutlich gesenkt werden.

Schwimmen

Auch Schwimmen ist für Übergewichtige besonders geeignet, da das Körpergewicht durch den Auftrieb getragen wird. Das Blut wird dem Herz durch die horizontale Lage vermehrt zugeführt. Die geeignete Wassertemperatur liegt im Allgemeinen bei 26 bis 29 °C, für sportliche Schwimmer etwas niedriger.

Achtung: Niedrige Wassertemperaturen können zu Blutdruckanstiegen führen. Ebenso können Herzrhythmusstörungen ausgelöst werden. Zu hohe Temperaturen wiederum bewirken eine Zusatzbelastung für das gesamte Herz-Kreislauf-System und sind deshalb ebenfalls nicht zu empfehlen.

Zu beachten ist auch der so genannte Tauchreflex: Beim Tauchen sinkt die Pulsfrequenz sowohl in Ruhe als auch unter Belastung ab. Es kommt so zu einer Kreislaufzentralisation – d. h. viel Blutangebot im Herz und im Gehirn, dagegen wenig Blut in der Peripherie, also auch in der Muskulatur.

Zum Tauchreflex kommt es durch eine Aktivierung des parasympathischen Nervensystems und damit zu einer Abnahme der Pulsfrequenz. Die dadurch ausgelöste »Herztätigkeit auf Sparflamme« bewirkt eine Umverteilung des Blutes.

Marathon

Marathonlauf ist im Prinzip eine sehr gut geeignete Wettkampfsportart für Hypertoniker im ersten Stadium, da fast ausschließlich im Grundlagenausdauerbereich und vorwiegend über die Fettverbrennung trainiert wird.

Tipps für Hypertoniker

- Kälte erzeugt einen Blutdruckanstieg durch die reflektorische Verengung der Hautgefäße. Achten Sie deshalb auf geeignete Kleidung. Auch ein Angina-pectoris-Anfall kann ausgelöst werden!
- Sauna: nicht zu lang, nicht zu heiß. Voraussetzung: Der Blutdruck sollte ordentlich eingestellt sein. Manche Medikamente können allerdings Kreislaufprobleme bei starker Hitze verursachen. Keine Alleingänge! Kein Sprung ins kalte Becken, stattdessen langsam abkühlen.
- Höhe: bis 3000 Meter erlaubt. Liegen Gefäßschädigungen vor, kann durch die Sauerstoffverminderung in der Höhenluft eine Mangeldurchblutung (Ischämie) z. B. in Form eines Angina-pectoris-Anfalls ausgelöst werden. Sport in der Höhe ist für Bluthochdruckpatienten im ersten Stadium bis zu einer Höhe von 2000 Meter unbedenklich. Individuelle Empfehlungen sind für Hypertoniker in fortgeschrittenen Stadien unbedingt vom behandelnden Arzt zu erfragen.

Je ausgeprägter die Erkrankung ist, desto niedriger und ausgeglichener sollte der Krafteinsatz sein. Fragen Sie unbedingt Ihren Arzt um Rat.

Weniger geeignete bis ungeeignete Sportarten

- Squash: Die Belastung erfolgt fast ausschließlich im anaeroben Bereich verbunden mit hohen Blutdruckanstiegen.
- Tennis: Durch die intensiven Kurzzeitbelastungen wird kein Effekt auf den Ausdauerbereich erzielt. Psychischer Stress bewirkt zusätzlichen Blutdruckanstieg.
- Triathlon: Diese Kombination aus den Ausdauersportarten Schwimmen, Laufen und Radfahren ist nur für bereits gut trainierte Hypertoniker im ersten Stadium geeignet.
- Surfen: Wegen der statischen Haltekraft und der zum Teil hohen Adrenalinausschüttung ist Surfen nur im ersten Stadium erlaubt. Der Sturz ins kalte Wasser kann zu extremen Blutdruckanstiegen führen.
- Kraftsport: Von Gewichtheben als Leistungssport ist in jedem Stadium abzuraten. Bei isometrischen Haltearbeiten steigt der Blutdruck auf Extremwerte auch beim Gesunden an. Dynamische Muskelarbeit bei

30 bis 60 Prozent der Maximalkraft sind zur Stärkung der Muskelkraft für den Alltag und zur Stärkung des Bewegungsapparats im ersten Stadium zu empfehlen.

- Ballsportarten in der Mannschaft: Sie motivieren zwar, sind aber mit hohem Einsatz verbunden. Überforderungen mit Blutdruckspitzen sind die Regel und daher nur im ersten Stadium erlaubt. Durch geringe Laufstrecken bei Belastungsintensitäten im anaeroben Bereich wird ohnehin keine therapeutische Wirkung erzielt.
- Tauchen: Beim Eintauchen ins Wasser kann der Blutdruck stark ansteigen. Zudem kann der Tauchreflex (siehe Seite 155) Herzrhythmusstörungen auslösen (siehe auch Seite 173f.). Diese Sportart ist daher für Hypertoniker ungeeignet.
- Kanusport: Als Breitensport sehr zu empfehlen, als Wettkampfsport durch die Haltearbeit der Beinmuskulatur und die hohe psychische Belastung z. B. im Wildwasser eher ungeeignet.

Wenn Sie Ihre Blutfettwerte kritisch bewerten wollen, achten Sie auf die Unterscheidung zwischen den verschiedenen Cholesterinarten. Erhöhtes Gesamtcholesterin und hohe LDL-Werte sind eine Zeitbombe für die Herzkranzgefäße und die Durchblutung des Gehirns.

Erhöhte Cholesterinwerte

Wann haben Sie zuletzt Ihre Cholesterinwerte bestimmen lassen? Noch nie? Dann sollten Sie dies schleunigst nachholen. Besonders wichtig ist die Überprüfung, wenn in der Familie bereits Schlaganfälle, Herzinfarkte und erhöhte Blutfettwerte aufgetreten sind.

Der Kleister in den Adern

Cholesterin und Triglyzeride sind wasserunlöslich und können deshalb im Plasma nur in Verbindung mit bestimmten Proteinen transportiert werden. Die Verbindung von Proteinen und Fett nennt man Lipoproteine. Dazu gehören das LDL (low density lipoprotein) und das HDL (high density lipoprotein).

LDL spielt eine Schlüsselrolle bei der Entstehung von Arteriosklerose. Im Gegensatz dazu ist HDL am Rücktransport von Cholesterin aus dem Gewebe beteiligt und hat einen schützenden Effekt für die Adern (Reparaturcholesterin). Je höher der Anteil an HDL und je niedriger der LDL-Wert, desto niedriger ist das Risiko, an Arteriosklerose zu erkranken. Andersherum: Je höher das LDL und je niedriger das HDL ist, desto höher ist das Risiko, einen Herzinfarkt oder Schlaganfall zu erleiden. Es steigt drastisch an, wenn auch die Triglyzeride erhöht sind.

Genetisch bedingte oder erworbene Form

Mediziner unterscheiden zwischen Fettstoffwechselstörungen, die genetisch bedingt sind, und solchen, die Folge der Ernährung oder von Erkrankungen sind. Genetisch bedingte Fettstoffwechselstörungen kommen auch bei sehr schlanken und sich bewusst ernährenden Menschen vor. Da bei diesen Patienten nicht nur das über die Nahrung aufgenommene Fett eine Rolle spielt, sondern auch die Leber LDL-Cholesterin produziert, hilft eine Diät nur wenig. Die Therapie hängt vom Alter, der Konzentration der Blutfette und von Begleiterkrankungen ab. Oft ist eine Therapie mit so genannten Lipidsenkern erforderlich.

Weitere Möglichkeiten, die Cholesterinwerte zu normalisieren: das Rauchen einstellen, denn Rauchen senkt das HDL. Essen Sie Milchprodukte, allerdings die fettreduzierten Sorten – Kalzium hat einen positiven Einfluss auf die Senkung des Gesamt- und des LDL-Cholesterins.

Die sekundären Fettstoffwechselerkrankungen sind dagegen Folge einer anderen Erkrankung oder Fehlernährung. Dazu gehören u. a. Übergewicht, Alkoholmissbrauch, Zigarettenkonsum, Schilddrüsenunterfunktion, Diabetes mellitus und Niereninsuffizienz. Auch Medikamente können zu Fettstoffwechselstörungen führen. Im Fall der sekundären Fettstoffwechselstörungen liegt der Schwerpunkt der Therapie in der Ausschaltung oder Behandlung der Ursache. Doch egal, ob primäre oder sekundäre Störung: Die Ausschaltung von zusätzlichen Risikofaktoren wie Übergewicht, Alkohol und Zigarettenkonsum in Verbindung mit regelmäßiger sportlicher Betätigung hilft in allen Fällen.

Die Rolle der Ernährung

Zum Thema »Ernährung« sagt eine alte buddhistische Faustregel: »Iss kein Fleisch von vierbeinigen Tieren, iss Fleisch von zweibeinigen Tieren und Fisch.« Das ist ein guter Rat für alle, die unter Stoffwechselstörungen leiden. Daneben sollte man aber auch auf eine ballaststoffreiche Ernährung achten. Zudem sind pflanzliche Fette den tierischen vorzuziehen, Alkohol sollte nur in geringen Mengen genossen werden – und wenn, dann am besten Rotwein.

Sport als Therapie

Je größer die familiäre Vorbelastung ist, desto rigoroser sollten Sie alle weiteren Risikofaktoren ausschalten und sportlich aktiv werden. Allerdings werden Sie nicht immer um eine medikamentöse Therapie herumkommen. Jedoch kann die Medikamentenmenge durch zusätzliche sportliche Betätigung im Vergleich zu körperlich untätigen Patienten meist deutlich reduziert werden.

Wie stark müssen die Werte sinken?

In Abhängigkeit von zusätzlichen Risikofaktoren und der Einteilung in die Risikokategorie »koronare Herzerkrankungen« sollte das Cholesterin unterschiedlich stark gesenkt werden.

- Haben Sie einen Cholesterinwert von 250 Milligramm pro Deziliter Blut (mg/dl) und keine weiteren Risikofaktoren, dann sollten Sie den Cholesterinwert auf unter 200 mg/dl mit einem LDL-Wert unter 155 mg/dl senken. Dies schaffen Sie durch sportliche Betätigung und diätetische Maßnahmen.
- Haben Sie einen Cholesterinwert von 250 mg/dl, und gibt es bereits in der Familie koronare Herzerkrankungen, dann sollte Ihr Cholesterinwert sogar unter 175 mg/dl gesenkt werden, das LDL unter 120 mg/dl.

Geeignete Sportarten

Natürlich ist Ausdauersport im Fettstoffwechselbereich die effektivste Möglichkeit zur Senkung des Gesamtcholesterins. Denn Sie können durch moderates und regelmäßig durchgeführtes Ausdauertraining die Konzentration des schützenden HDL erhöhen sowie das schädliche LDL senken. Dies haben bereits viele Studien sowie Erfolge auch in der eigenen Praxis eindrucksvoll bestätigt. Eine Steigerung von zehn Prozent des HDL-Anteils ist bei Patienten, die viermal pro Woche Sport treiben, durchaus keine Seltenheit.

Ausdauersportarten, deren Energiegewinnung vor allem über den Fettstoffwechsel läuft, können auch ohne größeren Aufwand betrieben werden: Wandern, Radeln, Schwimmen und Walken oder Joggen.

Depressive Verstimmungen

Falls Sie bereits zu jenen Lesern gehören, die regelmäßig Sport treiben, dann haben Sie sicherlich schon bemerkt, wie positiv sich die Bewegung auf Ihre Psyche auswirkt. Müssen Sie aus irgendeinem Grund auf das regelmäßige Training verzichten, dann kann dies durchaus die Stimmungslage negativ beeinträchtigen. Stöhnend hoffen Partner oder Arbeitskollegen, dass Sie möglichst bald wieder Ihrem Sport nachgehen können.

Nun ist es aber keinesfalls so, dass Sie einem depressiven Menschen Sport aufzwingen können. Es gibt akute depressive Stimmungslagen, für die ernsthafte Gründe – beispielsweise der Tod eines Angehörigen – vorliegen. In solchen Fällen kann der bereits Sporttreibende seine

Stimmung durch die gewohnte Bewegung etwas bessern bzw. einfach kurzfristig abschalten. Anders ist es bei Patienten, die unter einer so genannten endogenen Depression leiden. Dabei handelt es sich um ein Krankheitsbild unterschiedlichen Schweregrades. Im schlimmsten Fall ist der Patient dermaßen antriebslos und verzweifelt, dass er nicht einmal mehr das Bett verlässt. Diesen kranken Menschen können Sie nicht zum Sport überreden. Er benötigt fachärztliche Hilfe.

Ein unschätzbarer Vorteil der Sporttherapie ist die Steigerung der Lebensqualität, des Körperbewusstseins und des Selbstvertrauens. Hierbei ist ganz besonders darauf zu achten, dass ein Patient nicht durch zu hoch gesteckte Leistungsanforderungen neue »Dämpfer« einstecken muss.

Sport als Therapie

Daneben aber ist die Sporttherapie sehr wichtig. Art und Dosierung müssen natürlich dem individuellen Gesundheitszustand und den körperlichen Voraussetzungen angepasst werden. Weniger im Vordergrund stehen sollte die Leistung. Wesentlich wichtiger ist es, diese Patienten zu motivieren, ihr Selbstvertrauen wieder aufzubauen; eventuell können sie langfristig in einer Sportgruppe neue soziale Kontakte aufbauen und den Sport schließlich regelmäßig auch ohne Therapeut weiter ausüben.

Bewegung vertreibt schlechte Laune

Sport nämlich lässt unseren Serotoninspiegel ansteigen. Dieser ist bei depressiven Patienten meist erniedrigt, weshalb er oft medikamentös angehoben wird. Wir fühlen uns nach dem Sport auch deshalb gut, weil körpereigene Endorphine – morphinähnliche Stoffe, die der Körper selbst herstellt – ausgeschüttet werden, die uns in Hochstimmung (Runner´s High) versetzen. Hinzu kommt eine gewisse Befriedigung: Wir waren fleißig, haben etwas für uns getan, wir konnten ganz allein während des Joggens die Natur oder beim Schwimmen die Ruhe genießen. Vielleicht ist es auch die Gruppe, mit der wir trainieren, die einfach super ist und uns den Alltag vergessen lässt. Sporttreiben macht die meisten Menschen innerlich zufrieden, es sei denn, man neigt zur Übertreibung.

Geeignete Sportarten

Sollten Sie gerade den Kopf voller ungelöster Probleme haben – wie dies bei den meisten Menschen mit einer gewissen Regelmäßigkeit der Fall ist –, dann haben Sie natürlich noch lange keine Depression. Dennoch sind Sie mit dieser Situation sicher nicht gerade glücklich. Sie können daran aber relativ leicht etwas ändern, indem Sie z. B. Ihre Laufschuhe anziehen oder sich aufs Fahrrad schwingen. Bereits nach 30 Minuten Bewegung werden Sie merken, dass sich manches Problem plötzlich von selbst gelöst hat, weil Sie während des Sporttreibens vielleicht sogar die Antwort gefunden haben – Ihr Gehirn hat in jedem Fall Sauerstoff getankt, die kreisenden Gedanken sind verschwunden. Zufrieden setzen Sie sich wieder an den Schreibtisch, und zwar mit einem entspannten Lächeln.

Warnsignale des Körpers, die auf eine Diabeteserkrankung hinweisen können, werden leider zu oft nicht beachtet: starkes Durstgefühl, häufiges Wasserlassen, schnelle Ermüdung und Muskelschwäche.

Diabetes mellitus

Trotz medizinischen Fortschritts wird die Diagnose häufig erst gestellt, wenn bereits Folgeschäden da sind, wegen derer der Betroffene dann einen Arzt aufsucht. Leider werden bestimmte Warnsignale, die auf einen Diabetes mellitus deuten könnten, vom Einzelnen oft gar nicht oder erst sehr spät beachtet und die von den Krankenkassen angebotenen Vorsorgeuntersuchungen häufig nicht in Anspruch genommen. Bei der Gesundheitsvorsorgeuntersuchung werden z. B. Zuckerbestimmungen im Blut und im Urin grundsätzlich auch durchgeführt.
Zu den häufigsten Symptomen für die Zuckerkrankheit gehören ein starkes Durstgefühl, häufiges Wasserlassen, schnelle Ermüdung sowie Muskelschwäche. Allein mit Hilfe von Urinteststreifen – wie sie sich jeder in der Apotheke besorgen kann – lässt sich häufig, aber nicht immer, eine erhöhte Zuckerausscheidung feststellen, die dann vom Arzt überprüft werden muss.

Die zwei Typen der Krankheit

Zu den zwei wichtigsten Diabetestypen zählt einmal der insulinpflichtige Diabetes mellitus (Typ I), der sich bereits im Kindes- oder Jugendalter manifestiert und familiär gehäuft auftritt. Bei den Betroffenen ist die Produktion des Hormons Insulin in der Bauchspeicheldrüse unzureichend, weshalb in diesen Fällen eine lebenslange Insulintherapie notwendig ist. Typ-I-Diabetiker sind meist normalgewichtig.
Der in der Regel zunächst nicht insulinpflichtige Diabetes mellitus vom Typ II zeigt sich meist erst im Erwachsenenalter, tritt aber zunehmend auch bei Jugendlichen auf. Meist sind die Betroffenen übergewichtig. Ursache des Typ-II-Diabetes ist eine zelluläre Insulinresistenz: Die Mus-

kel-, Leber- und Fettzellen verlieren ihre Insulinrezeptoren, wodurch die Empfindlichkeit für das Hormon abnimmt. Wird der Körperfettanteil reduziert, so kann sich dieser Zustand zurückbilden, falls es nicht inzwischen zu einer Insulinsynthesestörung in der Bauchspeicheldrüse gekommen ist. Deshalb ist die frühzeitige Gewichtsabnahme neben einer speziellen Diät von zentraler Bedeutung.

Beim insulinpflichtigen Sportler kann sich unter körperlicher Zusatzarbeit sowohl ein Unterzucker bei zu hoher Insulindosierung als auch eine gefährliche Ketoazidose bei zu niedriger Dosierung entwickeln. Deshalb muss die Stoffwechsellage vor Sportbeginn unbedingt ausgeglichen sein.

Sport als Therapie

Ausdauersport spielt eine entscheidende Rolle nicht nur im Rahmen der erforderlichen Gewichtsreduktion beim Typ II, sondern auch zur besseren Diabeteseinstellung. Durch körperliche Aktivität kann die Insulinsensibilität der Muskelzellen erheblich gesteigert werden. Der Grund dafür liegt in einer Zunahme von Insulinrezeptoren auf der Zellmembran. Zudem wirkt sich – wie auch beim Gesunden – Sport auf eine beim Diabetiker häufig zusätzlich vorliegende Fettstoffwechselstörung (zu hohe Cholesterinwerte) positiv aus. Das Auftreten von Sekundärerkrankungen wie Bluthochdruck, Arteriosklerose, koronare Herzerkrankungen und eine sehr häufige Spätkomplikation, der Herzinfarkt, ist bei sporttreibenden Diabetikern nachweislich geringer.

Geeignete Sportarten

Empfehlenswerte Sportarten sind grundsätzlich alle Ausdauersportarten bei einer Belastungsintensität unter 70 Prozent der maximalen Herzfrequenz. Trainiert werden sollte mindestens dreimal pro Woche möglichst über 45 bis 60 Minuten. Wie immer heißt es für Neueinsteiger: langsam herantasten. Sie – und möglicherweise auch Ihr Arzt – werden erstaunt sein, wie Ausdauertraining die Behandlung Ihrer Diabeteserkrankung erleichtert.

Was man beachten muss

Vor Aufnahme des Trainings muss der Diabetiker gut eingestellt sein und wissen, wie der Stoffwechsel auf körperliche Belastung reagiert. Beim Typ I liegt ein Insulinmangel vor, beim Typ II dagegen eine relative Insulinresistenz, d.h., das durchaus vorhandene Insulin wird von den Zellen nicht oder zu wenig aufgenommen. Um Glukose in den Muskelzellen nutzen zu können, sind aber sowohl Insulin als auch Insulinrezeptoren notwendig. Ist eins von beiden nicht vorhanden, kann die notwendige Energie nicht bereitgestellt werden. Es folgt ein Leistungsabfall bei Zunahme des Blutzuckers, freier Fettsäuren und Ketonkörpern. Darauf reagiert der Körper mit der Ausschüttung von Stresshormonen, die Stoffwechsellage verschlechtert sich weiter.

Nicht in arbeitende Muskeln spritzen

Für den insulinpflichtigen, sporttreibenden Diabetiker ist zur Vermeidung eines hypoglykämischen Schocks (Schock durch Unterzuckerung) wichtig, dass es unter Belastung zu einer vermehrten Insulinfreisetzung aus dem injizierten Depot kommt. Wurde in den Bereich einer arbeitenden Extremität gespritzt – also beim Läufer beispielsweise ins Bein –, dann erfolgt die Freisetzung noch stärker. Dadurch aber wird der Zucker zu schnell aufgebraucht, so dass plötzlich zu wenig »Treibstoff« zur Verfügung steht. Nach Belastungsende kommt es zu einer vermehrten Glukoseaufnahme in Muskulatur und Leber. Die Kohlenhydratspeicher werden über 24 bis 48 Stunden durch Aufbau von Glykogen wieder gefüllt. Der Insulinbedarf ist während dieser Phase vermindert und die Glukosetoleranz verbessert.

Je besser ein Diabetiker um die Zusammenhänge seiner Erkrankung weiß und die Reaktionen seines Körpers in den unterschiedlichen Belastungssituationen kennt, desto mehr kann er von den positiven Auswirkungen der Ausdauersportarten profitieren.

Bei einer Neigung zur Unterzuckerung

- Die Insulindosis vor körperlicher Belastung nach individueller Planung reduzieren
- Insulin nicht in die Nähe von arbeitender Muskulatur spritzen
- Körperliche Belastung zum Zeitpunkt des Maximums der Insulinwirkung vermeiden
- Am besten zu den gleichen Tageszeiten bei möglichst vergleichbarer Intensität und Dauer trainieren
- In Begleitung trainieren
- Eine kleine, aber ausreichende Kohlenhydratmahlzeit etwa 30 Minuten vor der Belastung und während längerer Ausdauerbelastungen zu sich nehmen – alle 30 Minuten etwa zehn Gramm Kohlenhydrate, z. B. in Form von Obstsaft
- Während und nach Belastung ausreichend trinken
- Bei Warnsymptomen einer Unterzuckerung frühzeitig die Belastung abbrechen und Kohlenhydrate zuführen

Leistungsdiagnostik erstellen lassen

Diabetiker, die Laufsport betreiben, sollten ganz besonders großen Wert auf gutes Schuhwerk legen, um Druckstellen zu vermeiden. Prinzipiell gilt für jeden Diabetiker: Eine diabetologische und sportmedizinische Untersuchung vor Aufnahme des Trainings ist zwingend notwendig! Dabei sollte auch anhand eines Belastungs-EKGs ausgeschlossen werden, dass möglicherweise eine latente koronare Herzerkrankung vorliegt. Zur individuellen Trainingsempfehlung ist gerade für Diabetiker eine Leistungsdiagnostik hervorragend geeignet, da der Mediziner daraufhin die Stoffwechselsituation während der einzelnen Belastungsstufen sehr gut beurteilen kann. Dies ist zur Vorgabe der optimalen Trainingsintensität und für die Beurteilung der Leistungsentwicklung von praktischer Bedeutung.

Sport ist gesund, aber: Falsche Technik, zu hoher Krafteinsatz und zu häufig bzw. falsch gesetzte Trainingsreize sind Risikofaktoren für die Entstehung von Arthrosen.

Arthrosen

Die Entstehung einer Arthrose beginnt zunächst immer mit einem Absterben von Knorpelzellen. Knorpelgewebe ist sozusagen die Pufferzone zwischen – wie bei den Menisken und Bandscheiben – und an den Gelenkflächen, die mit einer Knorpelschicht überzogen sind. Wird der Knorpel geschädigt, sinkt seine Fähigkeit, Wasser aufzunehmen und abzugeben.

Folge: Die Elastizität nimmt ab. Dadurch muss sich das darunter liegende Knochengewebe dem nun vermehrten, ungebremsten Druck anpassen. Im späten Stadium bedeutet dies, dass Knochen auf Knochen reibt. Diese Veränderungen sind im Röntgenbild erkennbar. Außerdem ist der Gelenkspalt durch den Schwund des Knorpelgewebes unter Belastung enger als zuvor. In der Folge kommt es zu einer Dehnung der Gelenkkapsel und der Bänder – das Gelenk wird instabil.

Verschlimmerung durch Fehlbelastung

Auch hier finden wir einen Teufelskreis: Die Instabilität führt zu weiteren unphysiologischen Belastungen im Gelenk. Reizergüsse und Schmerzen sind die Folge. Das Gelenk entzündet sich. Die Schmerzen zwingen zur Schonung. Dementsprechend schrumpft die das Gelenk führende Muskulatur. Endzustand ist eine Gelenkdeformierung mit eingeschränkter Beweglichkeit.

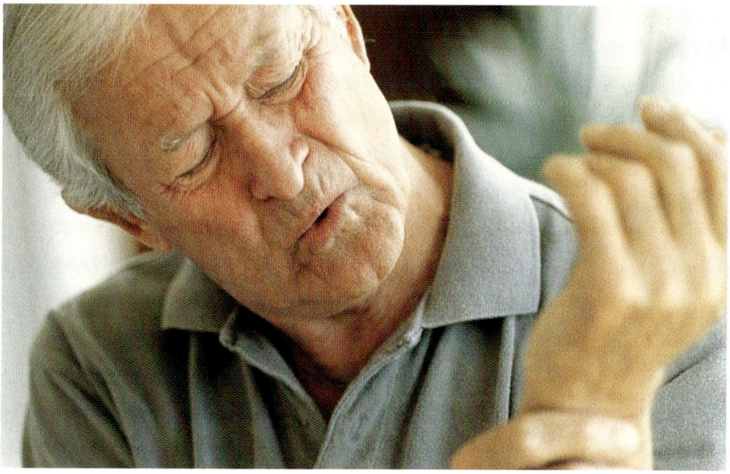

Einer altersbedingten Arthrose kann man durch eine leichte sportliche Betätigung – schon vom Kindesalter an – am besten vorbeugen.

Besonders betroffen sind Beine und Hüften

Die Gelenke der unteren Extremitäten sind wegen der sehr viel stärkeren Belastungen wesentlich häufiger von Arthrosen betroffen als die Gelenke an den Armen. Diese Abnutzungserscheinungen entstehen u. a. dann, wenn Abweichungen von der Norm vorliegen, also beispielsweise zu flache Hüftpfannen, O- oder X-Beine. Achsenabweichungen führen zu einer ungleichmäßigen Verteilung der auf das Gelenk einwirkenden Kräfte, so dass einseitige Abnutzungen entstehen können. Dies ist bei O- und X-Beinen beispielsweise im Bereich der Kniegelenke vor allem an den Menisken typisch.

Die Arthroskopie ermöglicht über ein so genanntes Endoskop (Sehrohr) eine genaue Gelenkuntersuchung und – falls erforderlich – gleichzeitig einen schonenden operativen Eingriff.

Sport als Ursache?

Im Zusammenhang mit Sport sind Überbeanspruchungen und Verletzungen der Gelenkflächen für die Entstehung von Arthrosen verantwortlich. Bei erheblichen Verletzungen bemerkt dies der Sportler natürlich sofort. Kleine Defekte werden dagegen oft nicht wahrgenommen, können aber dennoch mit der Zeit zu starken Beschwerden führen. Als weitere Ursache für Arthrosen kommen Gelenkinfektionen und rheumatische Entzündungen infrage. Wie ist es aber, wenn Ihnen Ihr Arzt aufgrund eines Röntgenbefundes die Diagnose »beginnende Arthrose« stellt, Sie aber bis dahin nichts davon gespürt hatten? Dürfen Sie nun Ihrer Lieblingssportart nicht mehr nachgehen? War vielleicht sogar die Sportart an der Entstehung beteiligt? Erfahrungsbefunde an Ausdauersportlern sprechen gegen die Entstehung einer Arthrose durch eine vermehrte funktionelle, also eigentlich natürliche Belastung. Untersuchungen haben gezeigt, dass Langstreckenläufer, bei denen keine Achsenabweichungen vorliegen und die im Lauf ihres Lebens immerhin durchschnittlich 150 000 Kilometer zurücklegten, keine Arthrosen aufwiesen. Anders sieht es dagegen z. B. bei Kraftsportlern aus, die ihre Gelenke extremen Zusatzgewichten aussetzen. Besonders Knorpelgewebe benötigt genügend Regeneration zwischen den einzelnen Trainingseinheiten. Ein zu starker und zu häufiger Trainingsreiz kann deshalb das Knorpelgewebe schädigen.

Große Sprungbelastungen und extreme Gelenkbewegungen sind bei Arthrose natürlich tabu. Aber durch sportliche Betätigung wird die Durchblutung und damit die Nährstoffversorgung des Knorpels angeregt, während die Muskulatur um das Gelenk gekräftigt wird.

Sport als Therapie

Durch rhythmische Bewegungen des Gelenks wird die Gelenkdurchblutung erhöht. Somit verbessert sich auch der Nährstofftransport zum Knorpelgewebe. Und nur ein gut ernährter Knorpel bleibt gesund. Sportliche Betätigung kräftigt auch die Muskulatur, die ja das Gelenk »in Form hält«. Ein instabiles Gelenk kann deshalb durch entsprechende Übungen stabilisiert werden. Zudem reduziert sportliche Betätigung durch den positiven Effekt auf die Psyche das Krankheitsgefühl und erhöht insgesamt die Leistungsfähigkeit.

Sportarten im Überblick

Bei der Auswahl der Sportart ist zu beachten, ob Sie bereits sportlich aktiv waren oder erst aktiv werden wollen. Über je mehr Koordination und Geschicklichkeit Sie bereits verfügen, desto größer ist die Auswahl, die für Sie in Betracht kommt. Denn unsachgemäße Ausführung kann erst recht Beschwerden verursachen.

Grundsätzlich hängt die Entscheidung natürlich auch von den Untersuchungsergebnissen beim Sportarzt ab. Zudem sind eventuell zusätzliche Präventivmaßnahmen, wie z. B. Einlagen bei Fehlbelastungen oder vorheriges Muskelaufbautraining, notwendig. Selbstverständlich entscheidet auch der Schweregrad einer Arthrose über die Art der Belastung. Bei der Wahl ist zu berücksichtigen, dass keine großen Sprungbelastungen auftreten dürfen, die Gelenke keine extremen Bewegungen ausführen müssen, die Bewegungsabläufe gleichmäßig und bei niedriger Intensität erfolgen können.

Joggen

Laufen im lockeren Ausdauerbereich ist oft, aber nicht immer gut. Wessen natürlicher Bewegungsablauf durch arthrotische Gelenke gestört ist, der verzichtet besser auf das Joggen. Ist dies nicht der Fall, sollten Sie zwar Bergabläufe meiden, aber richtig dosiert sind sogar Marathonstrecken ohne Überlastungsschäden zu bewältigen. Wichtig ist gut gedämpftes Schuhwerk und dass Sie auf möglichst weichem Boden (Waldboden) laufen. Übergewichtige sollten zunächst über Grundlagenausdauertraining auf dem Rad oder durch Aquajogging ihr Gewicht reduzieren. Die Muskulatur wird dadurch schonend aufgebaut und der Fettstoffwechsel angekurbelt. Jedes zusätzliche Pfund belastet nämlich die Gelenke um das Zweieinhalbfache.

Weitere empfehlenswerte Sportarten bei Gelenkbeschwerden sind Aquasport (siehe Seite 123) und Golf (siehe Seite 127). Faustball hat sich im Rehabilitationsbereich in kleinen Gruppen sehr bewährt. Dabei sind die Spielregeln etwas abgeändert, um Überlastungen zu vermeiden.

Walking

Diese Sportart ist sehr zu empfehlen. Bevorzugen Sie ebenes bis leicht hügeliges Gelände. Meiden Sie Steilhänge und unübersichtliches Gelände. Besonders bergab machen sich Knieprobleme durch die zusätzliche Schubkraft bemerkbar.

Skilanglauf

Langlauf ist aufgrund der rhythmischen Bewegung und des relativ geringen Belastungsdrucks eine besonders empfehlenswerte Sportart. Interessanterweise bevorzugen Personen mit Hüftgelenkbeschwerden die Skatingtechnik. Nachteile: Eine gute Technik muss erst erlernt werden, und Skaten setzt auch eine gute Kondition voraus.

Schwimmen

Je nach Stilart ist Schwimmen zur Entlastung z. B. bei Beschwerden im Hüftbereich sehr zu empfehlen. Brustschwimmen ist bei Kniebeschwerden durch den Beinschlag ungeeignet, bei Schulterbeschwerden hingegen ausgezeichnet.

Tennis

Die Jagd nach dem Ball kann Probleme bereiten. Achten Sie auch als fortgeschrittener Spieler vor allem bei Beschwerden im Armbereich darauf, Ihre Technik immer wieder von einem Trainer kontrollieren zu lassen. Bei Knieproblemen sollten Sie besonderen Wert auf die ent-

Welche Gelenke gefährdet sind

- Schultergelenk: Schwimmer, Kanuten, Werfer, Ringer, Handballer, Gewichtheber
- Ellbogengelenk: Gewichtheber, Speerwerfer, Boxer, Tennisspieler, Golfer
- Wirbelsäule: Turner, Trampolinspringer, Kunstspringer
- Kniegelenk: Fußballer, Tennisspieler, Gewichtheber
- Sprunggelenke: Fußballer, Hochspringer, Balletttänzer

sprechend abgestimmten Schuhe je nach Bodenbelag legen. Sie können sich vorstellen, welche Kräfte bei jeder Stoppbewegung auf das Kniegelenk einwirken. Filzböden in Verbindung mit Profilsohlen sind wegen der starken Reibungskräfte ungeeignet. Das nicht so laufintensive Doppelspiel ist eher zu empfehlen als das Einzel.

Was man beachten muss

Um negativen Effekten vorzubeugen, sollten Sie sich grundsätzlich – welchen Sport Sie auch betreiben – 10 bis 15 Minuten in einer Ausdauersportart (z. B. Joggen) aufwärmen, um die Körperkerntemperatur anzuheben. Danach sind dann leichte Dehnungsübungen des Schultergürtels, des Rückens und der Beine dran. Zudem sollten Sie natürlich ganz besonders auf eine saubere Technik achten.

Vergessen Sie nicht, sich vor jeder sportlichen Betätigung gründlich aufzuwärmen. Auch das Stretching hinterher hilft, sportbedingte Schäden zu vermeiden.

Künstliches Hüftgelenk – was nun?

In Deutschland werden mittlerweile jährlich mehr als 120 000 Patienten mit Hüftgelenkprothesen versorgt. Aufgrund des besseren Materials bei längerer Haltbarkeitsdauer wird ein künstliches Hüftgelenk auch zunehmend bei jüngeren und sportlichen Patienten eingesetzt. Ziel dabei ist es, die Lebensqualität und Mobilität der Betroffenen zu verbessern. Wird ein Implantat jedoch allzu sehr belastet, kann es sich lockern. Andererseits fördert sportliche Betätigung die knöcherne Neubildung im Prothesenlager. Sie wirkt somit durchaus positiv.

Sport als Therapie

Für die Langzeitprognose von größter Wichtigkeit ist die Rehabilitation durch Krankengymnastik und Sporttherapie direkt im Anschluss an die Operation. Die dadurch wiederhergestellte Funktion ist auch Voraussetzung für jede weitere sportliche Betätigung. Um die Haltbarkeit beurteilen zu können, sind jährliche Kontrollen einschließlich Röntgenaufnahmen nötig. Das jeweils aktuelle Ergebnis entscheidet dann über die weiteren sportlichen Empfehlungen.

Nach den Richtlinien des Deutschen Sportärztebundes, Sektion Rehabilitation und Behindertensport, müssen folgende Voraussetzungen erfüllt sein, um geeignete Sportarten zu empfehlen:

- Die Operation muss mindestens ein halbes Jahr zurückliegen.
- Das Röntgenbild zeigt keine Auffälligkeiten hinsichtlich der Position des Gelenks.
- Die für die Sportart erforderliche Beweglichkeit muss gegeben sein.
- Die mittlere Gesäßmuskulatur (Glutaeus medius) muss gut ausgebildet sein.

Auch bei einem künstlichen Hüftgelenk ist sportliche Betätigung ein wichtiger Teil der Rehabilitation. Je früher damit begonnen werden kann, desto besser ist der Effekt auf den gesamten Körper.

Geeignete Sportarten

Wenn die Sportart bereits vor der Operation beherrscht wurde, kann bei sehr günstigen Voraussetzungen beispielsweise der geübte Tennisspieler seiner Lieblingssportart – wenn auch mit etwas weniger Einsatz – wieder nachgehen. Dies muss aber unbedingt mit dem behandelnden Arzt abgesprochen werden. Prinzipiell geeignete Sportarten mit harmonischem Bewegungsablauf sind:

- Schwimmen mit Kraulbeinschlag
- Radfahren
- Paddeln und Rudern
- Wandern

Bedingt geeignet sind Skiwandern, Skilanglauf, Golf, Jogging mit gedämpftem Schuhwerk und nur auf weichem Boden. Ungeeignet sind verletzungsträchtige Sportarten oder solche mit akuten Spitzenbelastungen, abrupten Rotationsbewegungen, Stauchungen sowie Kontaktsportarten.

Achtung: Bei Schmerzen, rascher Ermüdbarkeit und geringerer Beweglichkeit sollte so schnell wie möglich der behandelnde Arzt aufgesucht werden, um die Ursache herauszufinden.

Herzbeschwerden

Koronare Herzerkrankung

Dabei sind Teile der Herzkranzgefäße verengt. Bei Belastung steigt der Blutbedarf des Herzmuskels. Der Blutfluss wird jedoch durch die Verengung der Gefäße begrenzt. Zusätzlich können sich die Gefäße auch durch äußere Reize wie Kälte, Aufregung, extreme körperliche Belastung oder Medikamente (Migränemittel!) verkrampfen. Der Blutstrom wird kurzzeitig unterbrochen. Dies führt zu Schmerzen in der Brust, die häufig in den linken Arm ausstrahlen. Gelegentlich schmerzen auch nur Unterkiefer oder Bauch (Angina pectoris).

Viele Menschen können Durchblutungsstörungen nicht spüren – fast immer ist das bei Diabetikern der Fall. Liegen Risikofaktoren vor, sollte vor Aufnahme einer sportlichen Betätigung eine gründliche ärztliche Untersuchung erfolgen.

Wie man vorbeugen kann

Die wichtigste Maßnahme ist es, sämtliche Risikofaktoren zu minimieren. Ganz besonders gilt dies für Personen mit erhöhtem familiären Risiko für Herzinfarkte, koronare Herzerkrankung (Angina pectoris), Bluthochdruck oder Fettstoffwechselstörungen. Sie sollten unbedingt aufhören zu rauchen und einen bestehenden Bluthochdruck korrekt einstellen lassen. Erhöhte Cholesterinwerte und Übergewicht können durch entsprechende Diäten in vielen Fällen vermieden werden. Gelegentlich sind Medikamente erforderlich.

Sport als Therapie

Der regelmäßigen sportlichen Betätigung kommt aber die entscheidendste Bedeutung zu. Dies zeigte auch eine Studie mit über 32 000 Teilnehmern. Trotz oben genannter Risikofaktoren hatten trainierte Männer eine um 15 Prozent niedrigere Sterblichkeit als untrainierte Männer ohne diese Risikofaktoren. In einer texanischen Studie wurde ebenfalls bestätigt, dass körperliche Fitness das Sterblichkeitsrisiko senkt: Im Abstand von fünf Jahren wurde der Fitnesslevel bei 10 000 Männern im Ergometertest überprüft. Wer in beiden Tests nicht fit war, erhielt einen Risikowert von 100. Wer bei beiden Tests hingegen gut abschnitt, hatte im Vergleich zu den untrainierten Personen ein Sterberisiko von nur 33 Prozent. Interessant dabei: Wer erst fit war und nach fünf Jahren nicht mehr, hatte trotzdem ein nahezu halbiertes Risiko von 52 Prozent, sogar etwas geringer als bei denjenigen, die erst nach dem ersten Test an ihrer Fitness arbeiteten (56 Prozent).

Wie Training auf das Herz wirkt

Ein trainiertes Herz kann täglich erforderliche Leistungen mit einer niedrigeren Herzfrequenz und damit einem deutlich geringeren Sauerstoffbedarf erbringen. Zudem verlängert sich aufgrund des langsameren Herzschlags bei einer bestimmten Belastung die Füllungsphase des Herzes, und gerade in dieser Phase werden die Herzkranzgefäße durchblutet. Je mehr Zeit aber für die Durchblutung gegeben ist, desto besser ist der Sauerstofftransport selbst in die kleinsten Gefäße. Für den Patienten mit Verengungen im Bereich der Herzkranzgefäße ist dies besonders wichtig, benötigt er doch viel mehr Zeit für die gesamte Durchblutung des Herzmuskels als der Gesunde.

Wird aber der Herzschlag unter zu hoher Belastung immer schneller, nimmt zwangsläufig die Zeit für die Durchblutung des Herzmuskels immer weiter ab, da sich die Füllungszeit (Diastole) des Herzes verringert. Das Gebiet hinter dem Engpass wird nicht durchblutet und nimmt – auch wenn kein Infarkt ausgelöst wird – Schaden. Die Ökonomisierung der Herzarbeit ist deshalb für Patienten mit koronaren Erkrankungen oder nach einem Infarkt von entscheidender Bedeutung. Zusätzlich wird durch gleichmäßige körperliche Betätigung die Ausbildung von Umgehungskreisläufen (Kollateralen) angeregt, die wiederum die Durchblutung nach einer Verengung verbessern können.

Mit dem Begriff »koronare Herzerkrankungen« sind Schädigungen oder Funktionsbeeinträchtigungen des Herzes gemeint, die infolge einer Verengung oder Blockierung der Koronararterien (Herzkranzgefäße) entstanden sind. Häufigste Erscheinungsformen sind Angina pectoris und Herzinfarkt.

Geeignete Sportarten

Regelmäßiges Ausdauertraining bewirkt eine Ökonomisierung der Herzarbeit sowie des gesamten Herz-Kreislauf-Systems. Im Besonderen sind dies: eine Abnahme der Herzfrequenz sowie eine Zunahme des Schlagvolumens bei einer gegebenen Belastungsintensität.

Kein Einzelfall

Ein 36-jähriger Hobbysportler lässt sich durchchecken: Keine auffälligen Erkrankungen. Er fühlt sich fit und treibt vorwiegend Kraftsport im submaximalen Bereich. Er sieht gesund aus, ist durchtrainiert. Sein Vater aber ist mit 50 Jahren an Herzinfarkt gestorben, und die Untersuchung des Hobbysportlers ergibt erhöhte Blutfette. Das Belastungs-EKG muss bei 150 Watt wegen Veränderungen am EKG mit Hinweis auf eine Minderdurchblutung der Herzkranzgefäße abgebrochen werden. Der beschwerdefreie Patient ist über den Abbruch verwundert.

Ergebnis der weiteren Untersuchungen: Verengung der linken und rechten Herzkranzgefäße zum Teil um mehr als 90 Prozent. Glück im Unglück: Aufgrund seiner sportlichen Betätigung hatten sich bereits so genannte Kollaterale gebildet. Das sind kleine Gefäßneubildungen, die bestehende Engpässe umgehen. Die Entstehung dieser Umgehungsstraßen wird durch Sport gefördert.
Therapie: Ballonerweiterung, Erweiterung der Gefäße, vorübergehend medikamentöse Einstellung, Ausdauersport zur Ökonomisierung der Herzarbeit und zur Beeinflussung des Fettstoffwechsels nach Pulsvorgaben, die über einen Laktatstufentest ermittelt worden waren. Ergebnis: Aus einem Kraftsportler wurde ein begeisterter Ausdauersportler, der sogar an einem Halbmarathon teilnahm.

Patienten, die gerinnungshemmende Medikamente einnehmen müssen, sollten verletzungsanfällige Sportarten meiden. Kälte und Höhe können außerdem einen Angina-pectoris-Anfall auslösen. Das Nitrospray sollte deshalb immer griffbereit sein.

Unverzichtbar – der Check-up

Anhand dieses Fallbeispiels wird klar, wie wichtig ein routinemäßiger Check-up ist. Diese Untersuchung bewahrte den Sportler womöglich vor einem tödlichen Herzinfarkt unter sportlicher Belastung. Trotzdem wurde für ihn der Sport zu einem wichtigen Bestandteil seiner Therapie. Mit Hilfe der Leistungsdiagnostik wurden über den Laktatstufentest die für den Patienten optimalen Pulsvorgaben immer wieder aktualisiert und der Trainingseffekt auf Herz, Kreislauf und Fettstoffwechsel überprüft. Diese Vorgehensweise ist gleichzeitig auch Motivation für den Patienten, erkennt er doch selbst anhand der Werte den Trainingserfolg.

Nach einem Herzinfarkt

Die meisten Patienten sind nach einem Herzinfarkt verständlicherweise sehr verunsichert. Sie sind deshalb auch bei sportlichen Aktivitäten eher zurückhaltend.
Richtig dosierter Sport und körperliche Aktivität sind aber gerade im Rahmen der Rehabilitation von großer Bedeutung. Die sportmedizinische Betreuung sollte daher unbedingt gewährleistet sein. Herz-Kreislauf-Training oder Kardiotraining gehören mittlerweile in jedes Leistungsangebot von gesundheitsorientierten Fitnessstudios. Im Rahmen der Nachbehandlung von Herz-Kreislauf-Erkrankungen ist Gesundheitssport heute eine Selbstverständlichkeit. Koronar- oder Herzsportgruppen gibt es in allen Städten Deutschlands.

Herzklappenfehler erkennen

Herzklappenfehler bleiben häufig unerkannt. Erste Symptome wie eine Leistungsverschlechterung oder Herzrhythmusstörungen sind häufig schon späte Symptome bei bereits weit fortgeschrittenen Herzklappenfehlern. Natürlich sollten entsprechende Symptome dem betreuenden Arzt mitgeteilt werden. Grundsätzlich wird der Sportmediziner bei auffälligen Herzgeräuschen oder auffälligem EKG eine so genannte Echokardiografie machen, um mögliche Herzklappenfehler auszuschließen. 80 Prozent aller Herzgeräusche bei Kindern sind übrigens nicht krankhaft.

Wird ein Herzfehler erkannt, entscheiden Art und Schweregrad über die weitere Vorgehensweise. Häufig wird ein so genannter Mitralklappenprolaps diagnostiziert. Zehn Prozent der Bevölkerung sind davon betroffen. Beim Einströmen des Blutes kommt es zu einer Vorwölbung der Klappensegel in der Endphase. In diesem Fall schließt die Klappe nicht vollständig, und ein Teil des Blutes strömt zurück. Nur in 24 Prozent der Fälle aber ist dies von Bedeutung.

Jede der vier Herzklappen des Menschen kann krankhaft verengt (Stenose) oder undicht (Insuffizienz) sein. Das Öffnen und Schließen der Herzklappen ist an den Herztönen erkennbar, während Defekte ganz spezifische Herzgeräusche verursachen.

Was man beachten muss

Für Sportler mit einem Herzklappenfehler gilt: Sportverbot bei allen fieberhaften Infekten. Antibiotikagabe ist bei bakteriellen Infekten, vor allem Streptokokkeninfekten (Nasennebenhöhlen-, Mandelentzündung), erforderlich.

Auch die Sanierung eines vereiterten Zahns muss mit Antibiotika begleitet werden, um eine bakterielle Besiedlung der vorgeschädigten Herzklappen zu verhindern. Dies wird auch vom behandelnden Arzt in einem speziellen Pass festgehalten.

Wenn der Rhythmus nicht stimmt

Der Herzrhythmus wird von einem speziellen Erregungsleitungssystem bestimmt. Im Normalfall gehen die Impulse vom so genannten Sinusknoten aus. Diese Erregungsströme kann man am EKG aufzeichnen. Fällt nun dieser Sinusknoten aus, übernimmt ein anderer Taktgeber den Rhythmus, was sich an einem veränderten Kurvenverlauf im EKG ablesen lässt. Ursache dafür sind meist entzündliche Veränderungen oder Narben am Herzmuskel (z. B. nach einem Infarkt). Es gibt aber auch viele völlig harmlose Ursachen.

Wichtig besonders für Sportler mit Rhythmusstörungen: Achten Sie auf eine ausreichende Flüssigkeitszufuhr, um eine Eindickung des Blutes zu verhindern. Die Gefahr einer Thrombose wird dadurch reduziert.

Das Vorhofflimmern

Das Vorhofflimmern zählt zu den häufigsten Herzrhythmusstörungen. Dabei kommt es zu schnellen unkoordinierten Zuckungen der Herzvorhöfe, die dann im weiteren Verlauf zu einer unregelmäßigen Schlagfrequenz der Kammern führen. Der Puls ist holprig und unregelmäßig – der Patient empfindet dies als unangenehm. Auch Schwindel, starkes Herzklopfen und Atemnot unter körperlicher Belastung sind typische Symptome.

Dieser Zustand ist zwar nicht lebensbedrohlich. Allerdings wird die Entstehung von Blutgerinnseln durch den unregelmäßigen Blutstrom gefördert. Deshalb müssen viele der Betroffenen gerinnungshemmende Substanzen einnehmen. Ebenso ist eine antiarrhythmische Therapie vor allem bei Missempfindungen angezeigt.

Extrasystolen – Schläge zwischendurch

Der Herzrhythmus kann aber auch durch Extraschläge (Extrasystolen) gestört werden. Besonders Sportler verspüren in Ruhephasen oft einige Herzstolperer und sind dadurch natürlich verunsichert. Falls Sie Herzrhythmusstörungen bemerken, sollten Sie in jedem Fall einen Arzt aufsuchen. Vielfach handelt es sich aber gerade bei Sportlern um harmlose Rhythmusstörungen, die nicht therapiert werden müssen. Es gibt jedoch auch ernst zu nehmende Extrasystolen, die den Herzrhythmus völlig außer Kontrolle bringen können. Dies ist therapiebedürftig und sollte vom Arzt abgeklärt werden.

Häufig liegt Rhythmusstörungen, die unter körperlicher Belastung auftreten, auch eine koronare Herzerkrankung zugrunde. Ist der Rhythmus bzw. die Grunderkrankung durch entsprechende Medikamente gut eingestellt, darf Ausdauersport betrieben werden. Sie sollten aber zuvor Ihren Arzt zurate ziehen.

Vorhofflimmern kann in Einzelfällen auch durch eine übermäßige Mahlzeit oder übermäßigen Alkoholgenuss ausgelöst werden. Die Amerikaner sprechen dabei von holiday heart.

Was man beachten muss

Plötzliche Kälte – z. B. der Sprung ins kalte Wasser – kann Herzrhythmusstörungen auslösen. Auch der so genannte Tauchreflex (siehe Seite 155) kann den Rhythmus durcheinanderbringen. Das passiert dabei: Beim Abtauchen sinkt die Pulsfrequenz in Ruhe und unter Belastung ab. Für Patienten mit Herzrhythmusstörungen ist diese abrupte Pulsverlangsamung nicht ganz unproblematisch.

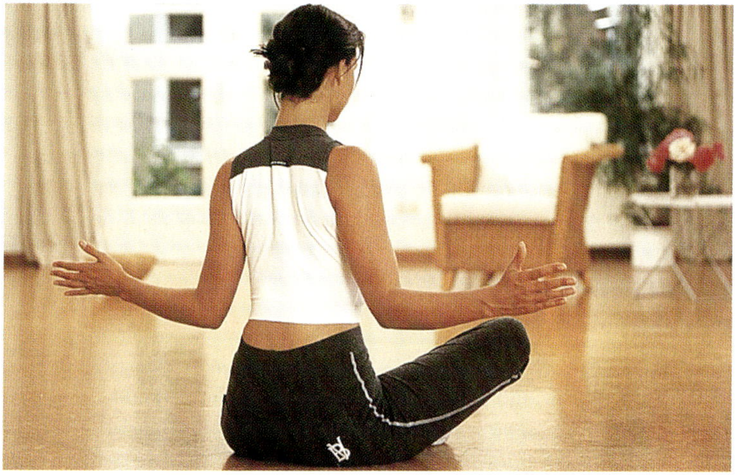

Wirbelsäulengymnastik ist ideal zur Kräftigung der Rückenmuskulatur. Auch die Bauch- und Beckenbodenmuskeln werden dabei trainiert.

Rückenschmerzen

Etwa jeder dritte Deutsche leidet an Rückenschmerzen. Die Beschwerden treten allmählich mit zunehmendem Alter auf – falls man nicht schon vorher etwas dagegen unternimmt. Doch auch schon bei Jugendlichen sieht man als Mediziner täglich Haltungsschäden in der Praxis, die unbehandelt mit ziemlicher Sicherheit irgendwann zu Problemen führen werden.
Selbstverständlich sollten Sie bei Beschwerden zunächst Ihren Arzt aufsuchen. Das Untersuchungsergebnis entscheidet dann über die weitere Therapie. Häufig werden jedoch im Röntgenbild oder anderen bildgebenden Verfahren keine signifikanten Veränderungen festgestellt. Die Schmerzen sind aber trotzdem da. Was kann man nun in Eigeninitiative dagegen unternehmen?

Für Rückenschmerzen gibt es zahlreiche Ursachen. Probleme können schon durch ein falsches Bett (alte Matratze) oder durch schlechte Sitzhaltungen ausgelöst werden und sind relativ einfach abzustellen. Für die ärztliche Diagnose ist eine möglichst genaue Beobachtung hilfreich, wann die Schmerzen auftreten.

Sport als Therapie

Neben den vielfach angebotenen Rückenschulprogrammen – bei denen man auch lernt, wie man sich im Alltag und bei der Arbeit bewegen sollte – sind zusätzliche Übungen nur zu empfehlen. Aber wie, wenn man Schmerzen hat? Schmerzauslöser bei unspezifischen Beschwerden im unteren Rückenbereich sind vor allem verspannte Muskeln. Durch die ständige Anspannung wird die betroffene Muskulatur schlechter durchblutet, dadurch nehmen die Schmerzen noch weiter zu. Schmerz – Muskelanspannung – Minderdurchblutung – Schmerz: Der Teufelskreis ist geschlossen. Der Betroffene bewegt sich immer weniger, die allgemeine Leistungsfähigkeit nimmt ab, das Körpergewicht womöglich zu. Und dies ist wiederum für den bereits geschwächten Rücken besonders schlecht.

Auf keinen Fall sollten Sie bei allgemeinen Rückenbeschwerden auf körperliche Bewegung verzichten. Am besten beugen Sie Rückenschmerzen natürlich mit der richtigen Sportart vor.

Geeignete Sportarten

Stärken Sie stattdessen gezielt Ihre Rückenmuskulatur, z. B. durch Aquasport. Dabei haben Sie keine Probleme mit der Atmung und benötigen nicht die eventuell problematische waagrechte Lage im Wasser wie beim Schwimmen. Der Körper kann sich im Wasser ganz entspannen. Spezielle Übungen werden schonend Ihre Rückenmuskulatur auf Dauer kräftigen.

Gehen Sie viel spazieren, vorzugsweise auf Waldböden mit Unebenheiten. Gerätetraining im Studio? Ja, aber nur unter fachlicher Anleitung und am besten erst, nachdem Sie eine Weile Krankengymnastik gemacht haben. Der Physiotherapeut erkennt Schwachstellen und kann Ihnen zudem bestimmte Übungen und Trainingsgeräte ganz individuell empfehlen. Achtung bei Skoliosen (seitlich verkrümmter Wirbelsäule) und anderen fixierten Haltungsschäden! Wer die Übungen nicht sauber durchführt, kann sogar eine Verschlimmerung durch muskuläre Ungleichgewichte hervorrufen.

Was man beachten muss

Verzichten Sie auf keinen Fall auf Ihr gewohntes Joggen oder Schwimmen! Allerdings sollten Sie mit Rückenproblemen nicht als Neuling in diese Sportarten einsteigen. Ungeübte Schwimmer haben oft Probleme mit der richtigen Körperlage im Wasser. Der Auftrieb erfolgt in Höhe des Brustbeins, die Schwerkraft in Höhe der unteren Rückenregion. Um ein Absinken der Beine zu verhindern, wird die Rückenmuskulatur ständig angespannt, während der Kopf bei der Atmung unnötig hoch aus dem Wasser schaut. Dabei kommt es zu einer zusätzlichen Verkrampfung der Nacken- und Rückenmuskulatur, was bei Rückenbeschwerden eher kontraproduktiv ist. Ähnliches gilt fürs Joggen, wo noch die Stoßbelastungen beim Auftreten hinzukommen.

Der Bodymass-Index

Der Bodymass-Index (BMI) wird berechnet, indem man das Körpergewicht in Kilogramm durch das Quadrat der Körpergröße in Metern teilt.

- BMI unter 19: Untergewicht
- BMI 19 bis 24,9: Idealbereich
- BMI 25 bis 29,9: leichtes Übergewicht
- BMI über 30: starkes Übergewicht

Wer abnehmen möchte, sollte auf Alkohol und Krafttraining verzichten, da beides den Fettstoffwechsel lähmt.

Übergewicht

Etwa 40 Prozent der Deutschen sind übergewichtig. Früher wurde dies meist nach dem so genannten Broca-Index – Körpergröße in Zentimetern minus 100 – beurteilt. Dieses Verfahren ist jedoch nur eine grobe Orientierungshilfe und für extrem kleine oder extrem große Menschen völlig ungeeignet. Heute gebräuchlich ist der Bodymass-Index (BMI).
Ein Beispiel: Sie wiegen 75 Kilogramm und sind 1,85 Meter groß. Danach ergibt sich 75 geteilt durch 3,4225 (entspricht 1,85 x 1,85). Das ergibt einen BMI von 21,91. Der ideale BMI sollte zwischen 19 und 25 liegen – also alles bestens.

Bei Frauen liegt der Körperfettanteil von Natur aus um etwa sechs Prozent höher als bei Männern. Bei gut trainierten Sportlern liegt der Optimalwert bei sechs bis zehn Prozent Körperfettanteil des Gesamtgewichts, bei Sportlerinnen bei zehn bis fünfzehn Prozent.

Methoden der Fettmessung

Mittels der so genannten Fettfaltenmessung lässt sich auch der prozentuale Anteil des Körperfetts ermitteln. Dabei wird an drei definierten Stellen des Körpers die jeweilige Fettfaltendicke mit Hilfe einer Fettfaltenzange gemessen. Diese Messungen sowie das Körpergewicht werden in eine Gleichung eingegeben, deren Ergebnis dann den Fettanteil angibt.
Die Messungen sollten möglichst immer von der gleichen Person durchgeführt werden, weil unterschiedliche Techniken auch zu unterschiedlichen Messergebnissen führen können. Die Fettfaltenmessung spielt eine bedeutende Rolle besonders bei Sportlern, die Gewicht reduzieren müssen, ohne Muskelmasse zu verlieren. Sie ist daher ein wichtiger Bestandteil bei der regelmäßigen Untersuchung und Betreu-

ung von Leistungssportlern. Mittlerweile werden solche Messungen aber auch im Rahmen der Gewichtsreduktion bei Gesundheitssportlern angewandt. Das macht durchaus Sinn, da sich manch einer darüber wundert, dass er durch Training nicht nur kein Gewicht verliert, sondern nach einer Weile sogar mehr auf die Waage bringt. Eigentlich logisch: Man verliert Fett, gewinnt jedoch Muskelmasse – und ein Stück Muskulatur wiegt im Vergleich zu einem Stück Fett bei gleicher Größe sogar wesentlich mehr.

Fettanteilmessungen

Wundern Sie sich nicht, wenn Sie schon seit längerer Zeit körperlich aktiv sind, Ihr Trainingsprogramm gut einhalten und sorgsam auf Ihre Ernährung achten, das angezeigte Gewicht auf der Waage aber trotzdem nicht weniger wird: Das hat schlicht damit zu tun, dass Ihr Körper ganz langsam Fett in Muskelmasse umbaut.

Das Gewicht sagt also noch lange nichts darüber aus, ob eine schlanke Person auch tatsächlich wenig Fett besitzt. Leistungssportler, die das Training beenden, bemerken nach ein paar Tagen oft zunächst eine Gewichtsabnahme. Je länger aber die körperliche Bewegung wegfällt, desto mehr verschiebt sich das Verhältnis Muskel- und Fettgewebe. Allmählich nimmt das Körpergewicht wieder zu. Im Spiegel bemerkt der Betroffene noch vor der Gewichtszunahme einige Veränderungen an seiner Figur. Die Fettschicht unter der Haut wird allmählich dicker. Dies kann man gut bei der Fettfaltenmessung erkennen.

Der Fettanteil lässt sich auch mittels so genannter Impedanzwaagen ermitteln. Das Ergebnis hängt aber sehr vom aktuellen Flüssigkeitshaushalt ab und unterliegt deshalb extremen Schwankungen. Die Messungen sind daher nur mit Vorbehalt zu werten und sollten zumindest unter ähnlichen Voraussetzungen stattfinden, z. B. zu gleicher Tageszeit, nach vergleichbarer körperlicher Belastung, nach vergleichbar hoher Flüssigkeitszufuhr usw. Da auch äußere Faktoren das Ergebnis beeinflussen, ist eine Standardisierung praktisch unmöglich.

Risiken des Übergewichts

Mit zunehmendem Übergewicht steigt die Erkrankungsrate für Bluthochdruck, Fettstoffwechselstörungen, Gicht, Diabetes mellitus, koronare Herzerkrankungen und degenerative Gelenkerkrankungen um ein Vielfaches. So sind übergewichtige Menschen im Vergleich zu Normalgewichtigen sechsmal so oft von Bluthochdruck betroffen. Leichtes Übergewicht ohne Vorliegen der erwähnten Erkrankungen muss zwar noch nicht therapiert werden. Dennoch sollte man diesen Zustand ernst nehmen und versuchen, etwas daran zu ändern.

Warum wir zunehmen

Die Kalorienaufnahme hat sich in den letzten 20 bis 30 Jahren praktisch nicht verändert. Dennoch ist die Anzahl der Übergewichtigen stetig angestiegen. Das liegt zum einen an der Art unserer Ernährung, zum anderen an der Tatsache, dass viele von uns sich weniger bewegen als Gleichaltrige noch vor 30, 50 oder 70 Jahren. Die meisten von uns sind heute beruflich an den Schreibtisch gebunden, und bei der Haus- und Gartenarbeit nehmen uns Maschinen das Schwerste ab.

Zu Beginn des 20. Jahrhunderts bestand die Nahrung zu 60 bis 70 Prozent aus Kohlenhydraten. Der Rest waren Eiweiß und Fette. Heute liegt sowohl der Kohlenhydrat- als auch der Fettanteil bei etwa 40 Prozent. Interessant ist in diesem Zusammenhang auch die Studie eines niederländischen Verhaltensforschers. Er befasste sich mit dem Sättigungsgrad von Kohlenhydraten im Gegensatz zu Fetten. Der Wissenschaftler konnte beweisen, dass 400 Kilokalorien (kcal) Kohlenhydrate eine Sättigung für dreieinhalb Stunden bewirken. Für die gleiche Sättigungszeit, so das Ergebnis der Studie, wird hingegen die doppelte Menge an Fett benötigt.

Der zahlenmäßige Anstieg übergewichtiger Menschen mit zunehmendem Alter erklärt sich durch einen verringerten Grundumsatz bei geringerer körperlicher Aktivität.

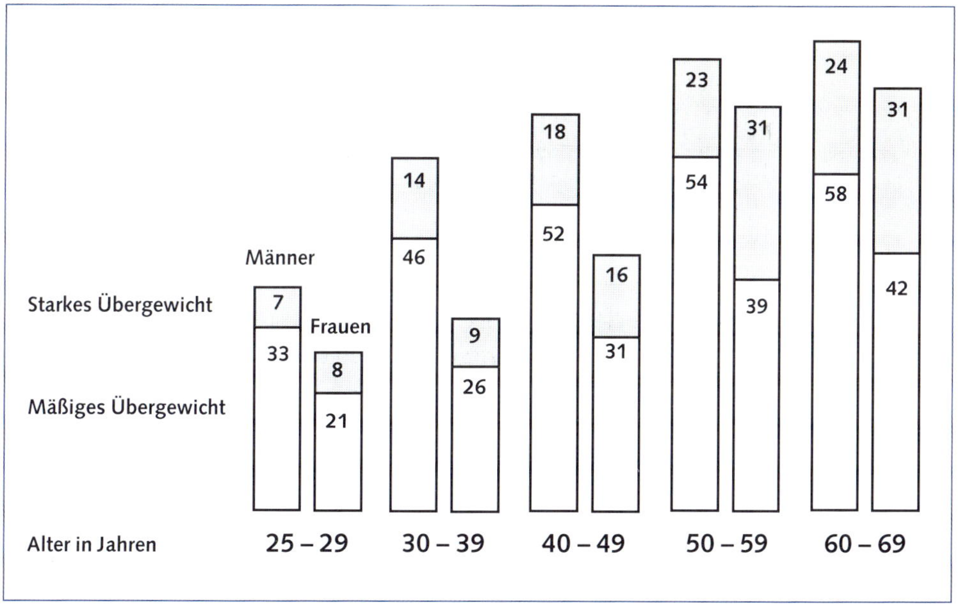

Diäten helfen nur selten

Es gibt eine Fülle von Diäten. Vielleicht gehören ja auch Sie bereits zu den Personen, die das Wort »Diät« nicht mehr hören können. Warum hatten Sie keinen Erfolg? Oder waren Sie erfolgreich, aber war der Erfolg nur von kurzer Dauer? Dann kennen Sie auch den Ausdruck »Jo-Jo-Effekt«. Erst nehmen Sie qualvoll ab, um anschließend sofort wieder zuzunehmen. Grund für den Jo-Jo-Effekt: Ihr Stoffwechsel reagiert auf die verminderte Kalorienzufuhr während der Diät mit einem Einspareffekt, indem er weniger als früher verbrennt.

Wenn Sie nun wieder auf eine Normalkost umschalten, arbeitet der Stoffwechsel weiterhin auf Sparflamme. Folge: Das bisschen Mehr an Kalorien, das Sie nun zu sich nehmen, werden Sie bald auf der Waage wiederfinden.

Sie profitieren gleich mehrfach von Ausdauertraining, denn nicht nur das Körpergewicht wird bei niedriger Intensität positiv beeinflusst, sondern auch sämtliche Risikofaktoren wie Bluthochdruck, Blutfette und der Blutzucker.

Sport als Therapie

Kennen Sie Menschen, die nach Lust und Laune in sich hineinschaufeln können, ohne dick zu werden? Sicherlich spielt die erbliche Veranlagung eine wichtige Rolle. Das bedeutet aber noch lange nicht, dass Sie sich damit abfinden müssen oder dies als Ausrede benutzen können. Schauen Sie sich Langstreckenläufer an: Haben Sie schon mal einen mit Übergewicht gesehen? Und wenn Sie sich einmal klar machen, welche Unmengen an Kohlenhydraten die täglich vertilgen, dann werden Sie anfangen nachzudenken. Falls Sie nun einwenden sollten, die hätten wohl auch ohne Langlauf keine Probleme mit ihrem Gewicht, brauchen Sie sich nur ein prominentes Gegenbeispiel vor Augen zu führen: Joschka Fischer.

Nicht zu heftig lospowern

Auch Sie können das erreichen: Essen ohne Kalorientabellen, essen, was Ihnen schmeckt und worauf Sie gerade Lust haben. Keine Angst, Sie müssen dafür keinen Marathon absolvieren. Aber regelmäßige sportliche Betätigung mindestens dreimal pro Woche muss schon sein. Und dabei spielt die (geringe) Intensität die größte Rolle für den Trainingseffekt. Wenn Sie nämlich zu intensiv trainieren, beeinflussen Sie die Fettverbrennung kein bisschen – Sie verheizen vornehmlich Kohlenhydrate. Sie verbrennen also nur das Stück Kuchen, das Sie zuvor gegessen haben, an die Fettpölsterchen aber kommen Sie nicht heran.

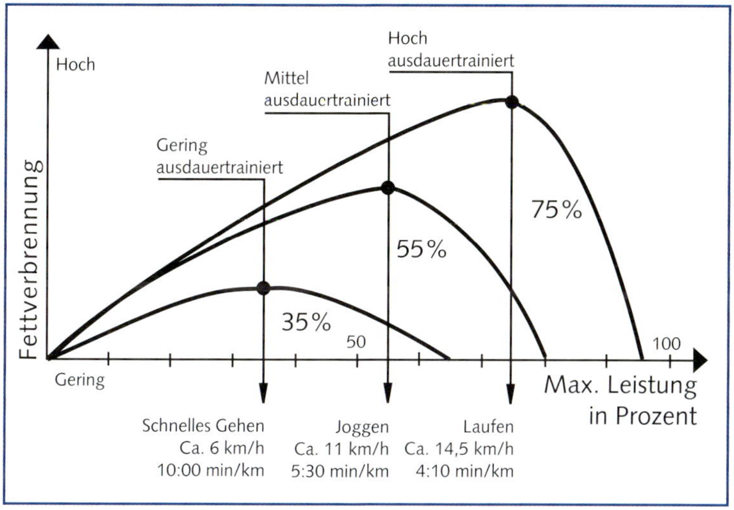

Die nebenstehende Grafik verdeutlicht, dass die Fettverbrennung stark vom Ausdauertrainingszustand des Trainierenden abhängt. (Quelle: Jens Wehde, FIT FOR FUN.)

Geeignete Sportarten

Zunächst sollten Sie sich komplett durchchecken lassen. Alle Risikofaktoren sind auszuschalten. Auch die Schilddrüsenfunktion sollte vorsichtshalber überprüft werden, wenngleich sie bei der Entstehung von Übergewicht nur sehr selten eine Rolle spielt.

Dann kommt die große Frage: Was tun, um Gewicht zu verlieren? Einzig mögliche Antwort: Ausdauersport – Walken, Radfahren, Schwimmen, Skilanglauf, und für weniger Übergewichtige und bereits trainierte Personen auch Joggen.

Die Erfahrungen in der sportmedizinischen Praxis zeigen, dass viele übergewichtige Personen ein Defizit in Sachen Grundlagenausdauer haben. Der Puls steigt dann besonders beim Joggen sehr schnell an, und der für die Gewichtsabnahme so wichtige Trainingsbereich des Fettstoffwechsels wird verlassen. Das Training ist somit wesentlich weniger effektiv.

Wollen Sie den Fettstoffwechsel ankurbeln, sollten Sie Ihre Trainingseinheiten grundsätzlich in ausgeruhtem Zustand und niemals nach einem Krafttraining absolvieren, um den größtmöglichen Trainingseffekt zu erzielen.

Hauptfehler – zu hohe Intensität

Für die Fettverbrennung benötigt die Muskulatur viel Sauerstoff. Je niedriger die Trainingsintensität ist, desto mehr Sauerstoff steht zur Verfügung. Je höher die Intensität wird, desto schneller werden Puls und Atmung, und der Kohlenhydratstoffwechsel gewinnt gegenüber dem Fettstoffwechsel die Oberhand. Geht der Körper eine Sauerstoffschuld ein, dann übersäuert die Muskulatur zunehmend, messbar an der Zunahme der Laktatkonzentration im Blut. Der Fettstoffwechsel – und damit der Abbau der Pölsterchen – findet nicht mehr statt.

Wie man trainieren sollte

Je öfter und regelmäßiger Sie im Fettstoffwechselbereich trainieren, desto besser wird das Sauerstoffangebot in der Muskulatur, und die Kraftwerke in den Muskelfasern – die Mitochondrien, in denen die Fettverbrennung stattfindet – nehmen zahlenmäßig zu. Für die Fettverbrennung benötigen Sie aber zudem bestimmte Enzyme – und auch deren Konzentration können Sie durch Grundlagenausdauertraining massiv erhöhen. Im untrainierten Zustand können Sie den Fettstoffwechsel nur bei sehr niedriger Intensität einsetzen. Im trainierten Zustand können Sie dagegen pro Zeiteinheit wesentlich mehr Energie aus Fett gewinnen, denn Sie verfügen dann ja über wesentlich mehr Kraftwerke und die notwendigen Enzyme. Der erfolgreiche Marathonläufer kann deshalb sehr schnell laufen und trotzdem vorwiegend den Fettstoffwechsel beanspruchen. Der Untrainierte dagegen hält neben ihm einen Kilometer mit und ist danach komplett übersäuert.

Achtung: Der exakte Pulswert entscheidet über den Erfolg bzw. Misserfolg. Eine Leistungsdiagnostik ist daher dringend anzuraten.

Den Puls kontrollieren

Profitieren Sie von den Erkenntnissen, und fangen Sie am besten gleich mit dem Training an. Allerdings benötigen Sie dazu eine Pulsuhr und die für Sie optimalen Pulsvorgaben. Die Leistungsdiagnostik ist dazu bestens geeignet. Mit Hilfe eines Laktatstufentests bestimmt der Sportmediziner Ihren Pulswert im Fettstoffwechselbereich und liefert Ihnen so Ihren optimalen Trainingspuls. Zwar gibt es auch allgemeine Pulsformeln, mit denen Sie Ihren Puls ermitteln können, doch die Verlässlichkeit ist gering. Und wahrscheinlich wollen Sie nichts mehr dem Zufall überlassen, falls auch Sie zu den Diätfrustrierten gehören.

Mit Spaß dabeisein

Das Wichtigste für den Langzeiterfolg ist natürlich die Freude an der Bewegung. Suchen Sie sich die Sportart aus, die Ihnen Spaß macht. Und übertreiben Sie nicht. Verschleudern Sie nicht Ihre Motivation und

Energie innerhalb der ersten drei bis vier Wochen, indem Sie jeden Tag trainieren. Nehmen Sie den Sport besser ganz allmählich in Ihren Tagesplan auf. Freuen Sie sich auf das Training, denn Sie wissen, was Sie damit erreichen können.

Besonders günstig ist der Trainingseffekt, wenn Sie immer zur gleichen Tageszeit trainieren. Ihr Biorhythmus stellt sich darauf ein, und irgendwann gehört das regelmäßige Training zum Tagesprogramm wie das Zähneputzen.

Ein Trainingspartner kann eventuell motivieren. Doch anfangs sind Sie überwiegend mit Ihrem Puls beschäftigt. Der Partner sollte sich also Ihrer Trainingsintensität anpassen. Sie allein bestimmen das Tempo!

Gummibärchen, Schokolade & Co. können Sie ruhig in Maßen genießen – vorausgesetzt, Sie bewegen sich täglich. Ideal sind Schwimmen, Joggen und Seilspringen.

Das Essverhalten ändert sich

Ebenfalls wichtig: das Essverhalten. Sie lernen durch Ausdauertraining wie von selbst und ohne fremde Hilfe – vor allem ohne Vorschriften und Diätpläne –, richtig zu essen. Ihr Körper meldet Ihnen wieder, was er benötigt.

Wir nennen das die somatische (körperliche) Intelligenz. Kleinkinder verfügen noch darüber: Sie essen nur das, was sie wollen, bevor sie zu Mahlzeiten gezwungen werden, die sie nicht mögen, oder aber das Süßigkeitenangebot zu groß wird. Kennen Sie Kleinkinder, die fettes Fleisch mögen?

Auch Sie werden schon bald den fetten Schweinebraten links liegen lassen und eine Portion Spaghetti, Huhn und Fisch bevorzugen. Doch Sie werden auch ganz eigenartige Nahrungsbedürfnisse verspüren, z. B. in Form von sechs Brötchen auf einmal, einem Berg Schokolade oder wiederum nur Gemüse oder reinem Eiweiß in Form von Shrimps ohne Beilagen. Lassen Sie Ihren Gelüsten freien Lauf! Der Körper verlangt danach, weil er es braucht, sei es zur Auffüllung der Kohlenhydratspeicher, zur Stärkung des Immunsystems oder zum Aufbau von Zellen verschiedener Art.

Das Trinken nicht vergessen

Achten Sie auf ausreichend Flüssigkeitszufuhr. Es ist möglich, dass Sie innerhalb einer Stunde einen bis zwei Liter Flüssigkeit verlieren. Dies lässt sich beispielsweise durch Apfelsaftschorle wieder ausgleichen. Die enthält alle Elektrolyte, die Sie über den Schweiß verloren haben.

Doch machen Sie nicht den Fehler, sich unmittelbar nach dem Training auf die Waage zu stellen und stolz auf die verlorenen Pfunde zu sein. Dies ist zunächst einmal ausschließlich der Flüssigkeitsverlust – und der muss ausgeglichen werden.

Nicht an Kohlenhydraten sparen

Achten Sie auf eine kohlenhydratreiche Ernährung. Vor allem der Untrainierte wird zumindest am Anfang noch vorwiegend im Kohlenhydratstoffwechsel trainieren, bevor sich die Muskulatur auf die Energiegewinnung über die Fettverbrennung einstellt.

Es ist durchaus möglich, dass Ihnen Alkohol bei regelmäßigem Sporttraining nur noch in Maßen schmecken wird. Sie fühlen sich beim Training schlapp, weil Ihre Leber noch mit den Restbeständen des Alkohols beschäftigt ist und deshalb die Fettverbrennung nicht wie sonst funktioniert.

Es ist also falsch zu glauben, dass sich der Körper bei leeren Kohlenhydratspeichern umso schneller automatisch auf die Energiegewinnung über die Fettverbrennung umstellt. Denken Sie daran: Bei leeren Kohlenhydratspeichern können Sie keine Leistung bringen. Der Puls bleibt hoch, Sie fühlen sich unwohl, Kopfschmerzen und Schwindel sind keine Seltenheit. Und so viel ist garantiert: Der Heißhunger wird folgen. Also keine Extremdiäten bei gleichzeitigem Trainingsaufbau. Das wäre der programmierte Misserfolg!

Riskant – Alkohol und Sport

Ein Biker, der in regelmäßigen Abständen eine Leistungsdiagnostik durchführen lässt, hat wieder einen Termin in der Praxis. Bisher hatte er sich sehr verbessert. Er war seit dem letzten Test vor vier Monaten nicht krank gewesen und hatte stets nach den Vorgaben trainiert. Er fühle sich gut – sagt er. Der Laktatstufentest aber fällt unerwarteterweise alles andere als gut aus. Die Laktatkurve verläuft wesentlich steiler als sonst, die Leistung im Schwellenbereich liegt deutlich niedriger als vor vier Monaten.

Die Ursache: Ein ausgiebiger Alkoholexzess am Vorabend. Der Sportler gestand dies aber erst, nachdem sich die Autorin keinen Reim auf diese merkwürdige Leistungsverschlechterung machen konnte. Der Test wurde zwei Wochen später wiederholt – und dabei zeigte sich der Fleiß der vergangenen Monate: Das Ergebnis war besser als je zuvor.

Dies sei auch eine kleine Warnung vor allem für unerfahrene Sportler, die an einem Aktivurlaub mit anspruchsvollen Radtouren teilnehmen. Die Leistungsfähigkeit wird nach Alkoholgenuss stark beeinträchtigt und kann den Organismus überfordern.

Bewertung einzelner Sportarten

	Ausdauer (Langzeit)	Beweglichkeit	Koordination	Koronare Herzerkrankung	Bluthochdruck	Rücken	Adipositas (Fettleibigkeit)	Diabetes mellitus	Fettstoffwechsel	Asthma bronchiale
Surfen	+	++	++	–	–	–	+	o	–	o
Fußball	–	++	++	–	–	–	–	o	––	o
Kanu	++	+	++	o	o	–	+	+	+	+
Walking	++	+	+	++	++	+	++	++	++	++
Tauchen	––	–	–	––	o	+	+	o	–	o
Wandern	++	+	–	++	++	++	+	++	++	++
Federball	+	+	++	+	+	–	+	+	+	+
Squash	–	++	++	–	––	–	––	–	–	o
Tennis	–	++	++	o	o	–	––	o	–	o
Golf	+	++	++	++	++	–	++	++	+	++
Schwimmen	++	++	++	++	++	+	++	++	++	++
Aerobic	–	++	++	–	–	+	––	–	–	+
Rad (Mountainbike)	+	+	++	–	–	–	+	o	+	o
Rad (Straße)	++	+	+	++	++	o	++	++	++	++
Joggen	++	+	+	++	++	+	o	++	++	++

++ = sehr gut
+ = gut
– = weniger gut bis nicht geeignet
–– = nicht geeignet
o = je nach Einzelfall

Die Bewertung der einzelnen Sportarten findet unter Berücksichtigung ihres Trainings- und Gesundheitseffekts sowie des Risikos statt, das sie – bei Ausübung als Breitensport – mit sich bringen.

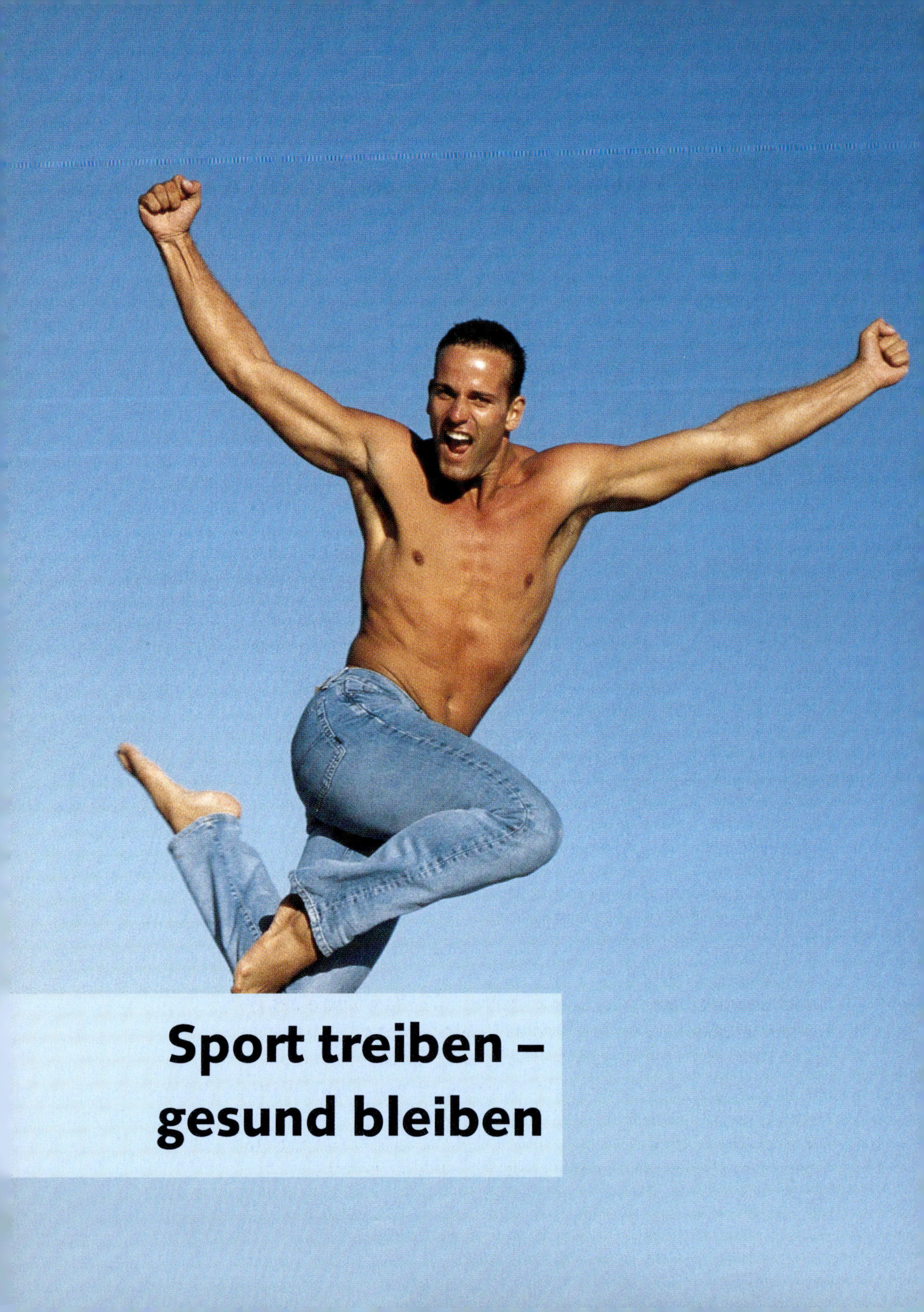

Sport treiben – gesund bleiben

Das Übertrainings-syndrom

Zunächst drei Fälle aus der Praxis: Ein Hobbymarathonläufer klagt über stagnierende Leistungen trotz regelmäßigen Trainings. Zunehmend leidet er unter Beschwerden am Bewegungsapparat, die das Einhalten seines aus einer Zeitschrift entnommenen Trainingsplans erheblich stören. Im vergangenen Winter litt er obendrein immer wieder an Infekten der oberen Luftwege – früher war er nie krank gewesen.
Die Kundin eines Fitnessstudios ist fast nur noch müde. Zum Training muss sie sich in letzter Zeit zwingen, und auch ihre Freundin muss sie dazu überreden. Ein Arzt verschrieb ihr wegen der depressiven Stimmungslage schon ein pflanzliches Antidepressivum, was aber nicht half.
Eine Mountainbikerin fährt ein Worldcuprennen nach dem anderen. Der Sponsorvertrag schreibt es so vor. Zunehmende Abgeschlagenheit und ermüdete Muskulatur machen der Sportlerin zu schaffen.
Alle Sportler haben etwas gemeinsam: Sie befinden sich in einem Übertrainingszustand. Nicht nur Bewegungsapparat und Herz-Kreislauf-System, sondern auch Psyche und Abwehrkräfte werden durch Überlastung negativ beeinflusst.

Übertraining verläuft schleichend. Der Sportler selbst kann die Symptome als Erster bemerken. Allerdings nur, wenn er sie richtig zuzuordnen weiß.

Nicht des Guten zu viel tun

Übertraining sollte im Breitensport gar nicht auftreten – schließlich geht es um Spaß, Fitness und Gesundheit, nicht um Medaillen. Der Hochleistungssportler dagegen wird sportmedizinisch überwacht und vom Trainer beobachtet.
Beide, Sportmediziner wie Trainer, kennen die Warnsignale des gefürchteten Übertrainingssyndroms und wissen: Wenn es zu spät erkannt wird, ist die Saison für den Sportler gelaufen. Die Mountainbikerin erkennt zwar das Problem, doch sie hat einen Vertrag einzuhalten – in diesem Fall auf Kosten der Regeneration und der Gesundheit. Die beiden Freizeitsportler aber könnten ihren Trainingsplan jederzeit umstellen, doch sie erkennen das Problem gar nicht.

Daran erkennen Sie das Übertrainingssyndrom

- Die Muskulatur ermüdet schneller als üblich. Sie fühlen sich schwach.
- Ihre Muskulatur fühlt sich hart an, Muskelkrämpfe sind keine Seltenheit.
- Aufgrund immer wiederkehrender Muskelfaserrisse mussten Sie den Arzt aufsuchen, doch der Therapieerfolg war stets nur von kurzer Dauer.
- Sie fühlen sich auch im Alltag antriebslos und leiden an depressiven Stimmungslagen, obwohl Ihnen der Sport früher genau das Gegenteil brachte.
- Sehnenansatzreizungen zwingen zur Pause.
- Die gewohnte Vorfreude auf das bevorstehende Training wird vom Kampf mit dem inneren Schweinehund abgelöst.
- Die Leistung stagniert oder verschlechtert sich sogar.
- Sie leiden mehr denn je an mehr oder weniger banalen Erkältungskrankheiten.
- Der Ruhepuls (vor dem Aufstehen) ist verändert, der Puls unter Belastung ist höher als gewohnt.

Seien Sie vor zu viel Training auf der Hut: Das Übertrainingssyndrom kann Ihnen nicht nur den Spaß verderben – die Gesundheit leidet darunter, und die Fitness wird durch die vom Körper erzwungene Pause auch nicht besser.

Die Latte ist zu hoch gehängt

Die häufigste Ursache im Breitensport ist im fehlerhaften Trainingsprozess zu suchen. So lag der Marathonläufer aus unserem Fallbeispiel mit Trainingsumfang und Intensität in einem viel zu hohen Bereich, was sich im Laktatstufentest am steilen Verlauf der Kurve zeigte. Die von ihm selbst ermittelten Pulsvorgaben deckten sich ganz und gar nicht mit den Werten bei der von mir durchgeführten Leistungsdiagnostik. Obgleich sein Trainingsplan an und für sich gut ausgearbeitet war, konnte er unter diesen Umständen nur zur Frustration führen.

Die Ergebnisse der Leistungsdiagnostik der langjährigen Kundin des Fitnessstudios waren mit denen eines Untrainierten vergleichbar. Die Muskulatur der Patientin war jedoch sogar bereits in Ruhe übersäuert – sie hatte ihr Training offenbar nie systematisch aufgebaut. Stattdessen hatte sie sich im Studio vom Alltagsfrust befreien wollen. Powern führt dabei aber nicht zum Erfolg, sondern eher ins Gegenteil.

Sport wird zum Stress

Der Leistungssportler weiß, wie sehr zusätzlicher Stress privater oder beruflicher Natur seine Leistung beeinflusst. Ich selbst erinnere mich gut an solche Momente, z. B. während des Abiturs. Das Training erschien mir doppelt so hart, wenn der Kopf nicht frei war – aber mein Trainer stellte in solchen Fällen den Trainingsplan kurzfristig um.
Der Hobbysportler ist in der Regel berufstätig und hat meist noch familiäre Verpflichtungen. Natürlich ist der sportliche Ausgleich jedem zu empfehlen. Allerdings darf nicht der Sport noch zum zusätzlichen Stressfaktor werden. Sie wissen natürlich, dass der Organismus in Belastungssituationen Stresshormone ausschüttet. Die Konzentration dieser Hormone – Adrenalin und Noradrenalin – ist unter Stress individuell jedoch sehr verschieden. Mit anderen Worten: Bei gleicher Belastung fühlt sich nicht jeder Mensch gleich gestresst.

Wenn Sie sich die Zeit fürs Training nur noch abringen und doch nicht mit dem ganzen Körper dabei sind, weil die Gedanken an andere Aufgaben einen Teil Ihrer Energie fressen, müssen Sie oder Ihr Trainer das Sportprogramm an die veränderten Bedingungen anpassen.

Wenn Muskeln und Sehnen überlastet sind

Muskelkater

Das bekannte Phänomen tritt vorwiegend nach ungewohnten sportlichen Betätigungen auf, nicht während der Belastung. Es handelt sich also nicht etwa um eine ermüdete Muskulatur – dies wäre der Fall bei übersäuerter Muskulatur als Folge eines Trainings im anaeroben Bereich. Vielmehr tritt Muskelkater vor allem am Tag nach der Belastung auf und kann bis zu einer Woche anhalten. Es handelt sich dabei um kleinste Muskelfaserverletzungen, wobei vor allem die FT-Fasern (siehe Seite 18) teilweise regelrecht zerrissen sind. Muskelkater tritt gehäuft bei Kraftsportarten auf, und zwar bei so genannter exzentrischer Muskelarbeit – das Bremsen beim Bergabgehen z. B. ist eine exzentrische Muskelarbeit. Bei Trainingsanfängern spielt neben der ungewohnten Belastung meist auch fehlerhafte Technik eine Rolle.

Was man tun kann

Da sich die Schmerzen erst Stunden nach der Belastung einstellen, sollten Neueinsteiger niemals übertreiben. Falls Sie zu jenen Personen mit Bewegungsdefizit gehören, dann sollten Sie sich auf eine neue Sportart

vorbereiten, indem Sie vorab ein allgemeines Grundlagenausdauertraining über vier bis sechs Wochen absolvieren und Beweglichkeitsübungen mit einbeziehen. Es wird Ihnen manchen Frust ersparen und Ihre Konzentration, die Sie zum Erlernen einer neuen Sportart benötigen, durch die so verbesserte Ausdauer wesentlich erhöhen.
Allerdings ist Muskelkater nicht immer vermeidbar. Lockern Sie Ihre strapazierte Muskulatur z. B. beim Schwimmen oder Radfahren. Nach dem Training ein angenehm temperiertes Wannenbad mit Zugabe von einem halben Becher Speisesalz oder auch ein Saunabad wirken oft Wunder. Allzu intensive Massagen können den Muskelkater hingegen noch verstärken.

Finden Sie die Ursache für schmerzhafte Dauerkontraktionen Ihrer Muskeln heraus, denn nur dann können Sie sie wirksam und dauerhaft abstellen. Mögliche Ursachen reichen von einem einzelnen Mineral, das Ihnen fehlt (und das Sie jeweils gezielt ergänzen sollten) über Fehlbelastungen bis hin zu Technikfehlern.

Muskelkrämpfe

Sie treten oft im Bereich der Waden- und Fußmuskulatur auf. Es handelt sich hierbei um eine schmerzhafte Dauerkontraktion der Muskeln. Ist Ihre Muskulatur häufig davon betroffen, sollten Sie unbedingt einen Arzt aufsuchen, denn die möglichen Ursachen sind vielfältig: Nicht nur der berühmte Magnesiummangel kann schuld daran sein. Auch ein Mangel anderer Elektrolyte wie Kalium, Kalzium und Natrium kommt infrage. Bei Ausdauerathleten während lang andauernden Belastungen sind oft auch hohe Flüssigkeitsdefizite Auslöser der Krämpfe. Merke: Übersäuerte, also zu lange oder zu stark geforderte Muskulatur ist krampfgefährdeter.
Sollte all dies nicht zutreffen, ist es sinnvoll, auch die Ausrüstung zu überprüfen: Sind die Schuhe ungleichmäßig abgenützt, könnte durchaus eine Fehlbelastung Ursache der Beschwerden sein. Treten die Krämpfe nur bei bestimmten Bewegungsabläufen oder Übungen auf, handelt es sich vielleicht um einen Technikfehler.

Was man tun kann

Der Muskelkrampf muss so schnell wie möglich durch Dehnung des betroffenen Muskels gelöst werden. Das ist zwar schmerzhaft, sollte aber trotzdem über mindestens 20 Sekunden erfolgen, um eine Wirkung zu erzielen. Im Anschluss daran muss die Muskulatur gut gelockert und ausgeschüttelt werden. Die bekannteren Ursachen für Muskelkrämpfe, wie z. B. zu hohe Flüssigkeits- oder Elektrolytverluste, sind ganz einfach zu beheben – durch Trinken. Gerade diese Ursachen aber können Sie durch gezielte Vorbeugung in Zukunft ausschalten: einfach öfter – auch während des Trainings oder Wettkampfs – zur Flasche greifen. Allerdings empfehle ich dafür keine Elektrolytgemische, sondern vielmehr die alleinige Zufuhr des erniedrigten Elektrolyts, wie z. B. Magnesium in Pulverform (fragen Sie Ihren Apotheker, z. B. nach Mg citr. sicc. 200,0 D.S.). Dosierung: 1 Teelöffel pro Tag als Zugabe in Fruchtsaft.

Sollten Sie davon Durchfall bekommen, können Sie die Dosierung auf die Hälfte reduzieren. Fehlbelastungen – z. B. durch ungleich lange Beine – müssen eventuell durch Einlagen ausgeglichen werden. Dies sollte aber nur nach ärztlicher Absprache erfolgen.

Wasser und Mineralien sind nach einem Training relativ rasch ergänzt, doch die unterschiedlichen Körpersysteme wie Muskelfasern, Zellmembranen oder Gelenke brauchen ihre Zeit. Über die Dauer der Erholungsphase bestimmt letztlich die Belastungsart, die Intensität und der individuelle Trainingszustand.

Muskelverhärtungen

Sie entstehen vornehmlich durch isometrische Beanspruchung, also durch Haltearbeit. Sie treten aber auch bei Haltungsschwäche oder Verformungen der Wirbelsäule auf, etwa nach längerem Sitzen. Zur Vorbeugung sind entsprechende krankengymnastische Übungen zu empfehlen, die solchen so genannten Dysbalancen (Ungleichgewichten) des Bewegungsapparats entgegenwirken.

Regenerationsdauer verschiedener Systeme

	Stunden	Tage	Woche	Monat
Laktatabbau	●			
Wasserdefizit	●			
Elektrolytdefizit	●			
Muskuläre Fettdepots		●		
Glykogendepot		●		
Enzymsynthesen		●		
Kontraktile Proteine		●	●	
Mitochondrienaufbau			●	
Zellmembranen			●	
Hormonsystem			●	●
Immunsystem				●
Binde- und Stützgewebe				●

Was man tun kann

Zur Therapie eignen sich Massagen und physikalische Anwendungen. Natürlich ist es wichtig, die Ursache zu erkennen, um Muskelverhärtungen künftig zu vermeiden.

Entzündungen des Sehnengewebes

Wie bereits erwähnt, ist die Sehne im Gegensatz zum Muskelgewebe nur schlecht durchblutet. Deshalb kann sie sich nicht so schnell wie der Muskel neuen Trainingsreizen anpassen. Ebenso ist die Regenerationsphase wesentlich verlängert.

Achten Sie gut auf Ihre Sehnen bzw. auf erste Beschwerdesignale. Denn im Gegensatz zu den Muskeln wachsen die Sehnen nicht mit, sie werden »nur« stärker beansprucht. Hat sich eine Sehnenentzündung erst einmal eingenistet, sind auch die umliegenden Strukturen betroffen.

Die Sehne ist die Schwachstelle im Bewegungsapparat. Sie ist extrem hohen Zugkräften ausgesetzt. Im Alter sowie bei überdurchschnittlicher Beanspruchung nimmt die Zugfestigkeit immer weiter ab. Die Ausreißfestigkeit – also der Schutz vor dem Abriss am Knochen – liegt gegenüber der Zugfestigkeit übrigens deutlich höher.

Wenn Sie Ihre Muskulatur durch Krafttraining täglich trainieren, wird die Muskelmasse natürlich größer und kräftiger. Nicht so die Sehne. Je höher also der Muskelzuwachs ist, desto mehr wird die Sehne beansprucht. Hat sich aber erst einmal eine chronische Sehnenentzündung entwickelt, bedeutet dies vorübergehend das Aus für den Sportler. Nicht nur die Sehne, sondern auch die umliegenden Strukturen wie Sehnenscheiden und Schleimbeutel sind meist mit entzündet. Die Sehne kann dabei stark verdickt sein und schmerzt auf Druck.

Was man tun kann

Leistungssportler, aber auch viele ehrgeizige Freizeitsportler, sind leider Meister im Verdrängen. Obwohl die Achillessehne schmerzt, wird das Training fortgesetzt. Doch das bittere Ende kommt bestimmt! Sollten sich Beschwerden im Sehnenbereich einstellen, dann müssen Sie die Belastung unbedingt zunächst einstellen. Kühlen Sie den Bereich über 10 bis 15 Minuten – nicht länger. Grundsätzlich gilt: Nur so lange kühlen, wie Sie es als angenehm empfinden. Umwickeln Sie das Kältekissen stets mit einem Tuch, um Erfrierungen zu vermeiden. Nach dieser Ersthilfe aber sollten Sie einen Arzt aufsuchen. Er kann Ihnen mit Enzympräparaten, lokaler Anwendung von kühlenden Gelen (z. B. Heparin, DMSO) und physikalischer Therapie helfen, den Schaden zu beheben. Von Injektionen im Bereich der Sehnen rate ich eher ab, da die Gefahr einer Gewebeschädigung bei unsachgemäßer Anwendung zu groß ist. Dies sollte deshalb nur in ganz bestimmten Fällen und nur von einem Spezialisten durchgeführt werden.

Sehnenriss

Eine Sehne, die ohne Unfallursache reißt, war bereits vorgeschädigt. Eine solche Vorschädigung beruht meist auf einer Überlastung mit der Folge einer chronischen Entzündung. Darüber hinaus können früher verabreichte Kortisoninjektionen zu Schädigungen des Sehnengewebes geführt und die Elastizität herabgesetzt haben.

Die künstliche Schmerzausschaltung mit Medikamenten verleitet gerade ehrgeizige Sportler, das Training zu früh wieder aufzunehmen. Dies aber verzögert den Heilungsprozess und kann sogar zu Sehnenrissen führen.

Was man tun kann

Der behandelnde Arzt entscheidet über die Therapie. Stark beanspruchte Sehnen, wie z. B. die Achillessehne, müssen bei einem Riss operativ und anschließend physiotherapeutisch nachbehandelt werden.

Insertionstendopathien

Dieses Wortungetüm meint eine meist chronisch verlaufende degenerative Veränderung im Bereich der Sehnenansätze. Die Gewebestruktur ist in diesem Bereich zerstört, und es finden sich häufig Verkalkungen als Folge einer chronischen Entzündung. Es kommt zu Schmerzen im Bereich der Sehnenansätze, die betroffene Muskulatur wird mehr und mehr kraftlos. Auch hier liegt die Ursache in einer Überbeanspruchung, meist aufgrund gleichförmiger Bewegungen.

Typische Sehnenansatzreizungen

- Schultergelenk: z. B. beim Schwimmen, Werfen, Handball, Volleyball
- Ellbogen: z. B. beim Tennis (Tennisellbogen), Squash, Fechten, Klettern, Golf
- Handgelenk: z. B. beim Golf, Kanu, Tennis
- Beckenkamm: z. B. beim Radfahren, Turnen
- Hüftgelenk und Oberschenkel: z. B. Adduktorenansatzbeschwerden beim Fußball, Laufsport, Skifahren
- Kniegelenk: z. B. Patellaspitzensyndrom beim Hallensport (vor allem Ballsport) aufgrund der Bodenbeschaffenheit
- Schienbein: z. B. Schienbeinkantensyndrom bei allen Laufsportarten, beim Seilspringen, Aerobic, Ballsport

Training mit Fieber?

Bei Fieber setzt gleichzeitig der Abbau von Eiweißen aus der Skelett- und Herzmuskulatur ein. Zudem gerät der Kreislauf aus dem normalen Trott. Dass sich dadurch Muskelkraft und Ausdauer vermindern, sollte klar sein. Eigentlich ebenfalls logisch: In dieser Akutphase darf nicht trainiert werden. Bevor Sie dann das Training wieder aufnehmen, sollte eine Herzmuskelentzündung durch Ihren behandelnden Arzt ausgeschlossen werden. Sie selbst nämlich werden von der Beteiligung des Herzes aller Wahrscheinlichkeit nach nichts merken. Dabei ist es so, dass unspezifische Symptome wie Fieber, Herzrhythmusstörungen, Brustschmerzen und Atemprobleme ein Hinweis auf eine Entzündung des Herzes sein können, wofür eine Vielzahl von Erregern infrage kommt: Streptokokken, Zytomegalie-, Coksackie- und Grippeviren.

Vorsicht: Der plötzliche Tod junger Sportler wird nur in fünf bis zehn Prozent der Fälle durch eine akute Entzündung des Herzes ausgelöst. Häufiger noch ist eine nicht mehr akute oder chronische Herzmuskelentzündung oder eine andere Erkrankung des Herzmuskels die Ursache.

Wie man Übertraining vermeiden kann

Ausdauersport wirkt wie ein natürlicher Beta-Blocker – also stresssenkend. Zu hohe Belastungsintensitäten aber bewirken das genaue Gegenteil. Haben Sie den Mut, den Trainingsumfang zu reduzieren, auch wenn im Wochenplan etwas anderes steht.
Zu großer Ehrgeiz oder in diesem Fall unangebrachte Konsequenz stehen dem oft im Weg. Und dann auch vielleicht noch der topfitte Trainingspartner. Nach dem Motto: »Was der kann, kann ich schon lange«, powert man sich über das Limit hinaus vollkommen aus.

Die Dosis macht das Gift

Der Erfolg besteht dann darin, dass man sich jede Chance nimmt, es in Zukunft vielleicht tatsächlich besser zu können. Wie lange man schon Sport treibt, die unterschiedlichen körperlichen Voraussetzungen und wie sehr man gerade in Beruf und Familie belastet ist, werden dabei häufig außer Acht gelassen. Doch sind dies entscheidende Faktoren, die man stets berücksichtigen sollte. Der berufstätige, leistungsorientierte Freizeitsportler aber meint oft, er würde sich bereits beim Training regenerieren. Belastungsintensitäten im anaeroben Bereich aber haben nichts mit Regeneration zu tun. Die körperliche Belastung entspricht dem typischen Modell der Stressreaktion. Es kommt zu einer mehr oder weniger langen Erschöpfung mit anschließender Regenerationsphase. Bei richtiger Dosierung reagiert der Organismus auf den Trainingsreiz mit einer Anpassung und einer Steigerung der Belastbarkeit – eben dem positiven Trainingseffekt.

Erinnern Sie sich noch an die Superkompensation? Ein Grund mehr, genügend lange Regenerationsphasen in Ihr Training einzubauen, damit Sie mit einem höheren Leistungsniveau da weitermachen können, wo Sie zuletzt aufgehört haben.

Regenerationszeit nicht unterschätzen

Man sollte sich aber Folgendes klarmachen: Eine untrainierte Person benötigt nach intensiver Ausdauerbelastung mindestens 48 Stunden, bis zur vollständigen Regeneration – nach Maximalkrafttraining – sogar 72 Stunden. Sehnengewebe braucht aufgrund der schlechten Gefäßversorgung sogar eine noch wesentlich längere Regenerationsphase als das gut durchblutete Muskelgewebe. Sehnenansatzreizungen sind deshalb von jedem Sportler als Überlastungszeichen unbedingt ernst zu nehmen, zumal der Heilungsverlauf chronisch überlasteter Sehnen extrem langwierig ist. Zu hohe Trainingsintensität, zu hoher Umfang oder zu häufige Trainingsreize bewirken – es sei hier nochmals betont – keine Leistungssteigerung, sondern auf Dauer einen Leistungsabfall: Der Trainingsreiz fällt in die Erholungsphase, der Organismus ist noch nicht wieder vollständig regeneriert.

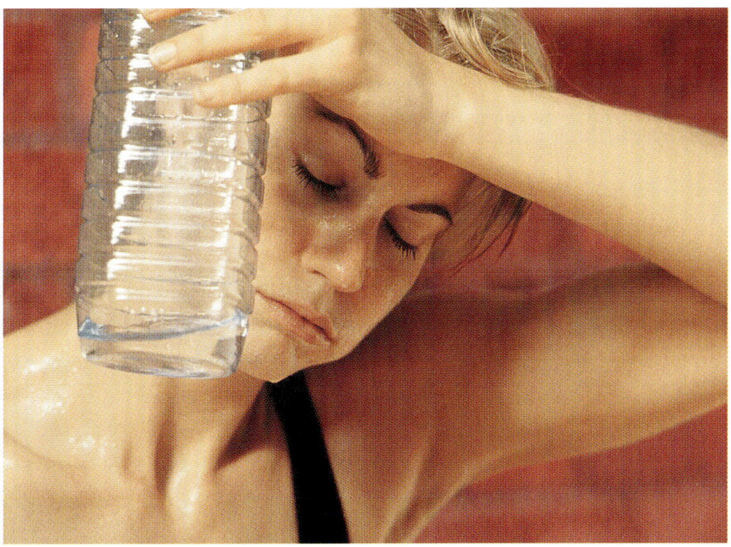

Erholungsphasen sind wichtig, sonst kann es zu Erschöpfung und Verletzungen kommen.

Damit es nicht zum Übertraining kommt

- Hören Sie auf die Sprache Ihres Körpers!
- Bauen Sie als Neueinsteiger den Trainingsumfang bei geringer gleichbleibender Belastungsintensität (Unterhaltung möglich) allmählich auf.
- Faustregel: Sie sollten sich nach den Trainingseinheiten so gut fühlen, dass Sie am liebsten weitermachen würden.
- 3-mal pro Woche genügen schon für den Trainingserfolg.
- Beschränken Sie sich anfangs auf nur eine Ausdauersportart, um die nötige Grundlagenausdauer (zwingende Voraussetzung für jede Sportart) aufzubauen.
- Trainieren Sie anfangs allein.
- Erhöhen Sie niemals gleichzeitig Umfang und Intensität.
- Wenn Sie übergewichtig sind, sollten Sie zur Schonung der Gelenke auf das Joggen zunächst verzichten – Training im Grundlagenausdauerbereich bewirkt aufgrund der Energiegewinnung über den Fettstoffwechsel eine Gewichtsreduktion.
- Wenn Sie Ihr Körpergewicht beispielsweise über Radtraining reduziert haben, können Sie auf Joggen umsteigen.
- Reduzieren Sie bei Überlastungsproblemen Umfang und Intensität Ihres Trainings bis zur weiteren Abklärung durch den Sportmediziner.

Es ist schon erstaunlich, welche Belastungsumfänge und Trainingsintensitäten sich manche Freizeitsportler zumuten – ohne zu wissen, dass man doch mit viel weniger Aufwand viel eher ans Ziel kommt.

Pulsfrequenz ist keine exakte Richtschnur

Die gleiche Pulsfrequenz des gleichaltrigen Partners beim Lauftreff ist leider kein Beweis für die gleiche körperliche Belastung. Anhand der Leistungsdiagnostik bei zwei Läuferinnen konnte dies bestätigt werden: Die Pulsfrequenz unterschied sich an der individuell anaeroben Schwelle (IAS) um 30 Schläge pro Minute. Während also die eine Läuferin eine Bestzeit nach der anderen lief, hatte die andere mit Überlastungsproblemen zu kämpfen.

Allgemeine Pulsformeln unter Berücksichtigung des Alters können deshalb lediglich als grobe Orientierungshilfe dienen, für eine gezielte Trainingssteuerung sind sie jedoch viel zu unzuverlässig.

Der Laktattest bringt es an den Tag

Bei einem Laktattest im Anschluss an ihr gewohntes Lauftraining lagen nur 33 Prozent der Gesundheitssportler im gewünschten Ausdauerbereich. Der Rest hatte die Muskulatur zu sehr beansprucht. Durch Verbesserung des Grundlagenausdauerbereichs aber lässt sich das allgemeine Leistungsvermögen verbessern und die Übersäuerung so in immer intensivere Trainingsbereiche verschieben. Dazu allerdings bedarf es individuell ermittelter Pulsvorgaben.
Am verlässlichsten hierfür ist die Leistungsdiagnostik mittels Laktatstufentest. Die Auswertung liefert auch gleich das Ergebnis des bisherigen Trainingserfolgs – bei Überehrgeizigen oft ein frustrierendes Ergebnis speziell im Ausdauerbereich.

Vor allem athletisch gebaute Sportler neigen zu schneller Übersäuerung, und zwar ohne dies zu spüren, da sie über eine gute Laktattoleranz verfügen. Auch Fußballer, Tennis- und Squashspieler sind davon betroffen.

Jährlicher Check-up

Jeder Sporttreibende sollte sich grundsätzlich einem jährlichen sportmedizinischen Check-up unterziehen. Die hierbei ermittelten individuellen Pulsvorgaben sind für ein gezieltes Ausdauertraining gerade auch bei Einsteigern und zur Therapieunterstützung bei erhöhtem Cholesterinspiegel, Diabetes mellitus, Herz-Kreislauf-Erkrankungen oder Übergewicht sehr hilfreich. Die Symptome des Übertrainings können allerdings auch durch unerkannte chronische Erkrankungen verursacht werden. Eisenmangelanämie, Viruserkrankungen oder Herde im Bereich der Zähne, Nebenhöhlen oder Mandeln bleiben wegen des schleichenden Verlaufs häufig unerkannt. Auch hier kann Ihnen nur ein gründlicher medizinischer Check-up Aufschluss geben.

Mit weniger mehr erreichen

Um Sie zu motivieren, Ihr Training Ihrem Leistungsvermögen anzupassen und gegebenenfalls einfach einen Gang zurückzuschalten, seien noch einmal unsere Beispielfälle aus dem Hobbysportbereich betrachtet: Der Marathonläufer konnte durch eine Reduktion von Trainingsumfang und Intensität mittels individuell ermittelter Pulsvorgaben seine Bestzeit innerhalb von fünf Monaten überbieten – und das ohne körperliche Beschwerden. Und die Kundin des Fitnessstudios hat ihr Ausdauervermögen – ohne zu powern – innerhalb von vier Monaten um ganze 50 Prozent gesteigert. Sie fühlt sich leistungsfähiger denn je und hat wieder Freude am Sport.

Ein Gespräch mit dem Sportarzt oder der Sportärztin kann Ihnen bei der Wahl der richtigen Sportart helfen. Sie werden auch auf mögliche Gefahren hingewiesen.

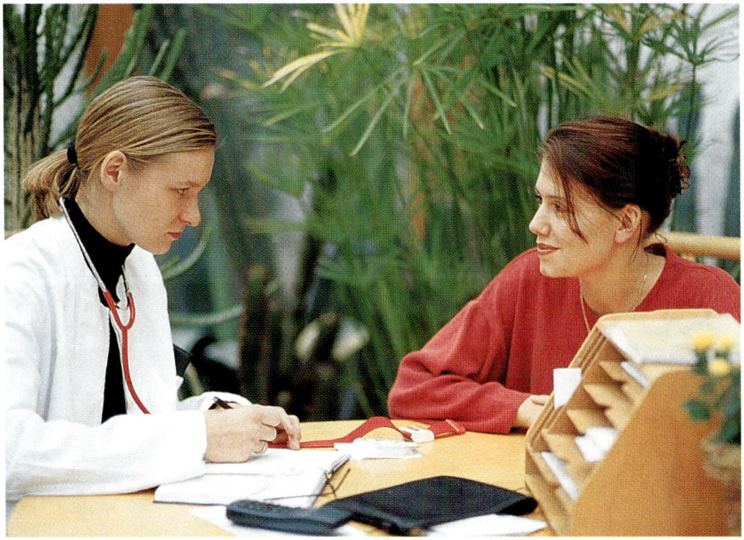

Was der Sportarzt für Sie tun kann

Achten Sie darauf, dass beim Fitnesstraining auch Bewegungsablauf, Belastungsintensität, individuelle Einschränkungen oder Gesundheitsprobleme berücksichtigt werden. Diese wichtigen Faktoren klärt auf professionelle Weise der sportmedizinische Check-up.

In den letzten Jahren hat sich besonders die Klientel von Fitnessstudios gewandelt. Der gesundheitliche Aspekt rückt immer mehr in den Mittelpunkt, der Altersdurchschnitt liegt heute wesentlich höher als vor zehn Jahren. Viele Kunden suchen das Fitnessstudio sogar speziell wegen gesundheitlicher Störungen auf und erhoffen sich durch gezieltes Training einen therapeutischen Effekt. Wie eine Studie vom Institut für Gesundheit, Sport und Ernährung der Universität Bremen zeigte, gaben fast 100 Prozent der befragten Studiobesucher Rückenbeschwerden an, gefolgt von Übergewicht und Gelenkproblemen. Mit 32 Prozent war der Anteil an Bluthochdruckkranken sehr hoch.

Angebote werden wenig genutzt

Der Trend zum gesundheitsorientierten Sport – ob durch Joggen, Walken oder Training im Fitnessstudio – wird weiter steigen. Wie eigene Befragungen zeigten, besteht aber ein deutliches Defizit bei der Inanspruchnahme einer sportmedizinischen Untersuchung vor und noch mehr während der sportlichen Betätigung. Die Befragungen wurden sowohl bei Nutzern von Fitnesseinrichtungen wie auch bei Teilnehmern von Lauftreffs und Volksläufen durchgeführt. Das Erschreckende daran ist, dass der Großteil der Befragten überhaupt nicht weiß, was ein sportmedizinischer Check-up überhaupt beinhalten sollte und an welchen Facharzt man sich gegebenenfalls wendet. Leider werden selbst im Leistungssport bei Jugendlichen viel zu selten sportmedizinische Untersuchungen vorgenommen, die einmal pro Jahr empfohlen werden und in einigen Sportarten zur Teilnahme an Wettkämpfen sogar Voraussetzung sind.

Der sportmedizinische Check-up dient der Früherkennung von Krankheiten und der Krankheitsverhütung ebenso wie der Beurteilung des körperlichen Leistungsvermögens. Anhand der Ergebnisse können Trainingsempfehlungen in Hinblick auf Prävention und Therapie, aber auch mit dem Ziel einer Leistungsverbesserung gegeben werden. Die Untersuchung sollte möglichst von einem Sportmediziner mit allgemeinmedizinischen Kenntnissen durchgeführt werden.

Der Arzt fragt auch nach der beruflichen und familiären Situation, weil dies unbedingt bei den Trainingsempfehlungen berücksichtigt werden sollte. Unrealistische Trainingsumfänge und zu hohe Intensitäten führen zum Übertraining und zur Demotivation.

Ablauf der Untersuchung

Die Befragung steht am Anfang

Zunächst erfragt der Arzt bereits aufgetretene Krankheiten und Beschwerden. Dazu gehören z. B. auch Allergien und Heuschnupfen. Häufig versteckt sich nämlich dahinter ein saisonal auftretendes Belastungsasthma, ein Handicap für jeden Sportler. Erkrankungen innerhalb der Familie, die der Arzt ebenfalls abfragt, können Hinweise auf eine bestimmte Prädisposition für eine Erkrankung geben. Häufig auftretender Bluthochdruck, Herzinfarkte oder Stoffwechselstörungen sind Warnhinweise und finden bei der weiteren Untersuchung, aber auch bei der Trainingsempfehlung im Rahmen der Vorbeugung entsprechende Berücksichtigung. Zudem will der Mediziner wissen, welche Medikamente Sie nehmen, wie die Versorgung mit Vitaminen und Spurenelementen bzw. Mineralstoffen aussieht.

Wichtig für die Beurteilung ist natürlich auch, ob und wenn ja welchen Sport Sie bisher ausgeübt haben, wie Sie sich zur Zeit fit halten, was und wie Sie jetzt trainieren (Trainingsumfang, Trainingsinhalt, Durchführung des Trainings allein oder in der Gruppe).

Das Belastungs-EKG

- Faustregel für das Soll der maximalen Leistung: Drei Watt pro Kilogramm Körpergewicht bei Männern und zweieinhalb Watt pro Kilogramm Körpergewicht bei Frauen bedeuten eine allgemein gute Leistungsfähigkeit.
- Für jede Lebensdekade ab dem 30. Lebensjahr werden von den Sollwerten zehn Prozent abgezogen.
- Die Sollwerte für einen 30-jährigen und 80 Kilogramm schweren Mann liegen bei 240 Watt, für einen 60-Jährigen aber nur bei 168 Watt (20 bis 30 Prozent).

Jeder von uns bringt ganz bestimmte körperliche Voraussetzungen mit, auch wenn wir sie normalerweise nicht wahrnehmen oder zuordnen können. Mit geschultem Auge und verschiedenen Untersuchungen können Sportmediziner individuelle Veranlagungen und Schwachstellen sehr schnell erkennen.

Der äußere Eindruck gehört dazu

Dann werden Sie von Kopf bis Fuß inspiziert. Das geschulte Auge des Sportmediziners erkennt auf den ersten Blick bereits Haltungsfehler, Fußdeformitäten, größere Beinlängendifferenzen und kann die Physiognomie beurteilen. Er erkennt, ob Sie eher athletisch, asthenisch wie ein Marathonläufer oder pyknisch, also untersetzt, gebaut sind.
Diese Beurteilung ist von großer Wichtigkeit bei der Auswahl bestimmter Sportarten. Jeder hat bestimmte körperliche Voraussetzungen, die so auch bei der Talentsuche berücksichtigt werden.

Der Bewegungsapparat

Bei der Untersuchung testet der Arzt neben der Beweglichkeit auch die Stabilität der Gelenke. Schwachstellen, insbesondere im Bereich der Kniegelenke, werden so frühzeitig erkannt. Knorpelreiben, Sehnenknirschen und die Art des Muskeltonus dienen ebenfalls der Beurteilung des Bewegungsapparats. Natürlich sollten Sie den Arzt auch auf Ihre eigenen Beobachtungen hinweisen. Zusätzlich werden Bauchorgane und Nierenlager untersucht.

Herz und Kreislauf

Dann wird das Herz-Kreislauf-System unter die Lupe genommen. Allein das Abhören des Herzes liefert oft wichtige Hinweise. Besondere Herzgeräusche können beispielsweise auf einen bestehenden Herzklappenfehler hindeuten. Der Untersucher wird bei einem solchen Befund natürlich weitere diagnostische Maßnahmen veranlassen.

Grundsätzlich sollte man auch ein Belastungs-EKG durchführen lassen. Blutdruck und EKG in Ruhe liefern ebenfalls wichtige Hinweise. Allerdings lässt sich damit das Herz-Kreislauf-Verhalten unter Belastung nicht beurteilen. Das Belastungs-EKG wird bei Sportlern im Allgemeinen so durchgeführt: Auf dem Radergometer beginnt man mit 50 Watt und steigert die Belastungsintensität alle drei Minuten um 50 Watt bis zur Ausbelastung. Im Anschluss fährt man noch drei Minuten locker aus. In Ruhe, am Ende jeder Belastungsstufe und in der Erholungsphase wird der Blutdruck bestimmt, und während der gesamten Belastungsdauer erfolgt eine EKG-Registrierung. Mit Hilfe dieser Werte kann der Arzt eine Aussage über den Herzrhythmus, das Blutdruckverhalten und die allgemeine Leistungsfähigkeit machen.

Der Sport wird in Zukunft sicher einen noch größeren Stellenwert einnehmen. Gesund und fit bleiben möchte jeder, möglichst bis ins hohe Alter. Die individuell richtige Dosierung führt garantiert zum gewünschten Erfolg.

Der Laktattest

Damit allein kann man allerdings noch nichts über die tatsächliche Ausdauerleistung sagen. Es ist gut möglich, dass zwei gleichaltrige Personen mit dem gleichen Körpergewicht den gleichen Maximalwert erzielen, die eine aber erst viel später eine Sauerstoffschuld eingeht und somit über eine wesentlich bessere Ausdauerleistung verfügt als die andere Person. Dies kann mit Hilfe von Laktatbestimmungen leicht überprüft werden, die sich problemlos in die EKG-Untersuchung einbinden lässt. Hierbei wird am Ende jeder Belastungsstufe Blut aus dem Ohrläppchen entnommen und daraus der Laktatwert bestimmt. Das Ergebnis wird vom Sportmediziner interpretiert und dient so als zuverlässige Beurteilung des momentanen Leistungsvermögens. Dies erlaubt Trainingsvorgaben für verschiedene Trainingsbereiche, sowohl zur Leistungsverbesserung als auch für therapeutische Zwecke.

Fiese Bakterien in Sicht?

Besonders bei Kindern und Jugendlichen ist es auch wichtig, Mandeln und Zähne zu inspizieren, da sich gerade in diesem Bereich bei krankhaften Veränderungen Streptokokken ansiedeln. Diese Bakterien sind äußerst gefährlich für Herz, Gelenke und Nieren. Sie können ein so genanntes rheumatisches Fieber hervorrufen. Herzmuskelentzündungen entstehen gehäuft bei Sportlern auf dem Boden nicht auskurierter Streptokokkenherde. Schon ein kariöser Zahn oder immer wiederkehrende Mandelentzündungen können die Ursache sein.

Das bedeuten die einzelnen Laborwerte

Hämoglobin (Hb)

Hämoglobin dient dem Sauerstofftransport im Blut. Ein Gramm Hämoglobin kann 1,39 Milliliter Sauerstoff transportieren. Je höher der Hämoglobinwert, desto besser die Sauerstoffversorgung. Dementsprechend führt eine Verminderung der Hb-Konzentration zu einer Abnahme der maximalen Sauerstoffaufnahme. Ein Abfall von 1,5 g/dl (Gramm pro Deziliter) des Hämoglobins reduziert die maximale Sauerstoffaufnahme bereits um fünf Prozent, für einen Leistungssportler von großem Nachteil für seine Leistungsfähigkeit.
Normalwert bei Männern: 14 bis 18 g/dl
Normalwert bei Frauen: 12 bis 16 g/dl

Die Analyse einer Blutprobe liefert Informationen über die darin enthaltenen Zellen, Proteine, Substanzen, Antigene, Antikörper und Gase. Die ermittelten Werte können über den Zustand der Organe, die Atemfunktion, das Hormongleichgewicht, das Immunsystem und den Stoffwechsel Aufschluss geben.

Hämatokrit

Gibt den Anteil der Blutzellen am Blutvolumen an. Eine Zunahme von bis zu drei Prozent nach Belastung ist durch eine Abnahme des Plasmavolumens bei unverändertem Zellvolumen möglich. Höhentraining kann ebenfalls aufgrund der vermehrten Bildung von roten Blutkörperchen zu einem erhöhten Hämatokritwert führen. Je höher dieser Wert ist, desto zähflüssiger wird das Blut. Die Fließeigenschaften werden schlechter. Durch die Verabreichung von Erythropoetin wird der Hämatokritwert stark erhöht. Die durch ein vermehrtes Sauerstoffangebot vorübergehende Leistungssteigerung kann durch eine zu starke Eindickung des Blutes mit dem Leben bezahlt werden. Über der Norm liegende Hämatokritwerte sind ein Hinweis auf Blutdoping.
Normalwert: 42 bis 50 %

Blutzucker

Eine Unterzuckerung führt zu rascher Ermüdung, Schwindel und Reizbarkeit. Zu hohe Blutzuckerwerte können auf eine Zuckerkrankheit (Diabetes mellitus) hindeuten und bedürfen einer weiteren medizinischen Abklärung. Chronisch erhöhte Werte schädigen zahlreiche Organe und führen zur Arteriosklerose.
Normalwert, nüchtern: 55 bis 110 mg/dl (Milligramm pro Deziliter)

Cholesterin

Cholesterin besteht aus Fett und Eiweiß. Es ist für den Aufbau von Körperzellen, bei der Hormonproduktion und bei der Bildung von Gallensäuren zuständig. Man unterscheidet verschiedene Untergruppen, u. a. das HDL- und das LDL-Cholesterin. Das LDL lagert sich an den Gefäßwänden ab und fördert die Gefäßverkalkung, während das HDL die Gefäße schützt, indem es das Einlagern von Fettpartikeln in die Gefäßwand hemmt und den Abtransport fördert. Zahlreiche wissenschaftliche Studien konnten belegen, dass Ausdauersport das gefäßschädigende LDL-Cholesterin senken und im Gegenzug das gefäßschützende HDL-Cholesterin erhöhen kann.
Erhöhtes Risiko: bei LDL-Cholesterin größer 150 mg/dl bzw. HDL-Cholesterin kleiner als 40 mg/dl

Erhöhte LDL- und erniedrigte HDL-Werte sollten immer ernst genommen werden. Sind in der Familie Herzinfarkte oder Schlaganfälle aufgetreten, sind Sie extrem gefährdet und sollten sich mindestens einmal im Jahr durchchecken lassen!

Gamma-GT

Dieser Leberwert ist erhöht bei Fettleber, anderen Lebererkrankungen und durch Alkoholgenuss. Die Leber ist ein wichtiges Organ bei der Energiegewinnung und der Regeneration und sollte von Sportlern besonders gehegt und gepflegt werden!
Normalwert Männer: 6 bis 28 U/l (Unit pro Liter)
Normalwert Frauen: 5 bis 18 U/l

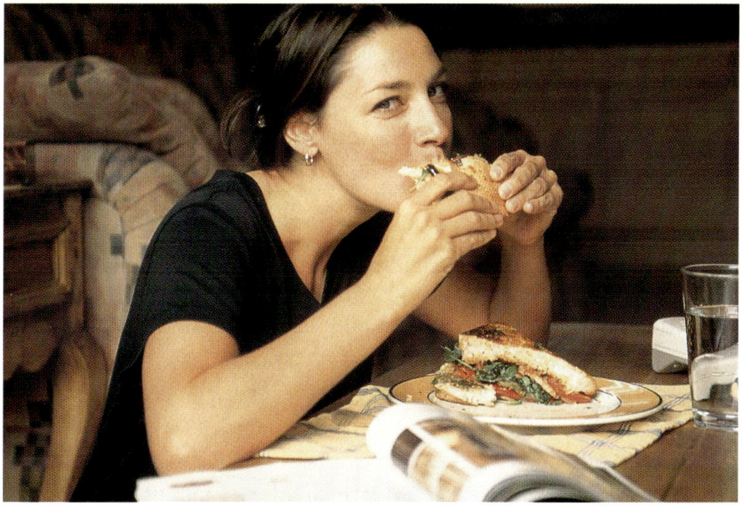

Auch Sandwiches können gesund sein – vorausgesetzt sie bestehen aus Vollkornbrot, frischem Salat und fettarmem Brotaufstrich.

Harnstoff

Anstieg bei erhöhtem Eiweißabbau, z. B. aufgrund einer zu starken körperlichen Beanspruchung. Dies ist bei Belastungen über Stunden hinweg der Fall, wenn die Kohlenhydratreserven erschöpft sind.
Der Körper baut so genannte glukoplastische Eiweiße ab, aus denen Glukose neu gebildet werden kann. Beim Abbau von Eiweiß steigt die Serumharnstoffkonzentration an, und zwar umso stärker, je länger die Belastung andauert. Erhöhte Harnstoffwerte können die bereits gestellte Diagnose Übertraining, wenn auch nur selten, eventuell noch untermauern.
Normalwert Blutserum: 10 bis 55 mg/dl

Kreatinin

Das Maß für die Nierenfiltrationsrate. Ein wichtiger Überwachungsparameter für die Nierentätigkeit, so auch während des »Abkochens« im Rahmen von Sportarten mit unterschiedlichen Gewichtsklassen wie Boxen oder Ringen.
Hierbei wird versucht, durch extremen Flüssigkeitsverlust die notwendigen Pfunde zu verlieren, um in der entsprechenden Gewichtsklasse antreten zu können. Gefährlich für die Gesundheit!
Normalwert: 0,5 bis 1,4 mg/dl

Chronische Gelenkbeschwerden können manchmal schlagartig durch das Ziehen eines Zahns oder durch das Entfernen der Mandeln gebessert werden.

Antistreptolysintiter (ASL)

Dieser Wert ist erhöht, wenn eine Streptokokkenerkrankung vorliegt, ausgelöst durch Mandelentzündung, Nebenhöhlenentzündung oder Zahnherde. Der Wert ist ebenfalls bei den Folgeerkrankungen wie rheumatischem Fieber, Beteiligung der Gelenke, Herzmuskel, Herzklappen und Nieren erhöht. Besonders Sportler, die trotz Infekt Sport treiben und auf Antibiotika verzichten, sind extrem gefährdet und setzen sogar ihr Leben aufs Spiel. Chronisch erhöhte ASL-Werte sollten daher unbedingt ernst genommen werden. Nicht immer lässt sich eine Ursache finden. In diesen Fällen sollten aber Laborkontrollen in regelmäßigen Abständen durchgeführt werden und auf den jährlichen sportmedizinischen Check-up auf keinen Fall verzichtet werden.
Normalwerte: Der ASL sollte bei der qualitativen Bestimmung negativ sein und bei der quantitativen Analyse unter 200 I. E. (internationalen Einheiten) liegen

Kreatinkinase (CK)

Die Kreatinkinase ist ein Muskelenzym, das im Serum nach einem stärkeren Zelluntergang durch erhöhte Werte auffällt. Man unterscheidet das Gesamt-CK vom herzmuskelspezifischen, dem so genannten CK-MB. Bei einem Herzinfarkt ist dieses in der Akutphase je nach Ausmaß des Infarkts erhöht. Ein Sportler mit einem Muskelfaserriss weist ebenfalls erhöhte CK-Werte auf, das CK-MB ist dann aber nicht erhöht. Extrem erhöhte Werte finden sich nach starken muskulären Belastungen. Hierbei kommt es immer auch zu einem Untergang von Muskelfasern. Besonders hohe CK-Werte findet man bei Bodybuildern. Die häufig durch verbotene Substanzen übermäßig angewachsene Muskulatur ist in der Faserstruktur gestört, und bei erhöhten Belastungen kommt es zu massiven Zellschäden. Erhöhte CK-Werte werden auch bei übertrainierten Sportlern und nach ungenügend langen Regenerationsphasen gemessen.

Die hier angeführten Werte sind nur Auszüge aus den Gesamtinformationen, die eine Blutuntersuchung hervorbringt. Selbstverständlich müssen Sie sich Ihre Erkenntnisse daraus nicht selbst zusammenreimen, sondern können sie sich in einer Nachbesprechung vom Arzt aufschlüsseln lassen.

Weitere Werte

- Erythrozyten: Das sind die roten Blutkörperchen. Sie sind am Sauerstofftransport beteiligt und somit ein Maß für die Transportkapazität.
Normalwert Männer: 4,5 bis 5,9 Mio./µl (Millionen pro Mikroliter)
Normalwert Frauen: 4 bis 5,2 Mio./µl
- Leukozyten: Die Anzahl der weißen Blutkörperchen spiegelt das Abwehrverhalten wider und erhöht sich z. B. bei bakteriellen Infekten und Stress.
Normalwert: 4000 bis 11 000/µl
- Lipoprotein a: Diese Substanz bestätigt ein genetisch bedingtes Arterioskleroserisiko.
Erhöhtes Risiko: bei Werten über 150 mg/dl
- Triglyzeride: Blutfett, das ebenfalls die Verkalkung fördert und auch durch Ausdauersport gesenkt werden kann.
Normalwert: kleiner als 150 mg/dl
- Harnsäure: Sie ist erhöht bei Gicht und ungesunder Ernährung. Kann familiär gehäuft auftreten.
Normalwert: 2,5 bis 7,0 mg/dl
- Gesamteiweiß: Bausteine für Enzyme, Hormone, Immunstoffe und Transportproteine.
Normalwert: 6,5 bis 8,3 g/dl

Die Fitmacher – Biostoffe für Sportler

Zu den Biostoffen zählen außer den Spurenelementen natürlich Mineralien und Vitamine, aber auch Kohlenhydrate, Eiweiße, Fettsäuren und Wasser. Wenn Sie sich ausgewogen und vollwertig ernähren, werden sich Mangelerscheinungen normalerweise in Grenzen halten.

Unentbehrlich für die Gesundheit ist die regelmäßige Zufuhr der wichtigsten Biostoffe. Ganz besonders gilt dies für Sportler, die ihrem Körper eine erhöhte Leistung abverlangen. Spurenelemente treten in unserem Körper nur in ganz geringen Konzentrationen auf, daher der Name. Einige für uns unentbehrliche Spurenelemente sind im Folgenden aufgelistet. Sie haben eine große Bedeutung als Bestandteil von Enzymen, Hormonen und Reaktionsabläufen. Es gibt noch eine Reihe weiterer Spurenelemente, deren Funktion noch nicht genau bekannt ist und auf die wir hier deshalb nicht näher eingehen. Mineralstoffe sind an unzähligen wichtigen Stoffwechselprozessen beteiligt, und ein Mangel macht sich bei allen Sportlern rasch durch Leistungseinbußen und Beschwerden bemerkbar.

Gleichen Sie einen bestehenden Mangel an Spurenelementen prinzipiell mit dem jeweiligen Stoff aus. Von Gemischen, in denen mehr oder weniger alles enthalten ist, rate ich ab. Manche Substrate heben ihre Wirkung sogar gegenseitig wieder auf. Substituieren Sie also nur das, was Sie auch wirklich benötigen. Ein Zuviel anderer Bestandteile wird nur wieder ausgeschieden.

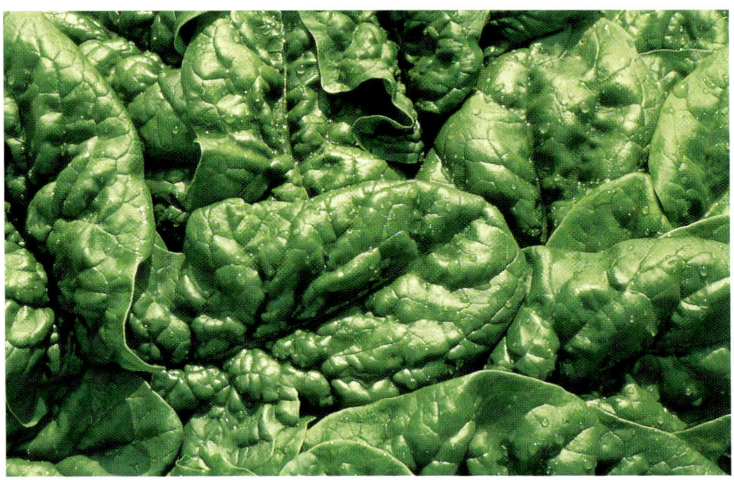

Nicht nur Spinat enthält Eisen. Besonders Fleisch ebenso wie Hülsenfrüchte und Vollkornprodukte tragen zur Eisenversorgung bei.

Eisen

Eisen hat zentrale Bedeutung im Hämoglobinmolekül. Die Synthese von Blutfarbstoff hängt somit direkt von der verfügbaren Menge an Eisen ab. Bei Eisenmangel resultiert wiederum eine verminderte Hb-Synthese mit der Folge eines Leistungsverlusts im aeroben Bereich. Zur vorzeitigen Aufdeckung einer beginnenden Anämie reicht die alleinige Bestimmung von Hb nicht aus. Eisen und dessen Transportproteine sind deshalb aufschlussreiche diagnostische Laborwerte in der Sportmedizin. Eisen ist außerdem noch wichtig für die Zellatmung und Bestandteil einiger Enzyme.

Ein Eisenmangel kann sich durch Leistungsabfall, Konzentrationstörungen, Müdigkeit und Haarausfall bemerkbar machen. Pro Tag geht mit Stuhl und Schweiß, bei Frauen noch zusätzlich durch die Periode täglich etwa ein Milligramm Eisen verloren, je nach Belastung auch mehr. Vor allem Vegetarier leiden aufgrund der zu geringen Zufuhr über Fleischprodukte an Eisenmangel. Hochleistungssportler sind extrem häufig betroffen.

So unscheinbar sie sein mögen: Linsen stellen fast ein Allroundnahrungsmittel hinsichtlich der Versorgung mit wichtigen Biostoffen dar: Sie enthalten vor allem viel Eisen und Zink und verwöhnen uns geradezu mit Kohlenhydraten und Eiweiß.

So gleicht man Eisenmangel aus

Die benötigte Eisenzufuhr beträgt pro Tag etwa 10 bis 14 Milligramm, also das Zehnfache der verbrauchten Menge, weil nur ein Zehntel des zugeführten Eisens auch vom Körper aufgenommen wird (bei einigen Menschen auch weniger). Deshalb sollte eine Zufuhr mittels Eisenprodukten erfolgen, die auch gut vom Darm aufgenommen werden. Ein Spezialtipp, um die Eisenverwertung aufzubessern: Die gleichzeitige Verabreichung von Vitamin C fördert die Eisenresorption. Petersilie mit Zitronensaft angereichert schmeckt auch nicht schlechter als manche Medizin und kann helfen.

Grundsätzlich sollte der therapeutische Erfolg mittels einer Blutanalyse etwa 20 Tage nach der letzten Einnahme überprüft werden. Wer unter chronischem Eisenmangel leidet, sollte den Genuss von Schwarztee reduzieren – er entzieht Eisen. Außerdem sollten Blutungsquellen oder chronische Entzündungen als Ursache ausgeschlossen werden. Meist aber findet man keine krankhaften Auffälligkeiten. Dagegen tritt Eisenmangel familiär gehäuft auf.

Vorkommen von Eisen: Fleisch, Leber, Nieren, grünes Gemüse, Petersilie, Schnittlauch, Weizenkeime

Zink

Zink ist wichtig für die Funktion verschiedener Enzymsysteme, hat Anteil am Aufbau von Körpereiweiß und stärkt das Immunsystem. Als antioxidativ wirkendes Spurenelement hilft es bei der Beseitigung schädlicher freier Radikale.
Bei Zinkmangel kann es zu Wundheilungsstörungen, gestörter Glukosetoleranz, Wachstumshemmung und Keimdrüsenschwund kommen. Mit zunehmendem Alter nimmt der Zinkgehalt in den roten Blutkörperchen ab. Diabetiker mit Wundheilungsstörungen sollten auf eine ausreichende Zinkzufuhr achten.

So gleicht man Zinkmangel aus

Die Zufuhr von Zinkpräparaten hemmt die Resorption anderer Spurenelemente. Davon ist auch Eisen betroffen. Zink- und Eisenpräparate deshalb nicht gleichzeitig einnehmen.
Vorkommen: Käse, Eier, Fleisch, Innereien, Öl, grüne Erbsen, Spinat, Weizenmehl

Ein weiteres wichtiges Spurenelement ist Chrom. Es erhöht die Fettverbrennung und soll die Insulinresistenz der Körperzellen – wie dies beim Diabetes Typ II der Fall ist – verhindern.

Weitere Spurenelemente

- Jod ist für die Bildung von Schilddrüsenhormonen notwendig. Fehlt Jod, kann eine Jodmangelstruma (Kropf) mit oder ohne Schilddrüsenfunktionsstörung entstehen. In Jodmangelgebieten, wie z. B. Bayern, ist diese Erkrankung extrem häufig. In diesen Gegenden empfiehlt sich deshalb die prophylaktische Einnahme von Jodtabletten, vor allem während der Wachstumsphase. Einen Ausgleich schafft auch der regelmäßige Gebrauch von Jodsalz. Eine gestörte Schilddrüsenfunktion beeinträchtigt das gesamte Stoffwechselgeschehen!
Vorkommen: jodiertes Speisesalz, Seefische
- Kupfer ist beteiligt an der Bildung des Blutfarbstoffs und am Zellwachstum. 50 Prozent des Gesamtkupfers sind in der Muskulatur vorhanden. Kein Wunder, ist Kupfer doch wichtig für die Zellatmung und Bestandteil verschiedener Enzyme.
Vorkommen: Leber, Fleisch, Roggenmehl, Kartoffeln u. a.
- Selen wirkt antioxidativ und schützt deshalb die Zellen vor Alterung durch freie Radikale. Selenmangel kann durch die Zufuhr von Reis, Alkohol (in Maßen), Zucker und Fett gefördert werden.
Vorkommen: Fisch, Fleisch, Eier, Getreide

Mineralstoffe

- Magnesium ist Bestandteil von Enzymen im Rahmen der Energiegewinnung und verschiedener Aminosäuren, Bestandteil des Knochengerüsts und mit an der Sauerstoffversorgung der Zellen beteiligt. Magnesiummangel kann sich durch Muskelkrämpfe, Schlafstörungen, Angina pectoris oder Tinnitus (Ohrensausen) bemerkbar machen.
Der Magnesiumbedarf ist bei Sportlern durch Schwitzen erhöht und beträgt etwa 0,5 Gramm pro Tag. Der Magnesiumanteil sollte zusätzlich bei eiweißreicher Kost und Kalziumzufuhr erhöht werden.
Vorkommen: Milch, Fleisch, Gemüse, Obst, Hülsenfrüchte
- Kalzium: 90 Prozent des Körperkalziums sind im Knochen gebunden. Kalzium wirkt mit an der Nervenerregbarkeit und Blutgerinnung. Es besteht ein erhöhter Bedarf bei Leistungssportlern – Verlust durch Schweiß – und bei hoher Eiweißzufuhr. Bedarf pro Tag: 2 bis 2,5 Gramm.
Vorkommen: alle Milchprodukte
- Kalium ist beteiligt an der Herz- und Muskelarbeit. Hoher Verlust durch Schweiß und bei Durchfallerkrankungen, ebenso bei Einnahme von bestimmten Diuretika (entwässernde Mittel) im Rahmen einer Hochdrucktherapie. Bedarf pro Tag: 2 Gramm für Nichtsportler (etwa mit ausgewogener Ernährung gedeckt), 5 Gramm für Sportler.
Vorkommen: Kakao, Tomaten, Bananen, getrocknete Aprikosen

Muskelkrämpfe bedeuten nicht immer Magnesiummangel, sondern können ebenso auf dem Boden akut oder chronisch überlasteter Muskulatur entstehen. Magnesium- und Kaliummängel können auch Herzrhythmusstörungen verursachen.

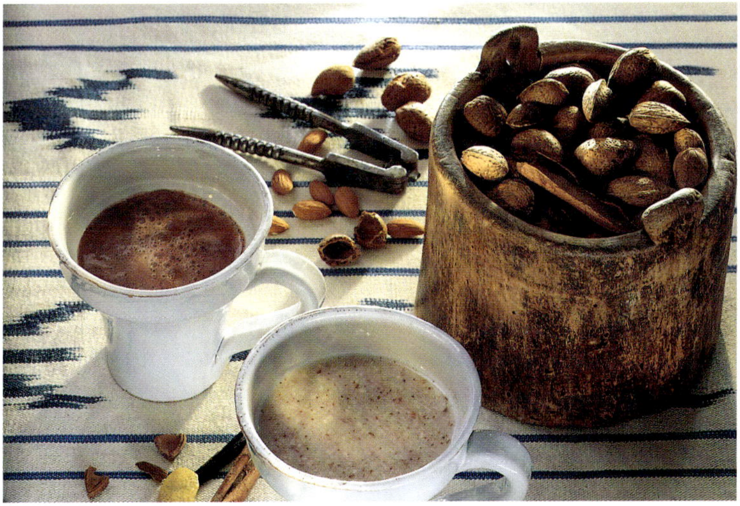

Kakao ist gesünder, als man denkt: Das in ihm enthaltene Kalium ist eines der wichtigsten Elektrolyte und sorgt somit für den Flüssigkeitsausgleich in den Zellen.

Auswahl sportmedizinischer Einrichtungen

- Universität Hamburg, Sportmedizin
Prof. Braumann,
Mollerstraße 10, 20148 Hamburg
Tel.: 0 40/41 23 63 39

- Universität Paderborn, Sportmedizinisches Institut, Prof. Liesen
Warburgerstraße 100, 33098 Paderborn
Tel.: 0 52 51/60 31 80

- Saluto, Gesellschaft für Sport und Gesundheit mbH
Prof. E. Zimmermann,
Gausekampweg 2, 33790 Halle
Tel.: 0 52 01/81 50 50

- Parkhöhe, Medizinisches Zentrum
Hufelandstraße 14 - 20,
34537 Bad Wildungen,
Tel.: 0 56 21/70 30

- Sportmedizinisches Zentrum Oberhausen
Wilhelmstraße 34, 46145 Oberhausen
Tel.: 02 08/69 52 33

- Deutsche Sporthochschule
Carl-Diem-Weg 6, 50927 Köln
Tel.: 02 21/4 98 25 31

- Medisport
Otto-Seeling-Straße 2, 58455 Witten
Tel.: 0 23 02/27 68 77

- Universität Frankfurt,
Sportmedizinisches Institut
Dr. Lohrer,
Otto-Fleck-Schneise 10, 60528 Frankfurt
Tel.: 0 69/6 78 00 90

- Universität Saarland,
Sport- und Leistungsmedizin
Prof. Kindermann,
Am Stadtwald 6, 66123 Saarbrücken
Tel.: 06 81/3 02 32 57

- Rehaklinik Saarschleife
Dr. Thomas Wessinghage,
Cloefstraße 1a, 66693 Mettlach-Orscholz
Tel.: 0 68 65/9 01 18 30

- Medizinische Klinik und Poliklinik,
Abteilung Sportmedizin
Dr. Kai Röcker,
Hölderlinstraße 11, 72074 Tübingen
Tel.: 0 70 71/2 98 64 93

- Sportmedizinische Praxis,
Dr. med. Tanja Engels,
Bismarckstraße 53,
74321 Bietigheim-Bissingen
Tel.: 0 71 42/2 17 27
Internet: http://www.dr-tanja-engels.de

- Universität Freiburg,
Sport- und Leistungsmedizin
Prof. Keul,
Hugstetterstraße 55, 79106 Freiburg
Tel.: 07 61/2 70 74 73

- Universität München, Sportmedizin
Prof. Jeschke,
Connollystraße 32, 80809 München
Tel.: 0 89/28 92 44 31

- Sportmedizinische Untersuchungsstelle,
Blumenhof Klinik
Dr. Geiger,
Breitensteinstraße 10, 83075 Bad Feilnbach
Tel.: 0 80 66/8 97 24

- Institut für Medical Fitness
Dr. Frank Möckel,
Im Gewerbepark B27, 93057 Regensburg
Tel.: 09 41/46 41 80

- Institut für Sport und Reha
Gerichtsstraße 5, 01059 Dresden
Tel.: 03 51/4 59 33 57

Bildnachweis

Bavaria, Gauting bei München: 40 (VCL), 84 (June); Image Bank, München: 206 (B. Mitchell); Jump, Hamburg: 2, 5 (N.N.), 155 (M. Sandkühler), 70, 104 (Leonhard Lenz), 26, 35, 37, 65, 126, 143, 175 (K. Vey), 66 (N.N.), 136 (N.N.); Schmid Johannes, Rom: U4; Südwest Verlag, München: 4 (S. Sperl), 7 (Archiv), 15 (N. Gotovac), 198 (H. Velten), 209 (F. Heuer); Tony Stone, München: 9, 129, 197 (Christopher Bissell), 10 (Pete Seaward), 30 (N.N.), 86 (Tim Davis), 146 (D. Day), 122 (Joe McBride), 165 (J. Polollio), 186 (D. Durfee), 203 (A. Booher); Verlagsgruppe Milchstrasse, Hamburg: 6, 131

Literatur

Diem, C.-J.: Tipps für Laufanfänger. Meyer & Meyer Verlag. Aachen 1995

Geiger, L.: Überlastungsschäden im Sport. BLV Verlag. München 1997

Grosser, M./Knauss, C.: Konditionstraining im Golfsport. Chmielorz Verlag. Wiesbaden 1994

Kindermann, W./Rost, R.: Hypertonie, Bewegung, Sport. Hrsg. v. Aktuelles Wissen Hoechst. Frankfurt/M. 1991

Knuttgen, H.G./Tittel, K.: Olympiabuch der Sportmedizin. Deutscher Ärzteverlag. Köln 1989

Radfahren – gewusst wie. Hrsg. v. Hanselmann-Buttendorf. Hofmann Verlag. Schorndorf 1999

Renström, P.A.F.H.: Sportverletzungen und Überlastungsschäden. Deutscher Ärzteverlag. Köln 1997

Steffny, H./Pramann, U.: Perfektes Lauftraining. Südwest Verlag. 12. Auflage, München 2000

Trainingsseminare

Für gesundheitsorientierte Freizeitsportler, die über wenig Zeit verfügen und lernen wollen, wie man mit minimalem Zeitaufwand und ohne spezielle Trainingseinrichtungen effektiv trainieren kann, bietet Frau Dr. med. Tanja Engels verschiedene Seminare an. Die Seminare bieten Theorie und Praxis an Land und im Wasser, Laktatbestimmungen sowie Trainingsempfehlungen.
Infos unter **www.aktivseminare.de**

Hinweis

Das vorliegende Buch ist sorgfältig erarbeitet worden. Dennoch erfolgen alle Angaben ohne Gewähr. Weder Autoren noch Verlag können für eventuelle Nachteile oder Schäden, die aus den im Buch gegebenen praktischen Hinweisen resultieren, eine Haftung übernehmen.

Impressum

3. Auflage 2001

Südwest Verlag

Redaktion: Dr. Marion Onodi, Evelyn Köhler

Projektleitung: Dr. Ulrike Kretschmer

Redaktionsleitung und medizinische Fachberatung: Dr. med. Christiane Lentz

Bildredaktion: Gabriele Feld

Produktion: Manfred Metzger (Leitung), Annette Aatz, Dr. Erika Weigele-Ismael

Layout: Wolfgang Lehner

DTP-Produktion/Grafiken: Veronika Moga

Fit for Fun Verlag

Chefredakteur: Andreas Hallaschka

Objektleitung: Petra Linke

Titelgestaltung: Dennis Middelmann unter Verwendung eines Fotos von Picture Press, München (Frank Wartenberg)

Printed in Italy
Gedruckt auf chlor- und säurearmem Papier
ISBN 3-517-06154-9

Register

L

M

N

P

Q

R

S

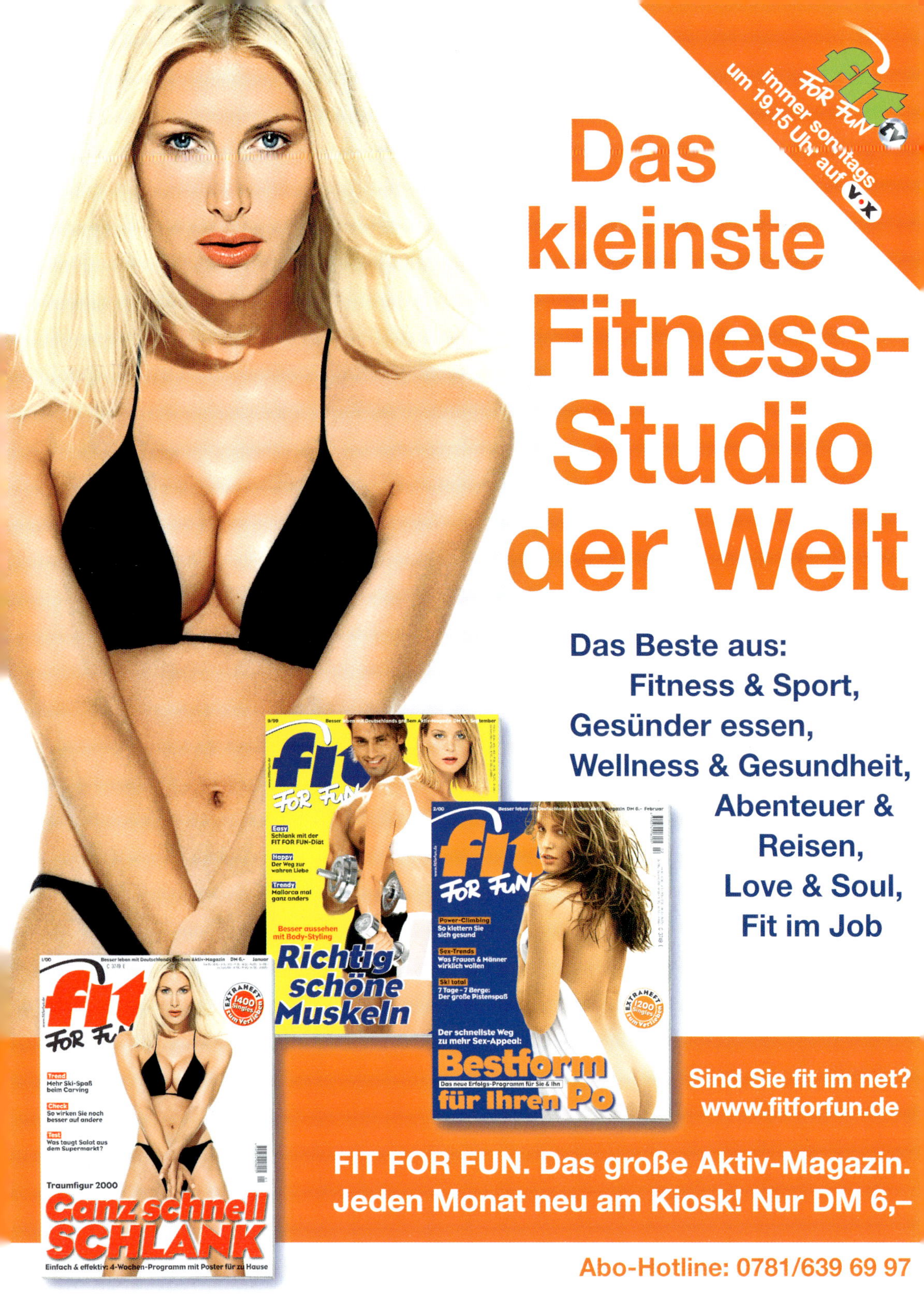
fit FOR FUN tv
immer sonntags um 19.15 Uhr auf VOX
Das kleinste Fitness-Studio der Welt
Das Beste aus:
Fitness & Sport,
Gesünder essen,
Wellness & Gesundheit,
Abenteuer & Reisen,
Love & Soul,
Fit im Job
Richtig schöne Muskeln
Bestform für Ihren Po
Ganz schnell SCHLANK
Traumfigur 2000
Sind Sie fit im net?
www.fitforfun.de
FIT FOR FUN. Das große Aktiv-Magazin.
Jeden Monat neu am Kiosk! Nur DM 6,–
Abo-Hotline: 0781/639 69 97